学前儿童卫生与保育

主　编　康松玲
副主编　肖兰兰

华东师范大学出版社

序言

每个人都有或大或小的一个梦想。当你翻开此书开始阅读时,也许即使成为一名幼儿教师。要想成为一名合格的幼儿教师并不是一件简单的事情,因为 2011 年 12 月 12 日教育部正式公布的《幼儿园教师专业标准》(教师〔2012〕1 号)对幼儿教师提出了很高的要求。你将来要从事的是一门专业,需要具备专业知识和专业技能。从专业学习到成长为一名幼儿教师要经历诸多挑战和磨练,这本书是想让你了解你未来的教育对象——学前儿童的生理发展特点、规律,了解其发展中容易出现的问题与适宜的对策,重视营养、疾病、意外伤害及一日生活对儿童健康的重要价值并将保教结合落到实处。

目标

本书名为《学前儿童卫生与保育》,旨在为学前教育专业的学生提供一门通常叫“幼儿卫生学”或“学前卫生学”的课程。20 世纪 80 年代至今,对此课程的名称有过不同的表述,如幼儿卫生学、幼儿卫生保健、学前卫生学、学前儿童卫生保健等,“幼儿”、“学前儿童”称谓混乱。最早学前教育就是对学龄前儿童,即幼儿园孩子(3—6 岁)的教育,简称学前教育;又由于 3—6 岁的儿童通常被叫作幼儿,所以,也叫幼儿教育。后来,业界普遍认为学龄前儿童应该指的是 0—6、7 岁的儿童,学前教育应该是个广义的概念,其内容也有一些变化,学前教育应向下延伸到 0 岁。但是不管怎样,其主题结构变化不大,通常包括儿童各器官系统解剖生理特点及卫生要求、一日生活组织与管理、营养需要与合理膳食、疾病预防、意外伤害预防与处理、心理卫生等。它的总目标也是一致的:致力于为读者提供学前儿童保育的理论基础,旨在培养学生对学前儿童进行卫生保健、保育的综合能力。所以,通过学习,希望你能够:

熟悉学前儿童身体各器官、各系统生理特点与保育要求,了解儿童身心发展中容易出现的问题、原因与适宜的对策;

掌握学前儿童生长发育的规律与影响因素,熟悉常见的评价指标,学会正确评价儿童的生长发育;

认识营养、疾病对学前儿童生长发育的重要性,学会膳食搭配和营养评价,预防学前儿童的常见病、传染病;

了解学前儿童常见的意外伤害,熟知幼儿园的安全应急预案,掌握意外事故和危险情况下幼儿安全防护与救助的基本方法;

掌握幼儿园一日生活安排及环境卫生要求,合理安排和组织一日生活的各个环节,科学照料幼儿日常生活,将教育灵活地渗透到一日生活中,帮助幼儿形成良好的行为习惯。

内容

本书是学前教育各专业课学习的理论基础,也是学前教育中保育工作的理论依据。它涉及学前儿童各器官系统的解剖生理、生长发育特点与规律及心理行为问题,包括营养健康、疾病和意外伤害预防以及一日生活组织管理、生活环境卫生等方方面面。

本书的内容虽然按照章节安排,实际是单元式的,每一章都是一个完整的领域或学科。第1章中"学前儿童各器官系统的解剖生理特点及卫生",属于人体解剖生理学领域,主要告诉你学前儿童的生理特点,遵循哪些规律,成人怎样看待孩子,应注意什么问题。这是本书内容的重点与核心,也是你学习后面章节的理论基础。第2章"学前儿童的心理卫生",属于心理卫生领域,阐述哪些是儿童心理行为偏离正常的状态、产生的主要原因及适宜的对策。接下来的第3、4、5章是在此基础上提出的"营养与膳食卫生"、"疾病预防"、"意外伤害与安全防护"等保健措施,分别属于营养学、预防医学领域。第6、7章"学前儿童的生活照料与保育要求"、"托幼园所的环境卫生",属于卫生学领域,主要从群体儿童的身心角度提出一日生活中、生活环境中的卫生与保育问题。为了使你更好地学习以上内容,我们在各章节相应的内容上配备了清晰的解剖图片、数据统计图表、生活照片以及案例分析、补充资料等。

创新之处

1. 内容的选取更加适合当前城乡幼儿园保育工作的要求。

虽然保留了传统教材的总体目标、主题和特征,但还是根据作者自己多年教学、实践的感受,幼教理论的发展,《幼儿园教师专业标准》、《3—6岁儿童学习与发展指南》的精神以及托幼园所保教工作的实际等作了内容的选择和调整,使其更加适合当前城乡幼儿园保育工作的要求。同时,也使得教材适用性更加广泛。

2. 图(表)文并茂,资料丰富,扩大基础知识覆盖面。

书中文字娓娓道来,避免了晦涩难懂的"专业"表述,方便阅读和理解。对于偏"理科"的内容,如学前儿童生理器官、系统特点、基础营养知识、疾病等,加大了图(表)解比例,加深读者印象,帮助理解掌握。同时,注重本领域内的新理念、新知识和新成果,紧紧结合"指南"新精神、新标准的研究,补充大量资料,更新参考书目,从而扩大基础知识覆盖面,保证本书理念的先进性、时代性和适宜性。

3. 案例丰富,理论联系实际。

书中各章节结合内容放置了一些案例,这些案例是在真实的教育教学情境中发生的典型事件,可以帮助读者阅读、理解,也便于教师进行案例教学,组织学生对案例进行调查、阅读、思考、分析、讨论和交流,做到理论联系实际,提高学生分析问题和解决问题的能力。

4. 改变传统作业模式,强调参与式学习,启迪学生思考。

各章最后的"作业"以"讨论与研究"形式呈献给读者,试图改变传统的名词解释、问答题等个人死记硬背模式,强调小组或群体参与问题的讨论、探索、实践和研究,启迪思维,学以致用。

特色栏目

1. 结构导图。每章在开篇部分都列出了该章主题内容的结构化提纲——内容导引,这样可以帮助读者为阅读下面的内容作好准备。

2. 读前反思。每章开始提供一个情境和情景图片及一系列的问题,设计这些情境和问题是为了使读者反思自己的生活经验和课堂经验,并为阅读该章内容作好准备。

3. 案例(图表)学习。每章都配备了典型案例(或图表),集中反映与文中内容相关的一些真实事件,帮助读者加深印象和正确理解。

4. 资料拓展。每章都会根据需要提供补充资料,以便读者对某一内容进一步拓展和了解。

5. 检测拓展。该栏目位于每节的结尾部分。"检测"问题,如"本章小结"、"关键术语",帮助读者复习本节内容;"拓展"问题,如"讨论与研究"、"进一步阅读的文献与网站",帮助读者反思和开拓视野。

致谢

因为《学前儿童卫生与保育》的内容涉及的学科门类比较多,如解剖生理学、心理学、营养学、预防医学、卫生学等领域,而我自己的专业——学前教育内容很有限,所以,第 4 章我邀请了副主任医师康新芬撰写,由于她来自基层医院(河南省社旗县医院),对城乡儿童的疾病情况十分熟悉,积累了大量的病例和经验;第 6 章邀请了一直在幼儿园主管保育工作的副园长谭婉欣撰写,她来自天津幼师附属幼儿园,最清楚幼儿园的一日生活及要求;还邀请了来自郑州幼儿师范高等专科学校的肖兰兰副教授编写第 3 章、第 5 章和第 7 章,并由她做这本书的副主编。肖老师编写过多部相关书籍,发表多篇相关论文,多年从事"学前儿童卫生与保育"的教学和实践,积累了丰富的经验,也有自己独到的见解。本书各章图片较多,尤其第 1 章,这些图片的创作、修改,由我的同事、美术教师由志保完成,很是辛苦。感谢他们的辛勤付出和积极配合!

另外，在这里，也感谢我的学生高昕，书中的一些案例是她在幼儿园带班中的亲历事件，并由她整合撰写而成。当然，也感谢本书的编辑李恒平先生，邀请我做这本书的主编并邮寄给我相关资料，在编写过程中就本书的内容提出了很好的意见和建议，使我如期完成了书稿。

最后，同样感谢所有负责这本书出版工作的人员，是他们的工作促成了本书的诞生。

康松玲

2014 年 8 月

前言

致学生

一、我为什么要写这本书

20 世纪 80 年代学前教育专业还是所谓的"冷门"专业、"小儿科",当亲朋好友问起我的专业,听了我的解释后,他们得出一个结论:"哦,看小孩儿的",于是,后来我干脆说我是学教育的,反而没人再追问"这个专业是干什么的"之类的问题了。现在想想,"看小孩儿",其实也不是看低了这个专业,因为要看得见、看得住、看得好,需要具备专业知识和技能。本科毕业后有幸来到天津市幼儿师范学校工作,开始讲授幼儿教育专业传统"三学六法"中的"幼儿卫生学"这门课,它是中专层次的幼师专业理论基础课,使用的是人民教育出版社万钫教授编写的《幼儿卫生学》,一直持续到 1997 年。对于幼儿卫生的知识、保健、保育技能已烂熟于心,分不清哪些是来自书本的知识,哪些是我本人长期的积累。

随后学前教育处在低迷期,生源减少,学生毕业无处可去,就业十分困难。这种萎靡不振的状态一直持续到 2009 年。同时,从 2000 年开始我所在的学校开始招收初中毕业五年一贯制学前教育专科学生,中职毕业两年制和高中毕业三年制专科学生。对学前教育专科来说,教材的选择遇到了难题——中职的浅、本科的深,始终没有找到特别适合的教材,于是开始根据生源的特点以及学前教育实践发展编写讲义《学前儿童卫生保健》。

2010 年开始做本学科的精品课建设,2011 年又恰逢学前教育的"春天"。在这个充满生机、充满希望的春天里,《教师教育课程标准》、《幼儿园教师专业标准》和《3—6 岁儿童学习与发展指南》等如烂漫山花相继开放,从事二十多年学前教育工作的我们从来没有像今天这样充满希望、激动和振奋!因为有了指路明灯,照亮了前进的目标和努力的方向。根据新课标和专业标准,重新审视这门课程,将此书命名为《学前儿童卫生与保育》,组织编排内容时遵循"尊重儿童、身心并重、保教结合、渗透教育、家园共育、预防为主"的基本理念。

二、这本书想与你分享什么

此课程的名字较多,如幼儿卫生学、学前卫生学、学前儿童卫生学、幼儿卫生保健、学前儿童卫生保健、学前儿童卫生与保育等等。这本书从大的框架看,和传统教材比变化不大,然而,本书的基本理念和出发点、组织方式与内容编排已经发生了较大的变化,有的甚至是全新的内容。

本书的理念和基本出发点是让学习者像"幼儿教育专家"一样看待、思考我们的孩子,"给孩子合理期望",帮助孩子成长。本书的各章内容编排、案例分析、补充资料、练习设计、参考文献/网站的选择等都体现:怎样正确看待孩子?怎样了解孩子不同于成人的生理特征?怎样正确地评价孩子的身体发育状况?怎样为孩子提供合理的膳食、生活和学习环境?怎样预防孩子生病和意外伤害?……

本书的组织架构是以"幼儿"为中心,从身、心健康两个方面按传统章节的方式呈现:幼儿各器官系统解剖生理特点是什么——常见的心理问题有哪些——营养需要与膳食搭配——常见疾病预防——意外伤害与安全防护——日常生活照料——生活环境卫生。从具体特征到整体环境要求,从微观分析到宏观管理,从个体差异到整体把握,全面细致地安排。

第1章 主要是让你了解孩子的生理特点和生长发育的规律。我们首先从人体概述说起,分析人体的构成,方便各个系统、器官知识的学习。为了更好地了解孩子的生理特点,我们先介绍成人的,以便和孩子作对比,突出孩子的生理特征,最后总结出"儿童不是小大人,更不是成人的缩影",需要尊重其生长发育规律并给予科学的评价。

第2章 主要是让你了解孩子的心理问题,以便给孩子合理的帮助。我们从心理卫生的起源说起,了解儿童心理卫生的含义、目的、任务,了解心理健康的特征以及心理健康的重要性。为了让你更好地了解和掌握儿童常见的心理问题和心理障碍,我们把儿童常见的心理问题和心理障碍按照不同的角度作了大致划分归类,方便学习和掌握。

第3章 主要是让你了解孩子的营养需要,以便给孩子提供均衡营养的平衡膳食。我们从营养学的基础知识谈起,分析六大营养素的功能及食物来源、热能。在此基础上,我们分析了学前儿童的营养需要、膳食要求以及评价膳食的方法。

第4章 主要是让你了解孩子的疾病预防问题。我们分析了儿科疾病的常见症状、护理保健原则,介绍了传染病的一般知识。为了让你更好地了解孩子常见病和传染病的情况,我们特意进行了归类,分门别类介绍,方便你的学习和理解。

第5章 主要是让你了解孩子常见的意外伤害,如何给孩子提供安全有效的防护措施。

第6章 主要是让你了解孩子在幼儿园的一日生活,了解各个生活环节的卫生要求以及合理组织方法。

第7章 主要是让你了解幼儿园的环境卫生,了解丰富的物质环境和愉快的精神环境对孩子身心发展的重要性。

三、你应该怎样使用这本书

这本书参阅了崔允漷教授《有效教学》的写作风格和写作样式,所以,你也可以把阅读此书当作一次平常的旅行,既可以"自由行"也可以"跟团游"。

每章的开头都有一个引起你兴趣或思考的图片,接着是引发你经验和体验的导语,你按照导航图观览本章的主要内容,从而达到你的目的地即学习目标,最后是讨论与思考,引发你的思考。你还可以就某一"景点"进一步"深度游",为此,我们提供了进一步学习的文献和网站供你选择。

当然,这本书的内容需要你有较好的理科基础知识,内容涉及生理学、解剖学、生物、化学、医学等学科,有些知识不太好理解和记忆。为此,我们为每一个"景点"即知识点,配置了图片或案例或补充资料,帮助大家理解和掌握。所以,特别希望你不要走马观花,要漫步徜徉其中,相信大家看到的、感受到的会是不一样的。

致教师

首先感谢您选择此书作为教材!能教授此学科的您想必是经过了相当长时间的学前教育专业学习,应该阅读了不少业内大家的书籍及同行的其他作品。这都是我们从教很好的积淀,也是教好这门课的必须,但还想与您沟通以下几个内容。

一、您应该怎样用好这本书

首先,您需要了解"学前儿童卫生与保育"课程的专业地位。它是学前教育的专业核心课程,旨在培养学生对学前儿童进行卫生和保育的综合能力,承担着培养学生职业核心能力的重任,对于后续课程具有指导性、基础性。所以,教学时必须注重各学科之间的相互联系、知识的融会贯通,避免和后续课程的简单重复。

其次,您需要了解教学的基本要求。本门课程不仅具有很强的知识性,同时具有很强的实践性,因此教学中不仅要注重课堂知识传授,还要注重实际运用,加强实践教学环节,通过深入幼儿教育的真实情境,观摩或操作实践,培养学生卫生保育工作的实践能力。

再次,您可以根据学生的实际和教学计划灵活安排教学内容。第一学期可以完成第1、2、6章内容的教学,第二学期可以完成第3、4、5、7章内容的教学。一般学前教育的保育实习通常安排在第二学期(假如是三年制高职专科),这样学生可以在实习中理论结合实际,了解学前儿童的身心特点及幼儿的一日生活常规要求,为其他章节的学习奠定良好的基础,也会激发学生的学习兴趣,更好地理解和掌握相应的内容。另外,一些章节中有的内容可以让学生自学,我在下面的"课程大纲"中有说明,您可以灵活采纳。总之,教材只是一个抓手,您可以参阅其他书籍增减授课内容。

二、您应该怎样规划这门课程

您可以参考下面的"课程大纲":

课程名称:学前儿童卫生与保育

课时与学分:72课时/4学分。可以是一学年完成,也可一个学期完成(按照每学期18周计算)。

对象:学前教育专业中职、高职学生

班级规模:40人

教室要求:有黑板或白板、电脑等多媒体设备、可灵活组合的课桌椅。

教学手段:采用多媒体授课,利用电子课件进行演示。教学中讲练结合、课堂教学与见实习结合、实操与模拟操作相结合,充分利用多媒体技术和网络技术。

课程目标:培养学生对学前儿童进行卫生和保育的综合能力,具体体现在:(1)了解学前儿童各器官、各系统生理特点及保育要求;(2)了解学前儿童生长发育规律及评价指标;(3)了解学前儿童常见的心理问题或心理障碍,能在工作中给这些孩子必要的帮助;(4)具备基本的营养知识,了解学前儿童的营养需要,能科学评价幼儿园膳食;(5)了解学前儿童的常见疾病,具有预防疾病的一般知识和措施;(6)有安全意识,了解学前儿童常见的意外伤害事故及紧急处理措施;(7)了解并能组织好幼儿在幼儿园的一日生活环节;(8)了解幼儿园环境对学前儿童身心发展的重要性。

章	内容	课时	关键学习目标	组织与实施
1	学前儿童的生理发育与卫生	20	熟悉学前儿童各器官、系统生理发育特点、卫生要求,掌握生长发育的规律及其影响因素、生长发育指标与评价。	讲授/多媒体教学/课堂实训(建议人体概述、生殖系统自学)
2	学前儿童的心理卫生	10	明确学前儿童心理卫生的内涵和心理健康的标准,熟悉学前儿童常见的几种心理行为问题、心理行为障碍的典型表现、产生的原因和应对策略。	讲授/案例分析讨论/多媒体教学(建议结合典型案例分析,选学与自学相结合)
3	学前儿童的营养与膳食卫生	12	了解营养学的基础知识,掌握学前儿童的营养需要、膳食特点和膳食要求,能够协助做好学前儿童膳食管理。	课堂分析讨论/多媒体教学(建议托幼园所的食品安全管理自学,结合保育实习了解幼儿园膳食)

章	内容	课时	关键学习目标	组织与实施
4	学前儿童的疾病预防	10	了解疾病的基础知识,掌握学前儿童的常见疾病和传染病的基本症状、病因及预防措施,能够协助做好托幼园所传染病的预防工作。	讲授/课堂分析讨论/实验室操作(建议疾病的一般知识自学、新生儿常见病选学,并结合病例学习)
5	学前儿童的意外伤害与安全防护	10	熟悉学前儿童意外伤害引发的原因、种类与基本特征,学会紧急处理方法,能够协助做好幼儿安全教育和安全防护工作。	讲授/案例教学/课堂分析讨论(建议结合保育实习了解幼儿园的安全设施、安全预案)
6	学前儿童的生活照料与保育要求	6	了解学前儿童在幼儿园的一日生活各环节及其卫生要求,学会科学合理地组织与安排幼儿的一日生活。	讲授/多媒体教学/案例教学(建议结合保育实习全面了解并组织幼儿一日生活)
7	托幼园所的环境卫生	4	熟悉托幼园所的房舍建筑、设备和用具的卫生要求。	多媒体教学/见实习(建议结合见实习熟悉了解幼儿的生活环境)

考核方式:

本课程考核评价体系主要包括理论基础知识、保育工作实践操作、职业素养等三个方面。

采用定量评价(如理论知识、技能操作)和定性评价(如学习态度、考勤等)相结合的方式,重视过程评价。

期中、期末考试建议闭卷考试。考试内容应覆盖全面,符合大纲要求,要体现重点,难度适中,题量合适。

结课成绩:

若有期中考试,建议:平时成绩占 30%,包括考勤、学习态度、平时作业、阶段考核;期中考试占 30%;期末考试占 40%。若没有期中考试,建议:平时成绩 40%、期末考试 60%。

目录

第1章　学前儿童的生理发育与卫生 / 1
　　第1节　人体概述 / 2
　　第2节　学前儿童各器官系统的解剖生理特点及卫生 / 5
　　第3节　学前儿童的生长发育及规律 / 52

第2章　学前儿童的心理卫生 / 66
　　第1节　心理卫生概述 / 67
　　第2节　学前儿童常见的心理、行为问题 / 74
　　第3节　学前儿童常见的心理、行为障碍与应对 / 78

第3章　学前儿童的营养与膳食卫生 / 91
　　第1节　营养学的基础知识 / 93
　　第2节　学前儿童的营养需要 / 99
　　第3节　学前儿童的膳食 / 103
　　第4节　托幼园所膳食要求与管理 / 106

第4章　学前儿童的疾病预防 / 116
　　第1节　疾病的一般知识 / 118
　　第2节　新生儿常见病 / 124
　　第3节　学前儿童的常见病 / 125
　　第4节　学前儿童的传染病 / 144

第5章　学前儿童的意外伤害与安全防护 / 157
　　第1节　学前儿童意外伤害问题 / 158
　　第2节　学前儿童常见的意外伤害及急救 / 164
　　第3节　学前儿童的安全教育与托幼园所的安全防护 / 174

第6章　学前儿童的生活照料与保育要求 / 181
　　第1节　托幼园所的生活制度 / 182

第 2 节　学前儿童一日生活各环节的管理与保育要求 / 186

第 7 章　托幼园所的环境卫生 / 204
　　第 1 节　托幼园所的心理社会环境 / 205
　　第 2 节　托幼园所的物质环境卫生 / 208

附录 / 217
　　1. 常用食物营养成分表 / 217
　　2. 0—6 岁儿童身高、体重参考值 / 221
　　3. 托儿所、幼儿园卫生保健管理办法 / 230
　　4. 托儿所、幼儿园卫生保健工作规范(摘录) / 233

第1章　学前儿童的生理发育与卫生

　　某天,在一幼儿园门口,家长在等待接孩子,几位家长正在议论某知名汽车公司为儿童乘车专门设计座椅固定装置的问题。有的家长认为购买儿童安全座椅很有必要;有的则认为无所谓,只要系好安全带就可以了,尤其对后向式的儿童座椅不明白是怎么回事。实际上,该公司的儿童安全研究中心认为,儿童并非成人的缩小版,儿童与成人的身体构造存在很大差异,具有独特的发育特点。为保证儿童在乘车时的安全,设计了儿童座椅固定装置、增高垫等。请你认真学习本章内容,充分了解学前儿童生理发育的特点和规律,向家长解释为什么"儿童不是缩小版的成人"。

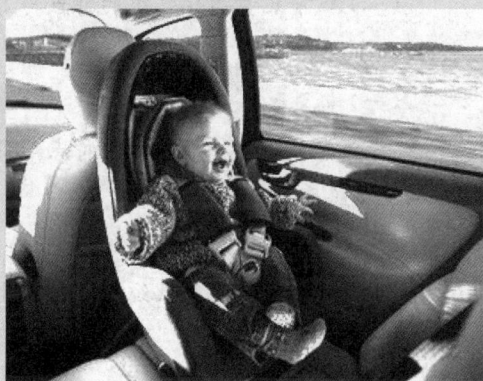

通过本章的学习,你能够

- 了解学前儿童各器官、系统解剖特点
- 熟悉学前儿童各器官、系统生理发育特点
- 掌握学前儿童各器官、系统的卫生保健要求
- 了解并掌握生长发育的规律及其影响因素
- 熟悉学前儿童生长发育指标与评价方法

本章内容导引

- 人体概述
- 一、人体是一个复杂的生命体
  - (一) 人体的结构
  - (二) 人体的形态
- 二、人体是一个统一的整体

　(一) 神经调节
　(二) 体液调节
　(三) 自身调节
- 学前儿童各器官系统的解剖生理特点及卫生

一、运动系统
    （一）概述
    （二）学前儿童运动系统的特点与卫生
二、循环系统
    （一）血液循环
    （二）淋巴循环
三、呼吸系统
    （一）概述
    （二）学前儿童呼吸系统的特点与卫生
四、消化系统
    （一）概述
    （二）学前儿童消化系统的特点与卫生
五、神经系统
    （一）概述
    （二）学前儿童神经系统的特点与卫生
六、泌尿系统
    （一）概述
    （二）学前儿童泌尿系统特点与卫生
七、内分泌系统
    （一）概述
    （二）学前儿童内分泌系统的特点与卫生

八、感觉器官
    （一）概述
    （二）学前儿童感觉器官的特点与卫生
九、生殖系统
    （一）概述
    （二）生殖系统的发育
    （三）学前儿童的生殖系统的卫生要求
● 学前儿童的生长发育及规律
一、生长发育及其影响因素
    （一）生长发育
    （二）生长发育过程中的特点
    （三）影响生长发育的主要因素
二、学前儿童生长发育的一般规律
    （一）生长发育的顺序性
    （二）生长发育的连续性
    （三）生长发育的阶段性
    （四）生长发育的不平衡性
    （五）生长发育的个体差异性
三、学前儿童生长发育指标测量与评价
    （一）生长发育的各项评价指标
    （二）生长发育评价

    学前儿童即学龄前儿童。广义的学前儿童指的是 0—6 岁、7 岁入小学前的儿童；狭义上主要指 3—6 岁入幼儿园的儿童。学前儿童不是"小大人"，也不是"缩小版的成人"，无论是外形上还是身体内部器官、系统发育上都有其自身特点。学习和了解学前儿童生理发育的特点以及卫生保健要求、掌握其生长发育的规律并给予科学评价是每一个幼儿教师应具备的专业知识与技能。本章知识是幼儿教师做好托幼园所卫生保健工作和幼儿园保育工作、科学安排和组织幼儿日常活动的理论依据，也是家长科学育儿应具备的知识。

第1节 人体概述

    了解人体的基本情况，是学习学前儿童身体各器官、系统特点的基础。

一、人体是一个复杂的生命体

    人体的 70% 是水。从化学构成上看，构成人体的主要物质是氢、碳、氧、氮等元素构成的有机物，它不断地与周围环境进行物质交换和自我更新，完成新陈代谢，保证生命活动。

（一）人体的结构

1. 细胞

细胞是人体形态结构、生理功能和生长发育的基本单位。人体由多种细胞构成，大小不一，形态各异，具有不同的形态结构和特定功能，是构成人体组织的基本成分（图1-1）。

2. 组织

许多形态和功能相似的细胞和细胞间质结合起来，构成人体的组织。根据组织的形态和功能不同，可以分为上皮组织、结缔组织、肌肉组织、神经组织（图1-2）。这些组织按一定规律组合成器官，其分布和功能见表1-1。

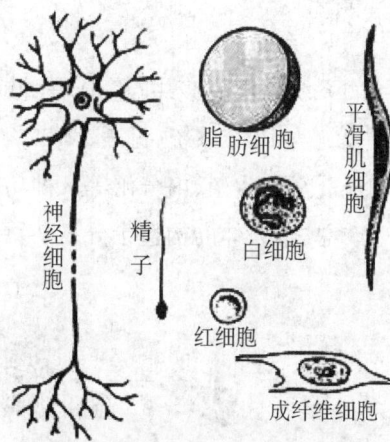

图1-1　七种人体细胞的形状

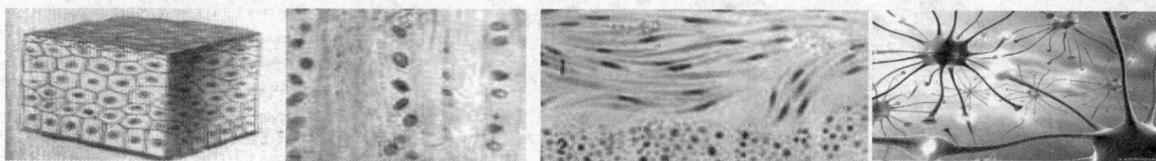

上皮组织　　　　　结缔组织　　　　　肌肉组织　　　　　神经组织

图1-2　人体四大组织

表1-1　人体四大组织的功能与分布

组织种类	功能	分布
上皮组织	保护、吸收、分泌等	人体皮肤表面和体内各管腔、囊、腺体的内表面
结缔组织	支持、连接、保护、营养等	体内分布广，种类多，包括固有结缔组织、血液、淋巴、软骨和骨组织
肌肉组织	收缩、舒张，产生运动	躯干、四肢、心脏、胃肠等内脏器官
神经组织	联系、调节、支配、协调以及营养、绝缘、保护和修复等功能	广泛分布于人体各组织器官内

3. 器官

组织是构成人体各器官的最基本成分。不同组织经发育分化并相互结合构成器官，再由一些功能相关的器官组合成各个系统。人体器官十分复杂，数不胜数，很难具体地列出有哪些器官。表1-2根据人体的几大系统列出了一些主要器官，以方便大家了解。

表1-2　人体的主要系统及组成器官

人体主要系统	主要器官
运动系统	脑颅骨、面颅骨、躯干骨、四肢骨、面部肌、躯干肌、四肢肌
消化系统	口腔（牙齿、舌、唾液腺）、食道、肝、胰、胃、肠（大肠、小肠）、肛门
呼吸系统	鼻腔、气管、支气管、肺
循环系统	心脏、动脉、静脉、毛细血管
泌尿系统	肾、输尿管、膀胱、尿道
神经系统	脑、脊髓、神经
内分泌系统	垂体、甲状腺、胸腺、肾上腺、胰腺（胰岛）、睾丸（男性）、卵巢（女性）
生殖系统	男性：前列腺、输精管、睾丸；女性：卵巢、输卵管、子宫、阴道
皮肤系统	皮肤、毛发、指甲/趾甲、汗腺及皮脂腺
淋巴系统	淋巴器官、各级淋巴管道

4. 系统

系统是由能够共同完成一种或几种生理功能的多个器官构成的体系。按现在解剖学的学说,人体可以分为 10 个系统(见表 1-2)。很多不同的器官有相似的功能,大致可以分为运动、消化、呼吸、循环、神经、泌尿、生殖、内分泌等八种功能,这也就是我们常说的人体的八大系统。

总之,人体的构造十分复杂,具体构成见图 1-3。

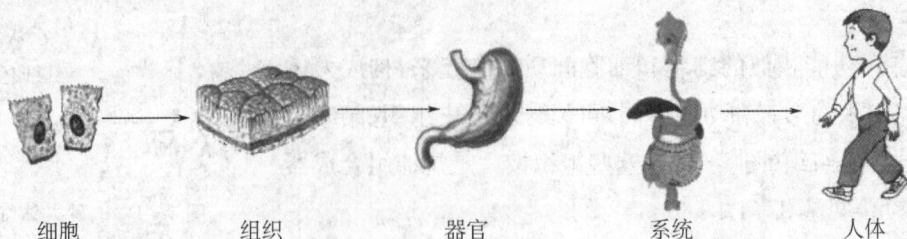

| 细胞 | 组织 | 器官 | 系统 | 人体 |

图 1-3 人体构成

(二) 人体的形态

人体是一个有机的统一体。从外观上看,人体分为头、颈、躯干和四肢四个部分(图 1-4)。头部包括脑颅和面颅,脑颅比面颅发达。脑颅腔内有脑,脑与椎管内的脊髓相连,面颅上有眼、耳、鼻、口等器官。颈部把头部和躯干部联系起来。躯干是颈部以下,耻骨联合以上,除去四肢的整个部分。躯干的前面分为胸部和腹部,后面分为背部和腰部,侧面是左右两胁。胸部有胸腔,腔内有心、肺器官。腹部有腹腔,腔内有胃、肠、肝、胆、胰、脾、肾等器官(图 1-6)。腹腔的最下部是盆腔,妇女的盆腔里有卵巢、子宫等器官。胸腔腹腔以横膈膜为界(图 1-5)。四肢包括上肢和下肢各一对。上肢分为上臂、前臂和手三部分。上臂和前臂合称为臂,即通常所说的胳膊。上臂和前臂相连的部分叫肘。前臂和手相连的部分叫腕。上肢跟躯干相连部分的上面叫肩,下面叫腋。下肢分为大腿、小腿和足三部分。大腿和小腿相连部分的前面叫膝,后面叫腘。小腿和足相连的部分叫踝。下肢跟躯干相连部分的前面凹沟叫腹股沟。身体背面腰部下方、大腿上方的隆起部分叫臀。

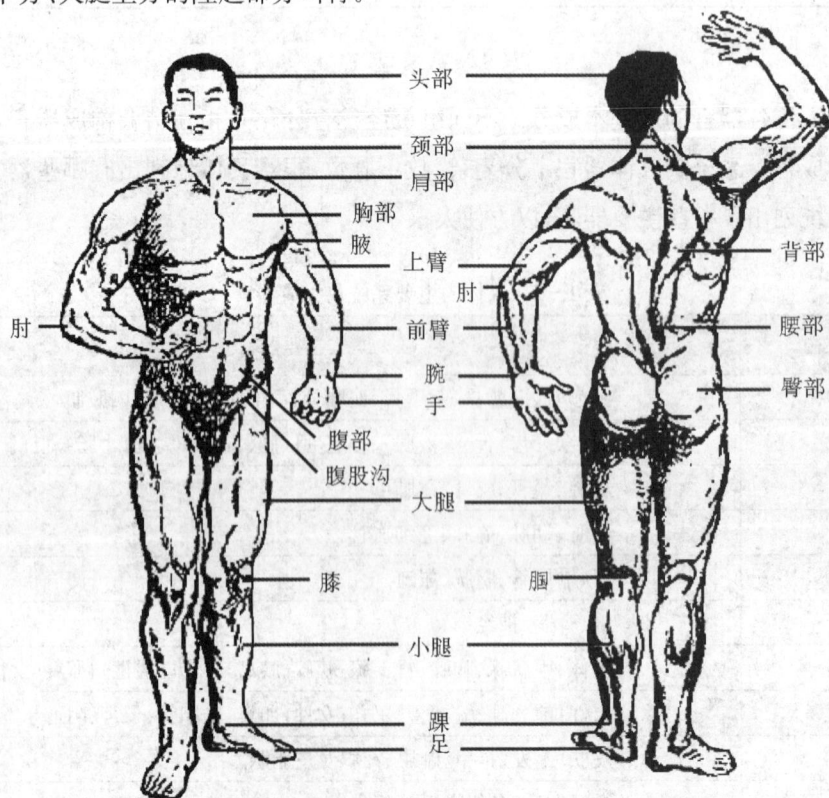

图 1-4 人体的各部

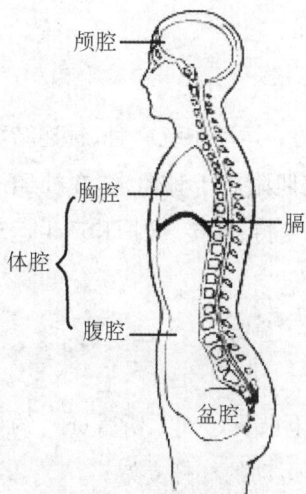

图 1-5　人体内的腔

颅腔
胸腔
体腔
腹腔
盆腔
膈

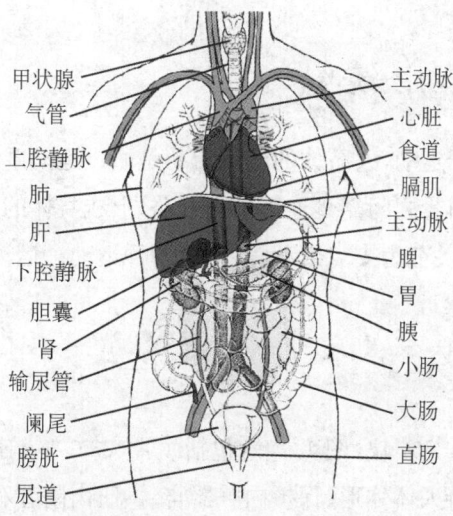

图 1-6　人体主要器官

甲状腺　主动脉
气管　心脏
上腔静脉　食道
肺　膈肌
肝　主动脉
下腔静脉　脾
胆囊　胃
肾　胰
输尿管　小肠
阑尾　大肠
膀胱　直肠
尿道

二、人体是一个统一的整体

（一）神经调节

神经调节是指神经系统调节身体的各个器官、系统的活动，使之相互配合，协调一致，使机体成为一个统一的整体来进行各项生命活动，是人体最主要的调节方式，其方式是反射，结构基础是反射弧。反应速度快而准确，但作用时间较短，范围有限。

（二）体液调节

体液调节是指某些化学物质（如激素、二氧化碳）通过体液的传送，对人和动物体的新陈代谢和生长发育所进行的调节。其方式是与靶器官和靶细胞特异性结合，调节其特定生理过程的速率，只是起着把调节组织活动的信息传递给靶器官和靶细胞的作用，结构基础是内分泌系统、体液等。反应速度缓慢，但作用时间较长，范围广泛。

神经调节和体液调节是人体主要的调节方式，这两种调节是相互联系的。一方面，体液调节（如内分泌腺）受神经调节控制；另一方面，体液调节也可以影响神经系统的功能。

（三）自身调节

自身调节是指组织细胞不依靠神经和体液调节，而由自身对刺激产生适应性反应的过程。例如，心脏和肾脏的血流供应、甲状腺素的合成与分泌、骨骼肌或心肌的初长（收缩前的长度）能对收缩力量起调节作用等。一般来说，自身调节的幅度较小，也不十分灵敏，但对于生理功能的调节仍有一定意义。

第2节　学前儿童各器官系统的解剖生理特点及卫生

学前儿童解剖生理知识主要涉及两方面的内容：人体解剖和生理。解剖部分主要是介绍人体从细胞、组织到系统的具体组成和功能，介绍学前儿童运动系统、循环系统、呼吸系统、消化系统、神经系统、泌尿系统、内分泌系统、免疫系统和感觉器官等解剖特点；生理部分主要介绍学前儿童各器官、系统的生理特点及保育要求。在学习学前儿童各器官、系统解剖生理特点的基础上，掌握其卫生保健的要求。

生命在于运动,人肢体的各种活动是通过运动系统来完成的。运动系统由骨、骨连结和骨骼肌三部分组成。骨与骨之间靠骨连结形成骨骼,形成身体的轮廓;骨骼肌附着于骨骼上,在神经系统调节下收缩和舒张,以关节为支点牵动骨,产生各种运动。运动系统具有支持、连接、保护和产生运动的功能。

(一) 概述

1. 骨

成人骨共206块(图1-7),包括颅骨(23)、躯干骨(51)、上下肢骨(126)、听骨(6),约占体重的五分之一。是支持人体体形、保护内脏器官、供肌肉附着和作为肌肉运动的杠杆支架。

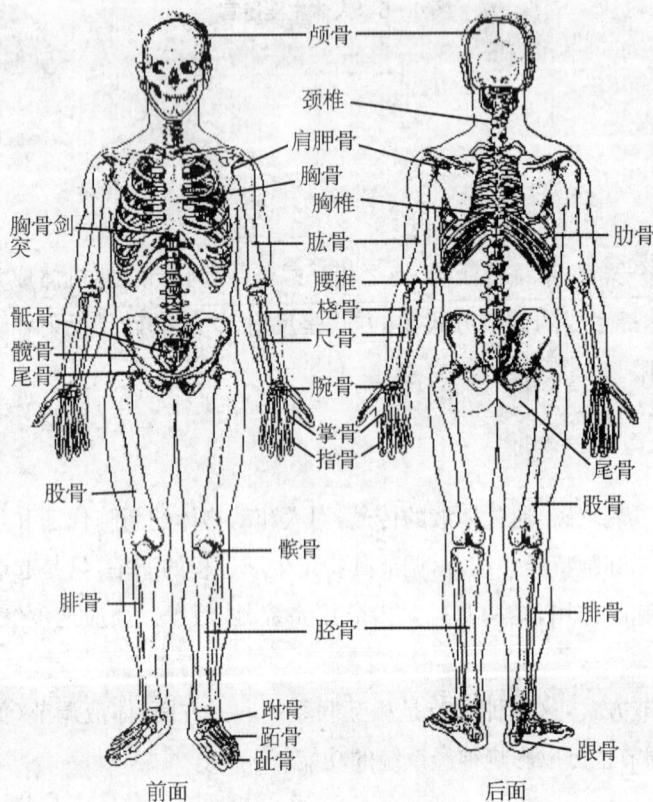

图1-7 全身骨骼

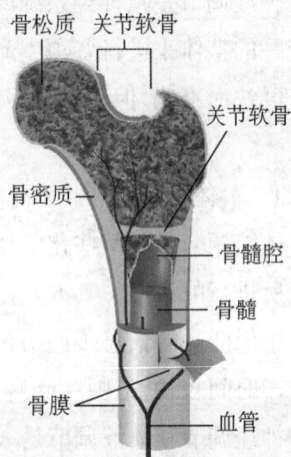

图1-8 骨的构造

每块骨都是一个器官,具有一定的形态和功能。从外形上看,可把骨分为长骨、短骨、扁骨、不规则骨、籽骨和含气骨,其分布和特点如表1-3;从构造看,骨的基本结构有骨膜、骨质和骨髓三部分(见图1-8);从构成成分变化上看,骨是由有机物和无机盐构成的。有机物主要成分是蛋白质,如胶原纤维束和粘多糖蛋白,能使骨具有韧性和弹性;无机盐主要成分是碱性磷酸钙,如羟基磷灰石,能使骨变硬变脆。有机物和无机盐结合起来能使骨既坚硬而又有一定的弹性,能很好地承担支持、保护和运动的机能。不同年龄的人,由于骨组织中有机物和无机盐比例不同,因而骨的硬度和弹性不同,见表1-4;从骨的生长和发育来看,主要是膜内成骨和软骨内成骨两种方式。膜内成骨主要是骨膜下的成骨细胞不断产生新的骨质,使骨逐渐增粗,并对骨折后的愈合和再生起重要作用;软骨内成骨,即在软骨逐渐被破坏的基础上缓慢形成骨组织。人在成年以前,骨干与骨骺之间的骺软骨不断增长,不断骨化使骨逐渐变长,人就不断长高了。

表 1-3　骨的形态、分布与特点

骨的形态	主要分布	特点	举例
长骨	四肢	一般呈长管状,分干和骺,体内有骨髓腔	股骨、肱骨、胫骨、腓骨、尺骨、桡骨、手指骨
短骨	手腕和足踝部等稳固而灵活的部位	一般近似立方体,运动十分灵活,并能承受重压	腕骨、跗骨
扁骨	颅腔、胸腔和盆腔的壁	呈板状,面积较大,薄而坚固	颅骨、肋骨、胸骨
不规则骨	颅底、脊柱	形状不规则	下颌骨、椎骨等
籽骨	多见于手掌面及足底面的肌腱中、膝盖	包在肌腱内的小骨	髌骨
含气骨	颅骨	颅骨中具有含气腔隙的骨,亦属不规则骨	额骨、蝶骨、筛骨、上颌骨

表 1-4　不同年龄骨的成分变化与特点

年龄	有机物	无机盐	特点
儿童	大于 1/3	少于 2/3	可塑性强
成人	1/3	2/3	既坚韧又有弹性
老人	少于 1/3	大于 2/3	脆性大

补充资料 1-1

实验:骨的成分与骨的特性之间的关系

准备:两个烧杯并编号;鱼肋骨两根;食醋、10%稀盐酸、酒精灯。

第一步:1 号烧杯盛有食用醋,2 号烧杯盛有一定含量比例如 10% 的稀盐酸,把大小不同的鱼肋骨放入两烧杯中,仔细观察。

第二步:10 分钟后取出 2 号杯中的鱼肋骨,漂洗后用手触摸,看是否可以打结,为什么。

第三步:用镊子夹起 1 号杯中的另一根鱼肋骨,放在酒精灯上持续煅烧,观察颜色变化,用镊子轻轻敲打煅烧后的鱼骨,看看发生了什么。

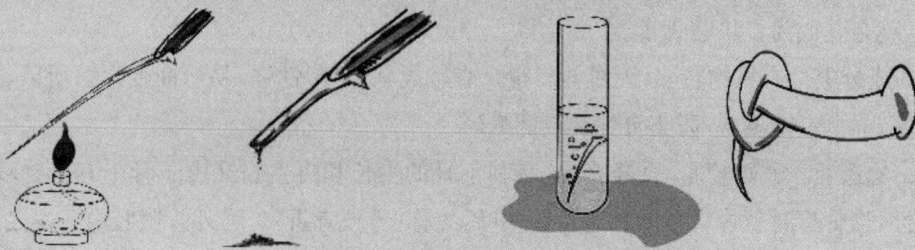

2. 骨连结

骨与骨之间的连结称骨连结。骨连结有直接连结和间接连结之分。直接连结是骨与骨之间以结缔组织膜或软骨直接连结,如颅骨之间的骨缝,椎骨之间的椎间盘等。直接连结也叫不动连结或微动连结,活动范围很小。间接连结是骨的主要连结方式,称为关节,也叫活动连结,活动范围大。关节主要由

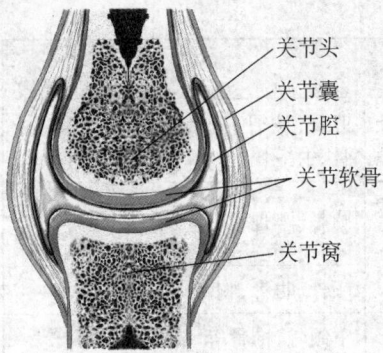

图 1-9 关节模式图

关节头、关节窝、关节面(关节软骨的接触面)、关节囊和关节腔构成(图1-9)。关节囊外层是纤维层,内层为滑膜层,分泌滑液,润滑关节,减少关节运动时的摩擦。

3. 骨骼肌

运动系统的肌肉属于横纹肌,由于绝大部分附着于骨,故又名骨骼肌。骨骼肌主要分布于骨骼,是随意肌,在神经系统的支配下,能随着人的意愿而收缩,所以骨骼肌是运动系统的动力部分。全身的骨骼肌约600多块,约占成人体重的40%,包括头颈肌、躯干肌和四肢肌。

每块肌肉都是具有一定形态、结构和功能的器官,有丰富的血管、淋巴分布。肌肉具有一定的弹性,可以减缓外力对人体的冲击。人体肌肉众多,但基本结构相似。一块典型的肌肉,可分为中间部的肌腹和两端的肌腱。肌的形态各异,有长肌、短肌、阔肌、轮匝肌等基本类型(图1-10)。长肌多见于四肢,主要为梭形或扁带状,收缩的幅度大,可产生大幅度的运动;短肌多见于手、足和椎间;扁肌扁薄宽阔,多分布于胸、腹壁,收缩时除运动躯干外,还对内脏起保护作用;阔肌多位于躯干,组成体腔的壁;轮匝肌则围绕于眼、口等开口部位。骨骼肌中含有肌肉组织、神经组织以及结缔组织。

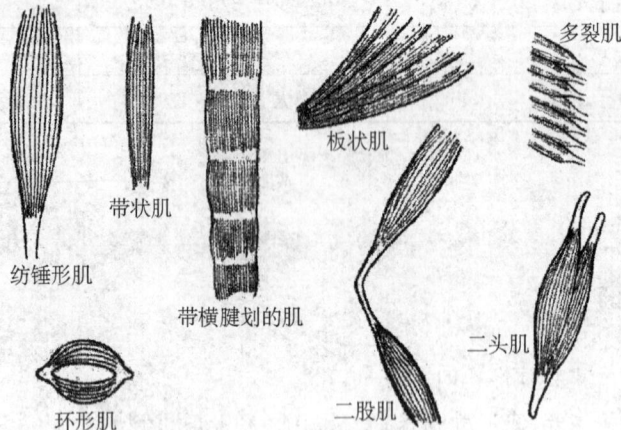

图 1-10 肌的形态

(二) 学前儿童运动系统的特点与卫生

1. 学前儿童骨骼特点卫生要求

(1) 骨骼数量上　比成人多。儿童骨骼要比成人多11—12块,实际上应是217—218块。儿童的骶骨有5块,长大成人后合为1块;尾骨有4—5块,长大后合为1块;儿童有2块髂骨、2块坐骨和2块耻骨,到成人就合并成为2块髋骨了。

(2) 骨的成分上　有机物较多,无机盐较少。骨较柔软,可塑性强,易弯曲变形。所以,要培养学前儿童正确的坐、立、行、走姿势,防止脊柱和胸廓畸形。

(3) 骨的构造上　骨膜较厚,供养充足,有利于骨的生长和再生。又由于骨中有机物较多,有很好的弹性和韧性,当骨折时就像青嫩的枝条折而不断,故称"青枝骨折"。另外骨髓腔内5岁之前全是红骨髓,造血功能强。

(4) 骨化过程进行中　从颅骨、脊柱、腕骨、髋骨、足弓的发育特征看,整个骨正处在骨化过程中。所以,要保证钙、磷、维生素D等营养素的供应以满足骨骼发育的需要。同时,要保证学前儿童体育锻炼与户外活动时间,以利于骨骼的发育。

学前儿童几种主要骨的发育特征如下:

颅骨　乳儿的颅骨骨化尚未完成,有些骨的边缘彼此尚未连接起来,有些地方仅以结缔组织膜相连,这些部分叫囟门。前囟门在 1—1.5 岁闭合,后囟门最晚在 2—4 个月闭合(图 1-11)。囟门的闭合,反映了颅骨的骨化过程。囟门早闭、晚闭都不正常。

脊柱 正常成人的脊柱,从背后看是直的,从侧面看则有四个明显的弯曲,即颈曲、胸曲、腰曲、骶曲(图 1-12)。这四个生理性弯曲,可以缓冲从脚下传到大脑的震动和冲击,使脊柱更富于弹性,充分发挥其支撑、承重、运动等功能。

脊柱的生理性弯曲,除了骶曲外,其他弯曲是人出生后随动作的发展逐渐形成的。新生儿的脊柱除骶曲外,几乎是直的。当 2—3 个月能抬头时,形成颈曲,向前凸;5—6

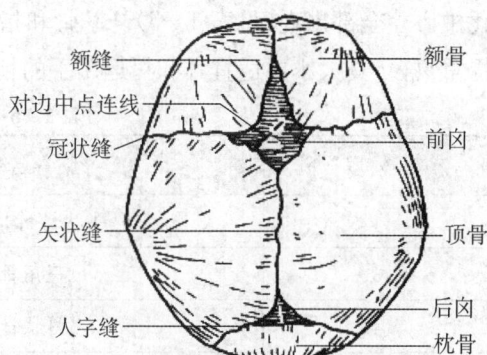

图 1-11 新生儿的颅骨(后面观)

个月会坐时,形成胸曲,向后凸;1 岁左右能行走时,形成腰曲,向前凸。但是,椎骨之间软骨层特别发达,颈曲、胸曲、腰曲还未完全固定,卧床时消失。所以,为保证脊柱的正常发育,要给孩子选用软硬适度的床垫;给孩子配备适合身高的桌椅和双肩背书包,预防驼背和斜肩。孩子体位不正或身体长时间一侧紧张,都容易引起脊柱的弯曲变形,应及早发现并预防孩子脊柱侧弯(图 1-13)。

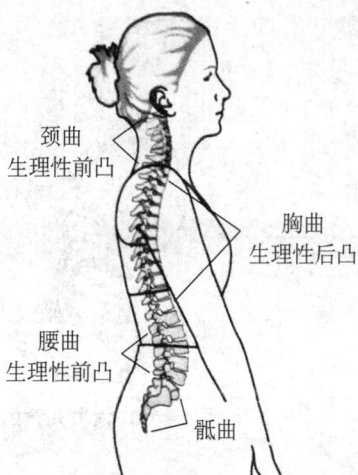

图 1-12 脊柱的四个生理性弯曲

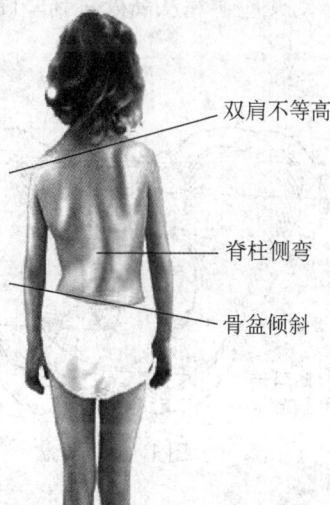

图 1-13 儿童脊柱侧弯

腕骨 成人腕骨有 8 块(图 1-14)。可根据腕骨的多少判断骨骼发育的年龄,称骨龄。新生儿腕骨全是软骨,随年龄的增长,腕骨逐渐钙化。6 个月后,逐渐出现骨化中心,直到 10 岁左右,8 块腕骨的骨

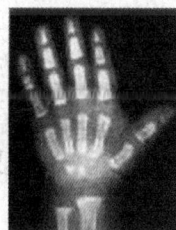

男 6个月

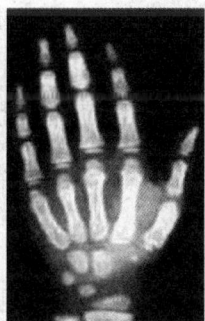

男 6岁

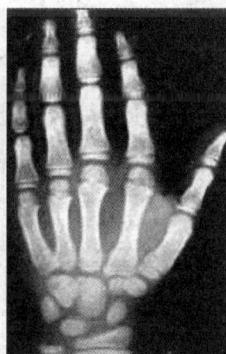

男 8岁

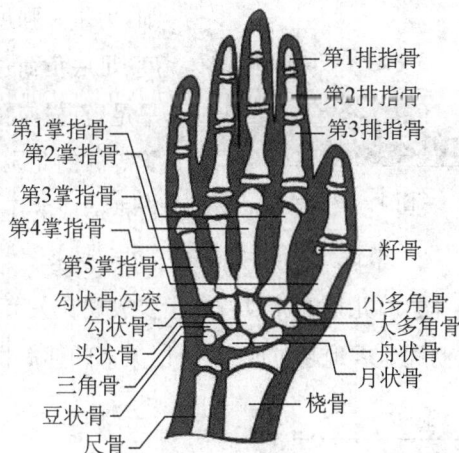

图 1-14 腕骨、手指骨

化中心才全部出现（见表1-5）。掌骨和指骨在9—11岁时骨化完毕。所以幼儿腕部力量性差,不宜拎提重物,玩具大小要适宜,同时,运用手的精细动作,如弹琴、写字、画画等时间不宜太长。

表1-5　腕骨骨化中心出现的时间①

年龄(岁)	腕骨名称	骨化中心出现总数
1	头状骨、钩状骨	2
3	三角骨	3
4	月状骨	4
5	大多角骨、舟状骨	6
6	小多角骨	7
10	豆状骨	8

髋骨　正常成人骨盆是由髋骨、骶骨、尾骨共同围成的(图1-15)。婴幼儿的髋骨是由髂骨、坐骨、耻骨借软骨连接在一起的(图1-16)。随年龄的增长,软骨逐渐骨化,到19—25岁左右,三块骨才合成一块髋骨。在未骨化以前,当受到外力作用时,组成髋骨的三块骨之间可能发生移位,以致影响骨盆的正常发育。因此,幼儿应避免从高处跳到坚硬的地面上,跳远时应有松软的沙坑,以免髋骨错位,影响骨盆发育。

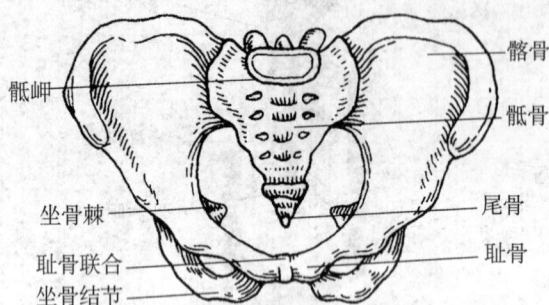

图1-15　骨盆

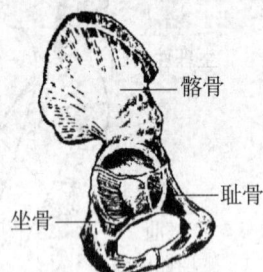

图1-16　六岁儿童的髋骨

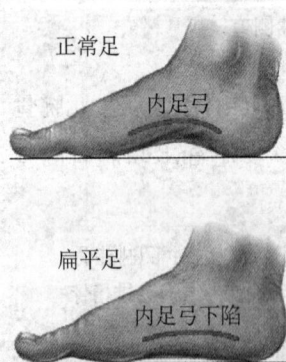

图1-17　足弓

足弓　足骨的跗骨及其连结的韧带形成凸向上方的弓形,称足弓(图1-17)。足弓具有弹性,可以缓冲行走跑跳时对身体所产生的震荡,保护脑和体内器官,还可以保护足底的血管和神经免受压迫。维持足弓主要靠韧带的强度和足底肌肉的力量,由于婴幼儿足弓周围韧带松,肌肉纤维细,力量和强度都较差,若孩子过于肥胖,或走路、站立时间过长,或负重过度、足底负荷过重,均会引起足弓塌陷,形成扁平足(简称平足)。所以,预防平足,首先应预防幼儿肥胖,其次是避免负重过度或避免长时间走路、站立等等。幼儿园组织幼儿远足活动,中间必须适当停歇,以减轻足底因长时间行走造成的压力。

2. 学前儿童关节特点及卫生要求

学前儿童的关节特点主要表现在关节窝较浅,关节附近的韧带较松,肌肉纤维比较细长,灵活性与柔韧性显著地超过成人,所以关节的伸展性及活动范围比成人大。但关节的牢固性较差,在较强的外力

---

① 康松玲.学前儿童卫生保健[M].武汉:华中师范大学出版社,2013:2.

作用下（被用力牵拉、悬吊、摔倒等），易脱臼。

经常参加体育锻炼，可以增强肌肉韧带的力量，有利于关节稳固性的增强，也可以提高关节的灵活性，对防止关节损伤有积极的作用。但要注意以下问题：

（1）活动前一定要做好准备活动，充分活动腕关节、膝关节、踝关节等。

（2）组织力量、耐力锻炼的游戏时，如悬垂游戏，时间不宜过长，并注意保护孩子的关节。

（3）幼儿园不宜组织掰腕子、拔河等游戏活动，以免关节受伤。（拔河是一项对抗性较强的运动，往往会使儿童的手掌皮肤被绳索磨破，甚至由于双方拉扯时间过长，用力过猛，在强烈的外力作用下，容易引起脱臼或软组织受伤，严重的还会引起肢体变形，影响儿童体型健美。）

（4）日常生活中要教幼儿保护关节的方法，如不要从高处往下跳，这样容易损伤膝关节；摔跤时，尽量别让腕关节直力往下冲，可借助手臂的力量缓冲一下；寒冷天气要注意给膝关节和踝关节保暖，不要让它们受凉；下楼梯时不乱蹦乱跳，以免损伤髋关节等等。

补充资料1-2

日常生活中防桡骨头半脱位

孩子肘部的肱桡关节接触面积小，周围肌肉韧带相对少，如果受到外力牵拉，很容易出现肘部的桡骨头半脱位。有些动作容易造成孩子肘部脱位，需要小心：

① 和孩子玩的时候，不要抓住他的手或者前臂，把他提起来。但可以让孩子抓住你的手，自己使劲把身体吊起来。

② 牵着孩子走时，孩子突然往前跑或跌倒，家长容易反应性地向上提拉孩子的手。最好抓住孩子的上臂或肩部的衣服。

③ 给孩子穿衣服时，要鼓励孩子自己把手伸出来，尽可能不要用力牵拉孩子的手和前臂。

3. 学前儿童骨骼肌特点及卫生要求

（1）肌肉易疲劳又易恢复　学前儿童肌肉从成分上看水分较多，蛋白质、脂肪等较少；从构造看肌纤维较细，肌肉柔嫩，肌腱宽而短，因此肌肉收缩力差，力量小，易疲劳。年龄越小，这一特点就越明显。但由于学前儿童新陈代谢旺盛，氧气供应充足，疲劳后肌肉机能的恢复也较快。因此，在儿童时期不宜过早进行肌肉负重的力量锻炼。

（2）大肌肉群发育早，小肌肉群发育晚　肌肉的活动是中枢神经系统传来的兴奋引起的，所以肌肉是随着中枢神经系统的发育而发育的。在学前期，支配大肌肉群（指四肢及躯干等肌肉，负责控制举手投足等大动作）活动的神经中枢发育早，故大肌肉动作发育早；支配小肌肉群（指手指、手掌等肌肉，负责控制细微动作如数手指、扣纽扣等）活动的神经中枢发育晚，故小肌肉群活动能力较差，难以完成精细动作。比如，7—9个月大的孩子方能用三只小手指拈起东西，10—11个月大时才能用拇指及食指拾取小物件；3—4岁往往不会很好地握笔和使用筷子、剪刀等。

3—6岁学前儿童手的精细动作目标及教育建议①

3—4岁	4—5岁	5—6岁
1. 能用笔涂涂画画。 2. 能熟练地用勺子吃饭。 3. 能用剪刀沿直线剪,边线基本吻合。	1. 能沿边线较直地画出简单图形,或能边线基本对齐地折纸。 2. 会用筷子吃饭。 3. 能沿轮廓线剪出由直线构成的简单图形,边线吻合。	1. 能根据需要画出图形,线条基本平滑。 2. 能熟练使用筷子。 3. 能沿轮廓线剪出由曲线构成的简单图形,边线吻合且平滑。 4. 能使用简单的劳动工具或用具。

教育建议:

1. 创造条件和机会,促进幼儿手的动作灵活协调。如:

① 提供画笔、剪刀、纸张、泥团等工具和材料,或充分利用各种自然、废旧材料和常见物品,让幼儿进行画、剪、折、粘等美工活动。

② 引导幼儿生活自理或参与家务劳动,发展其手部的动作。如练习自己用筷子吃饭、扣扣子,帮助家人择菜叶、做面食等。

③ 幼儿园在布置娃娃家、商店等活动区时,多提供原材料和半成品,让幼儿有更多机会参与制作活动。

2. 引导幼儿注意活动安全。如:

① 为幼儿提供的塑料粒、珠子等活动材料要足够大,材质要安全,以免造成异物进入气管、铅中毒等伤害。提供幼儿用安全剪刀。

② 为幼儿示范拿筷子、握笔的正确姿势以及使用剪刀、锤子等工具的方法。

③ 提醒幼儿不要拿剪刀等锋利工具玩耍,用完后要放回原处。

二、循环系统

循环系统是一个密闭而又连续的管道系统,通常被称为"人体的河流",也被称为"人体的运输流",包括血液循环系统和淋巴系统。淋巴系统是血液循环系统的辅助部分。

(一)血液循环

1. 概述

血液循环系统由心脏、血管和血液组成,故又称心血管系统。心脏是血液循环的动力器官,血管是运输血液的管道。血液由心脏搏出,经动脉、毛细血管、静脉再返回心脏,如此循环往复,将氧气和营养物质运输到全身各组织细胞,同时将体内的二氧化碳和代谢废物运输到排泄器官而排出体外,从而保持了机体内环境的相对恒定。

---

① 《3—6岁儿童学习与发展指南》(教基二〔2012〕4号)。

（1）血液　血液属于液态结缔组织，是红色黏稠的液体。人的血液由血浆和血细胞组成。血细胞是血液中的有形成分，分红细胞、白细胞、血小板三类（图1-18）。血浆是血细胞生存环境，主要功能是运输血细胞、养料和废物。此外，血浆中的纤维蛋白和钙有帮助伤口止血的作用。红细胞的主要成分是血红蛋白，是一种含铁的蛋白质，使血液呈红色。血红蛋白能与氧结合，把氧输送到组织中去，再与二氧化碳结合，把它输送到肺，以完成吐故纳新。白细胞在血液中呈球形，能以变形运动穿过血管壁到周围组织，对人体有防御和保护的重要功能，被称为"身体的卫士"。血小板能促使血液凝固，起止血作用。

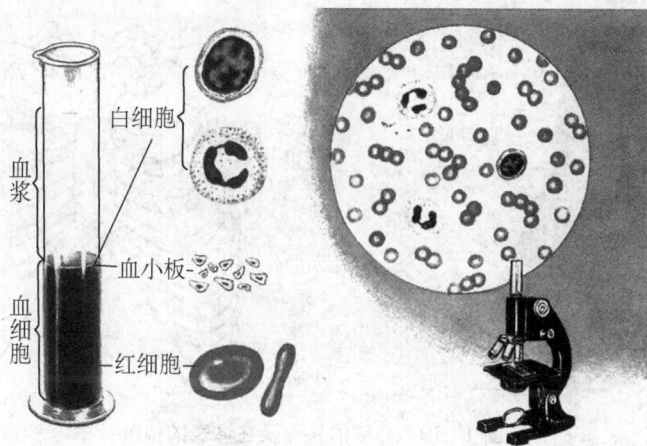

图1-18　血液成分

补充资料1-4

白细胞的种类及作用①

　　根据白细胞细胞质内有无颗粒的情况，一般将其分为粒白细胞和无粒白细胞两大类。粒白细胞包括中性粒细胞、嗜酸性粒细胞、嗜碱性粒细胞。无粒白细胞包括单核细胞和淋巴细胞。

名称	作用
中性粒细胞	吞噬外来微生物、机体自身的坏死组织和衰老的红细胞
嗜碱性粒细胞	具有抗凝血作用；可引起哮喘、荨麻疹等过敏症状
嗜酸性粒细胞	抑制嗜碱性粒细胞合成与释放生物活性物质，从而抑制其在过敏反应中的作用；参与对蠕虫的免疫反应
单核细胞	吞噬作用，能吞噬清除较难杀灭的在细胞内繁殖的病原微生物和衰老、受损的细胞；参与免疫反应；识别、杀伤肿瘤细胞
淋巴细胞	参与免疫
注：正常成人血液中白细胞总数为每立方毫米4 000—10 000个。白细胞中中性粒细胞的数量最多，其次是淋巴细胞。	

_____

① 龙江.简述人体白细胞的种类与作用.教学论坛[J].2012(03)：53.

（2）心脏　心脏位于胸腔内，夹在两肺之间，略偏左侧，大小相当于自己的拳头。形状似桃，尖端朝下偏向左前方，叫心尖。底部朝上偏向右方，叫心底。心底部有动脉和静脉出入（图1-19）。心脏是中空的肌性器官，内有四个腔，分别为左、右心房和左、右心室。左右房室间隔不相通，但上下同侧的房室通过房室瓣（二尖瓣、三尖瓣）相通。此外，主动脉、肺动脉分别与左、右心室相连，上、下腔静脉与右心房相连，四个肺静脉与左心房相连，这样与心脏相连的血管共八条（图1-20）。另外，心室与动脉之间有动脉瓣（主动脉瓣、肺动脉瓣）瓣膜只向一个方向开放，防止血液倒流。所以，血液在心脏流动的方向是心房→心室→动脉。

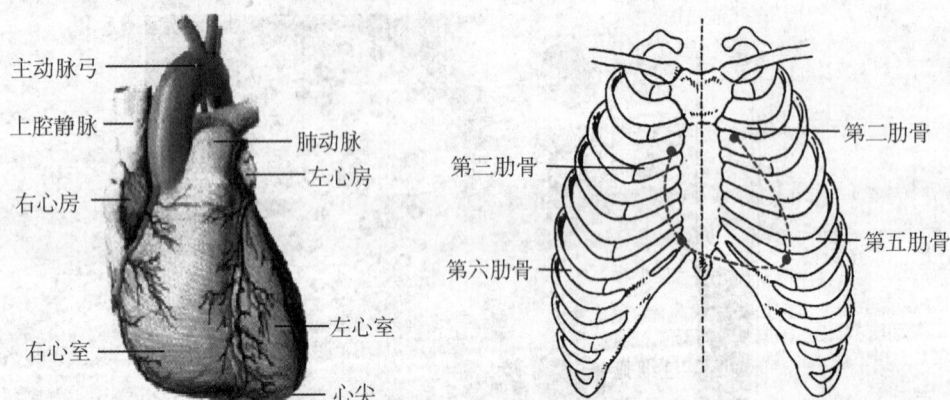

图1-19　心脏的外形及在体表的位置

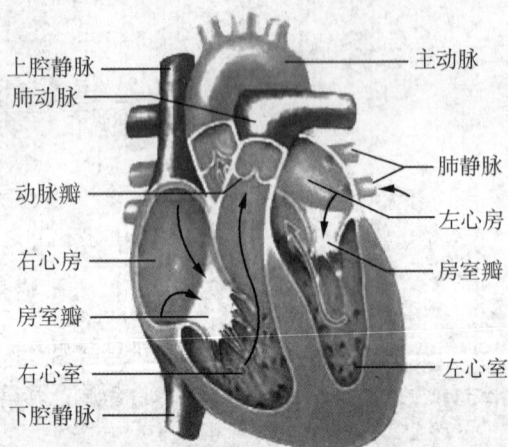

图1-20　心脏的内部构造

　　心脏的功能是向动脉泵血，推动血液流动，从而保证为器官、组织提供充足的血流量。心脏每分钟搏动的次数叫心率，健康成人的心率为60—100次/分，平均在75次/分左右。心率与脉搏是一致的，可因年龄、性别及其他生理情况而不同。脉搏即为体表可触摸到的动脉的搏动，也就是说主动脉的扩张收缩可沿着动脉管壁向外周传递，这种有规律的搏动叫脉搏。心室每次收缩泵出的血量叫每搏输出量，成人安静状态每搏输出量约为70毫升。

　　心脏的活动是和人体活动相适应的。如剧烈运动时，骨骼肌需要大量的血液，这时心跳加快，心输出量增加；运动停止后，心跳减慢，心输出量减少。心脏这种与人体活动相适应的特性，主要是受交感神经和副交感神经的支配。

　　（3）血管与血压　人体内的血管全长约100 000千米，是血液循环的通道。根据血流方向和管壁的结构分为动脉、静脉和毛细血管三类（图1-21、表1-6）。

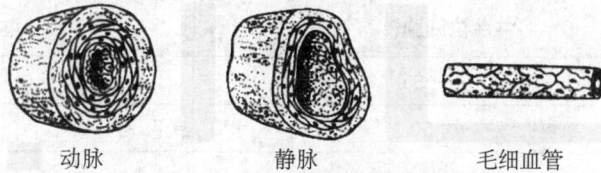

动脉　　　　　　　静脉　　　　　　毛细血管

图 1-21　三种血管的特点

表 1-6　人体血管的种类、特点及作用

血管名称	管壁	管径	血流速度	作用
动脉	厚	较大	快	心脏→全身
静脉	较薄	大	较慢	全身→心脏
毛细血管	极薄	极小	极慢	物质、气体交换

血液流动时对血管壁产生的侧压力,称血压,一般指动脉压。心室收缩时对动脉血管壁产生的侧压力称收缩压(即高压);心室舒张时产生的压力称舒张压(即低压)。成人正常收缩压为 90—140 毫米汞柱,舒张压为 50—90 毫米汞柱。

(4)血液循环途径及气体、物质交换　血液循环指血液从心脏流向全身、再从全身回到心脏的过程。血液循环可分为大循环(体循环)和小循环(肺循环)(图 1-22)。

大循环:左心室收缩,血液进入主动脉,经各级动脉到达全身毛细血管网(进行物质和气体交换:氧气和养料进入组织细胞,组织细胞代谢废物和二氧化碳进入血液),各级静脉收集全身血液经上、下腔静脉,流回右心房。主动脉及各级动脉中的血液富含氧气颜色鲜红,是动脉血;各级静脉与上、下腔静脉中的血液含较多的废物和二氧化碳,颜色发暗,是静脉血。

小循环:右心室收缩,血液进入肺动脉,到肺泡壁毛细血管网(进行气体交换:二氧化碳进入肺泡,肺泡内的氧气进入血液),再经肺静脉,流回左心房。肺动脉中的血液是静脉血;肺静脉中流的是动脉血。

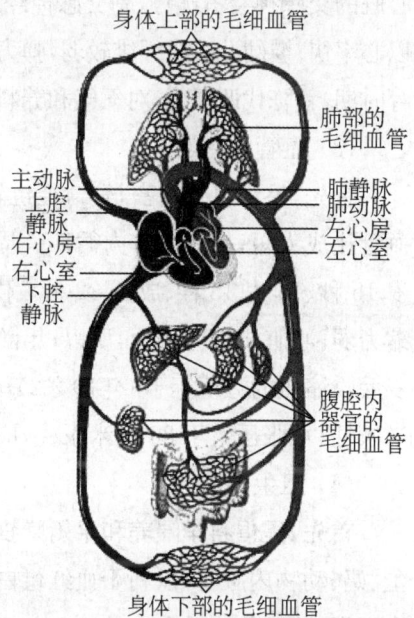

图 1-22　血液循环

2. 学前儿童血液循环系统的特点与卫生

(1)血液的特点

首先,新生儿血量一般占体液总量 15%,1 岁为 11%,而成人则是 7%—8%。所以,年龄越小,血量相对地比成人多。其次,学前儿童血液中的血浆含水分较多,含凝血物质纤维蛋白和无机盐较少,一旦出血,血液凝固较慢。当出血时,新生儿一般约需 8—10 分钟凝固,幼儿约需 4—6 分钟、成人仅需 3—4 分钟。第三,红细胞数和血红蛋白量各年龄期均不同。出生时,红细胞数可高达 $(6.0—7.0) \times 10^{12}$ 万／升,血红蛋白达 150—220 克／升。出生后 2—3 个月时血红蛋白降至约 100 克／升,红细胞数降至 3.0×10^{12} 万／升,达最低水平,出现生理性贫血。此后,由于贫血本身对造血器官的刺激,红细胞生成素增加,红细胞数和血红蛋白量又缓慢增加,约在 12 岁时达到成人水平。第四,中性粒细胞比例小(表 1-7),抗病能力差。

表1-7　不同年龄中性粒细胞与淋巴细胞的百分比[①]

年龄	中性粒细胞(%)	淋巴细胞(%)
出生时	60—65	30—35
出生后6天	约50	约50
婴儿期	30	60
6岁	约50	约50
成人	65左右	35左右

（2）心脏的特点

首先，婴儿期心脏形态略成球形且呈横位，6岁后呈椭圆形，渐与成人相似。其次，婴儿期心脏体积相对比成人大且重量呈持续性和跳跃性增长。比如，新生儿心脏重量为20—25克，占体重的0.7%，而成人只占0.5%；1岁时心脏重量为出生时的2倍；5岁时是出生时的4倍；9岁时为6倍；青春期增长12—14倍，已达到成人水平。第三，刚出生时左右心室壁厚度相等，随着器官生长，心室壁变厚，左心室壁比右心室壁发育快，所以成人左心室肌厚，右心室肌薄。第四，年龄越小心率越快。原因在于：婴幼儿时期，调节心脏的交感神经占优势，副交感神经发育不完善，兴奋性低，对心脏收缩的频率和强度的抑制作用较弱，所以心率快；婴幼儿心肌纤维较弱，弹力纤维少，心壁薄，收缩力差，心输出血液量少，而婴幼儿正处在生长发育时期，新陈代谢旺盛，对氧气和养料的需求量多，只有靠加快心率来满足需要。

（3）血管的特点

首先，毛细血管网密，管口径也较成人粗大。供血量充足，有利于婴幼儿的生长发育。其次，婴幼儿血管比成人短，血液在体内循环一周所需时间短。正常情况下，血液循环一周时间平均为婴儿7秒、3岁15秒、14岁18秒、成人22秒。供血充足，对生长发育和消除疲劳都有良好作用。另外，由于心脏收缩力弱，心脏排出血量少，所以，年龄越小，血压越低。一般认为4岁前儿童的血压与4岁时大体相等，4岁后收缩压的数值等于（年龄×2）+80（毫米汞柱）；舒张压为收缩压的2/3。若儿童收缩压大于120毫米汞柱，舒张压大于80毫米汞柱，应进行病因检查[②]。

（4）卫生要求

首先，提倡科学喂养和平衡膳食，预防贫血。儿童膳食中应多选用含铁和蛋白质丰富的食物，如肉、蛋、奶、动物内脏等，以利于血红蛋白的合成，预防贫血，保证正常生长发育。同时，要培养儿童良好的饮食习惯，预防偏食挑食。

其次，儿童服装应宽松适度，利于血液循环。学前儿童的服装、鞋袜等应宽松适度，尤其裤带、袜口要松紧适度，不能过紧，否则会影响血液循环，影响氧气的供应和二氧化碳的排出，不利于孩子的生长发育。

第三，加强体育锻炼和户外活动，提高心脏工作的能力。经常组织学前儿童进行户外运动和体育锻炼，可以使心肌粗壮结实，提高心脏的工作能力。安排活动时要符合卫生要求，做到动静交替和劳逸结合，避免加重心脏的负担。剧烈运动前要有准备活动，运动后不要马上喝大量的水，否则会加重心脏的负担。

第四，关注个别儿童，谨防意外发生。幼儿园在组织体育活动、户外锻炼或远足活动时，要密切关注先天性心脏病的儿童，避免因运动量过大而发生意外。若发现儿童有头冒虚汗、脸色煞白等缺氧症状，要立刻停止活动休息，必要时送医院进行救治。

---

① 顾荣芳.学前儿童卫生学(第3版)[M].南京：江苏教育出版社，2009：22.

② 顾荣芳.学前儿童卫生学(第3版)[M].南京：江苏教育出版社，2009：20.

(二) 淋巴循环

1. 概述

淋巴系统是循环系统的组成部分,由淋巴管道和淋巴器官组成(图1-23)。主要功能是运输全身淋巴液入静脉。淋巴器官主要包括淋巴结、脾脏和扁桃体,能生成淋巴细胞、抗体,清除体内微生物等有害物质,对人体起免疫作用。

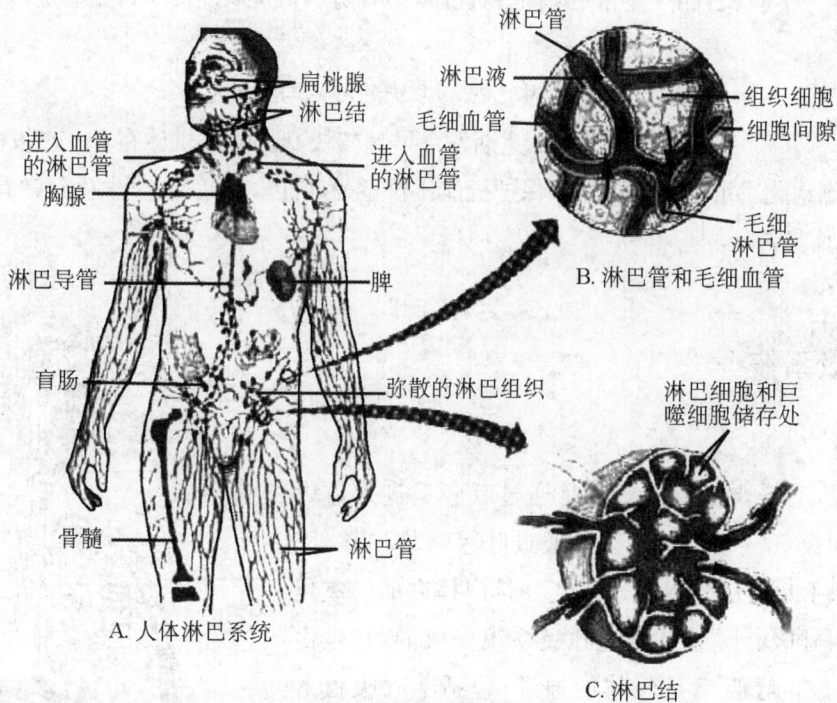

图1-23　淋巴系统

(1) 淋巴管道:淋巴管道包括毛细淋巴管、淋巴管、淋巴干和淋巴导管。管内运行着无色透明的液体——淋巴(液)。

(2) 淋巴液:组织液进入毛细淋巴管即为淋巴液。

(3) 淋巴结:在毛细淋巴管向心流动到静脉的经路上,有一些膨大部分叫淋巴结。淋巴结外形似蚕豆,一侧微凸,一侧微凹。全身的淋巴结数目很多,常成群分布,其主要的淋巴结群有颌下淋巴结、颈淋巴结、腋淋巴结和腹股沟淋巴结等。淋巴结有过滤淋巴液、扣留和清除微生物及产生淋巴细胞等作用。

淋巴结肿大的常见原因是感染。感染的部位不同,淋巴结肿大的部位也随之而异(表1-8)。

表1-8　感染部位与肿大淋巴结的关系

感染所在部位	肿大之淋巴结
咽、口腔	颌下淋巴结群
鼻、咽、口腔、腮腺、颈及面部皮肤	颈部淋巴结群
头皮、后颈部	枕部淋巴结群
上肢、胸部	腋窝淋巴结群
下肢、会阴	腹股沟淋巴结群

(4) 脾:是人体最大的淋巴器官,位于腹腔左上部,前面为肋骨所遮盖,正常人在腹部摸不到。脾脏

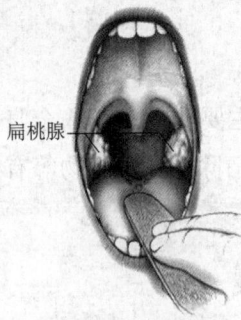

图 1-24　扁桃体

具有免疫作用（能产生淋巴细胞和抗体）；具有滤血作用（血液流经脾时，巨噬细胞能吞噬进入血液的细菌、异物及衰老的红细胞和血小板等）；具有储血功能；具有造血功能（胚胎期能造血，婴儿期如有中度以上贫血时，脾脏仍可恢复造血功能，而出现脾肿大）。

（5）扁桃体：在口腔上壁后部两侧有一对较大的扁桃体，它与机体免疫有关，能产生淋巴细胞和抗体，具有防御机能（图 1-24）。但是，扁桃体本身可能受病菌感染而发炎。

2. 学前儿童淋巴循环系统的特点与卫生

淋巴系统在儿童期发育早且较快，比如，扁桃体在 4—10 岁时发育达高峰，14—15 岁时逐渐退化。淋巴结的防御和保护机能比较显著，所以，幼儿期、小学生经常有淋巴结肿大的现象，比如扁桃体炎。

三、呼吸系统

（一）概述

人的生命活动需要氧气。氧气是通过呼吸道进入体内的，而人的代谢废气——二氧化碳也通过呼吸道排出体外。因此，人体必须不断地从外界吸进氧气并排出体内的二氧化碳，这个过程叫呼吸。呼吸是通过呼吸系统完成的，它是由呼吸道和肺组成。呼吸道是气体的通道，包括上呼吸道的鼻、咽、喉和下呼吸道的气管、支气管；肺是气体交换的场所（图 1-25）。

1. 呼吸道

（1）鼻

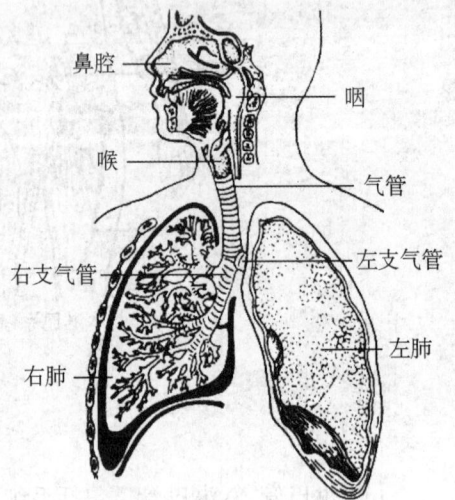

图 1-25　呼吸系统组成

鼻包括外鼻、鼻腔和鼻旁窦三部分。鼻是呼吸道的起始部分，是气体进出的门户。外鼻由骨和软骨作支架，外覆皮肤而成。外鼻自上而下分为鼻根、鼻背和鼻尖。鼻尖两侧的隆起称鼻翼，下端是两个鼻孔（图 1-26）。

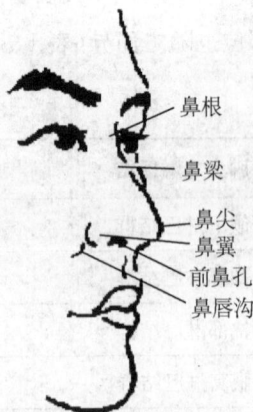

图 1-26　鼻的各部

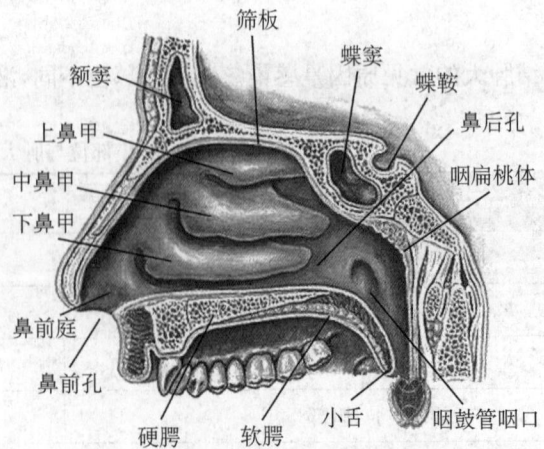

图 1-27　鼻腔

鼻腔被鼻中隔分为左右两腔。鼻腔（图 1-27）前部有皮肤，上有鼻毛，能阻挡灰尘、细菌的侵入。

其余部分覆盖着黏膜,黏膜能分泌黏液,能够湿润干燥空气,粘着灰尘和细菌等有害物质;黏膜内分布着丰富的血管,能温暖冷空气,保护我们的肺。所以,鼻腔不仅具有通气功能,还是"空气的加工厂",有温暖冷空气、湿润干燥空气和过滤空气的功能,这是人体保护肺的第一道屏障。此外,鼻腔上部黏膜内有嗅细胞,能感受气味的刺激,故鼻又是嗅觉器官。同时,还起辅助发音的作用。

鼻旁窦是鼻腔周围含气的空腔,共四对,即上颌窦、额窦、蝶窦和筛窦。它们参与湿润和温暖空气,并对发音起共鸣作用。

(2)咽

咽是一个上宽下窄、前后略扁的漏斗状肌性管道,自上而下分为鼻咽部、口咽部和喉咽部三部分。在鼻咽部后侧上方各有一个通向中耳鼓室的耳咽管口。喉咽部气管和食道相连,所以,咽是呼吸和消化的共同通道(图1-28)。

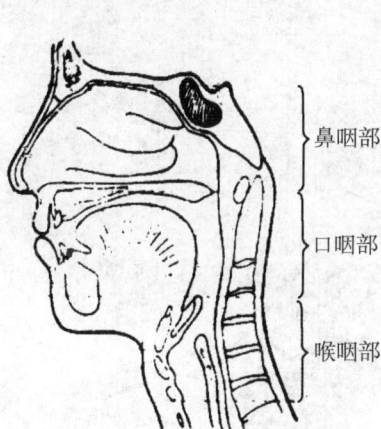

图1-28 咽

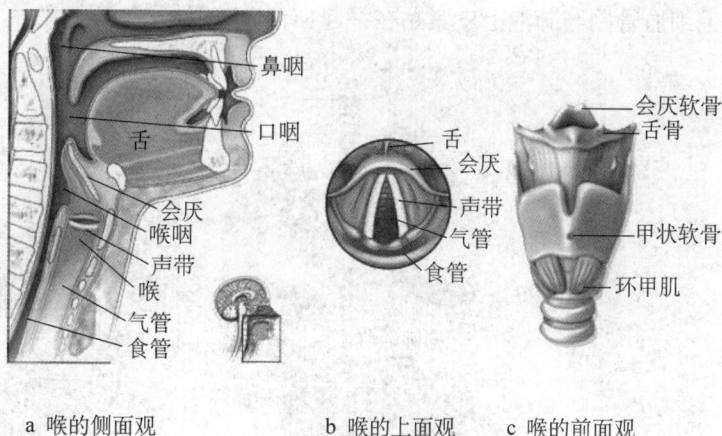

a 喉的侧面观　　　　b 喉的上面观　　c 喉的前面观

图1-29 喉部

(3)喉

喉以软骨作支架,内衬黏膜,外覆喉肌而成,是气体通道,也是发音器官(图1-29)。

喉软骨主要有甲状软骨、环状软骨、会厌软骨和杓状软骨。甲状软骨最大,在喉的前上方,其前方最突出的部分是喉结。环状软骨位于甲状软骨的下方,形如指环,构成喉的底座。会厌软骨呈树叶状,上宽下窄,位于甲状软骨的后上方,表面覆以黏膜构成会厌。吞咽时会厌软骨覆盖喉口,防止食物误入喉腔。杓状软骨左右各一,呈三棱锥形,位于环状软骨后部的上方。

喉的内侧称喉腔。喉腔黏膜与咽部及气管的黏膜相延续,黏膜在喉腔两侧壁中部形成上、下两对皱襞,上一对称室襞,即假声带,下一对称声襞,即真声带,左右两侧声襞之间的裂隙为声门裂或称声门,说话时,声带拉紧,声门裂缩小,因冲出的气流振动声带而发出声音。

喉肌是细小的骨骼肌,附于喉软骨上。喉肌的舒缩使声襞紧张或松弛,致使声门裂开大或缩小,从而调节音调的高低和声音的强弱;喉肌的舒缩使喉口开放或关闭,以协调吞咽和呼吸。

(4)气管与支气管

气管及支气管是连接喉与肺之间的管道部分,由软骨体支架、内覆黏膜、外盖结缔组织及平滑肌纤维所构成。它们不仅是空气通过的管道,而且有清除异物、调节空气温度、湿度和防御等功能。

气管管壁里覆盖着有纤毛的黏膜(图1-30),黏膜分泌黏液,能粘住第一道屏障未能过滤掉的灰尘和细

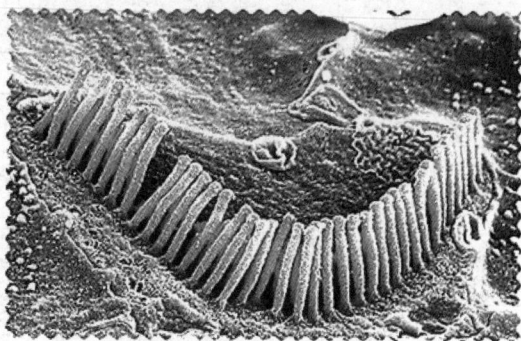

图1-30 气管内的纤毛

菌。同时，黏膜上的纤毛不断地向喉部方向有规律地摆动，把黏液及其黏着的细菌、灰尘等逐渐送向喉部，并经咳嗽把痰排出体外。所以，气管、支气管被称为肺的第二道屏障。

2. 肺与气体交换

（1）肺

肺位于胸腔，左右各一，左肺分上、下两叶，右肺分上、中、下三叶，呈半圆锥形，肺内侧面中央为肺门，是肺的血管、支气管、淋巴管和神经的出入处。肺表面光滑，质软而轻，富有弹性，呈海绵状。这种海绵状的感觉主要是由肺的构造特点决定的。

肺的实质由肺内支气管的各级分支（即肺内的小支气管或称支气管树）、肺泡和肺间质组成。肺内支气管愈分愈细，最后形成肺泡管，附有很多肺泡，像一串串葡萄似的（图1-31）。肺泡是多面形有开口的囊泡，壁很薄，仅由一层上皮细胞构成，肺泡数量很多，外面缠有丰富的毛细血管网、弹性纤维等，且毛细血管网与肺泡上皮紧贴在一起，有利于气体交换。

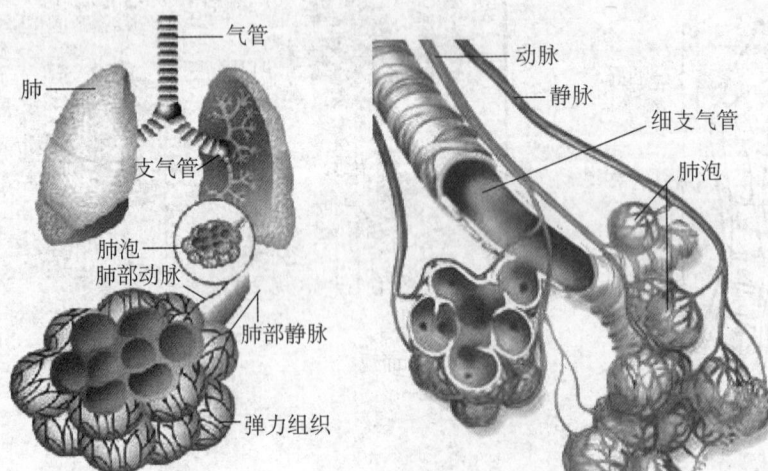

图1-31　肺泡

（2）气体交换

气体交换包括肺泡和血液之间以及血液和组织之间氧气和二氧化碳的交换，前者称肺换气，后者称为组织换气。气体交换的方式是扩散。安静时，肺泡与静脉血及动脉血与组织细胞之间都存在着分压差，这些分压差就是氧气和二氧化碳扩散的动力。气体从分压高处向低处扩散（图1-32）。

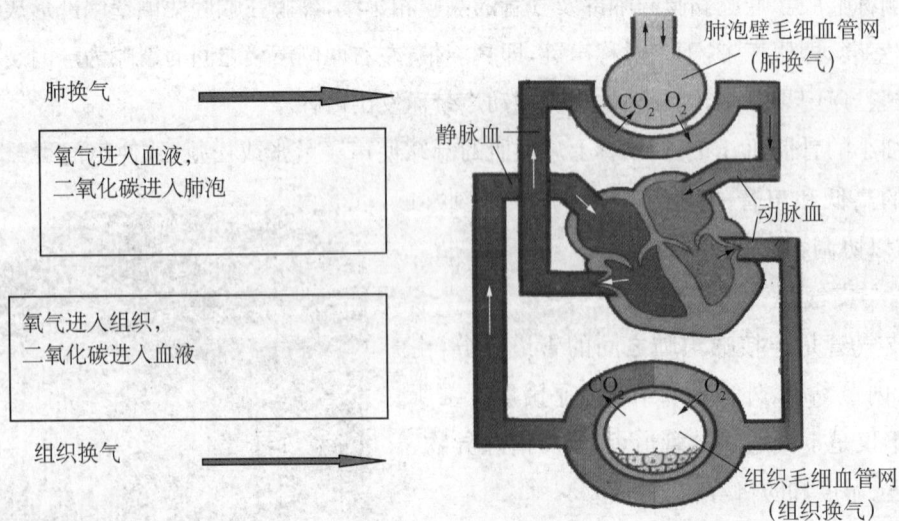

图1-32　气体交换

肺换气：当静脉血流经肺部毛细血管时，由于肺泡内的氧气分压高于静脉血中的氧气分压，故氧气顺分压差由肺泡扩散至静脉血中；而肺泡内二氧化碳分压低于静脉血中的二氧化碳分压，因此二氧化碳顺分压差由静脉血扩散到肺泡。通过肺换气，静脉血变成动脉血。

组织换气：由于组织细胞在新陈代谢过程中不断消耗氧气和产生二氧化碳，因此组织中的氧气分压总是低于动脉血中氧气分压，而二氧化碳分压总是高于动脉血中的二氧化碳分压，故当动脉血流经组织细胞时，氧气由动脉血扩散入组织细胞，而二氧化碳则由组织细胞扩散入动脉血。经过组织换气，动脉血变成静脉血。

3. 呼吸运动与肺通气量

（1）呼吸运动

胸廓有节律地扩大和缩小称呼吸运动。呼吸运动包括吸气和呼气两个过程（图1－33）。吸气就是吸入氧气，呼气就是呼出二氧化碳。

吸气：肋间外肌、膈肌收缩→肋骨向上向外移动（膈肌顶部下降）→胸廓扩大→外界大气压力大于肺内气压→外界气体进入肺。

呼气：肋间外肌、膈肌舒张→肋骨下降，膈肌顶部回升→胸腔容积缩小→肺泡借弹性缩回，导致肺内气压增大，肺内大气压升高→肺内气体排出肺泡。

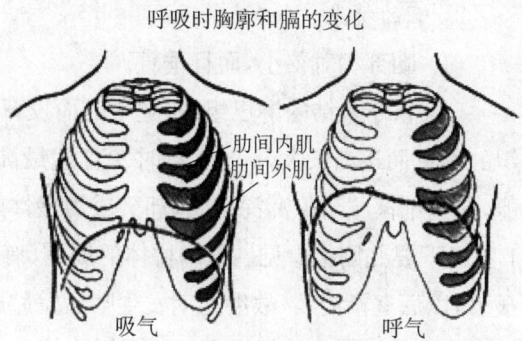

呼吸时胸廓和膈的变化

图1－33　呼吸运动

在组成人体呼吸系统的器官中，肺部的作用是提供氧气与二氧化碳交换的场所。具体来说，尽最大的能力吸气后，然后尽最大的能力向外呼气，这时所呼出的气体总量就是肺活量。人们把肺活量的大小作为衡量身体功能强弱的重要标准之一。

（2）肺通气量

呼吸运动的最终结果是使肺与外界空气进行一定量的气体交换，以适应机体在单位时间内吸入氧气和排出二氧化碳的需求。在一定时间内吸入与呼出的肺的气量，叫做肺通气量，也是肺的有效通气量。肺通气量正常，并不等于肺换气正常。因为每次呼吸时，吸入的气体并不全部都进入肺泡，呼出的气体也不全部都来自肺泡。正常情况下，进出于鼻、咽、气管及支气管的气体是不参与气体交换的，叫做无效腔气，正常成人无效腔气量容积约为150毫升。显然，慢而深的呼吸比快而浅的呼吸所取得的肺泡通气量多。每次进出肺泡的有效通气量应等于潮气量（潮气量是指正常人平静呼吸时，每次吸入或呼出的气体量，正常成人潮气量平均为500毫升）减去无效腔气量，因此，肺泡通气量＝（潮气量－无效腔气量）×呼吸频率。

（二）学前儿童呼吸系统的特点与卫生

1. 鼻与鼻腔的特点

（1）鼻与鼻腔相对短小、狭窄。由于面部颅骨发育不全，婴儿的鼻和鼻腔相对短小。新生儿及出生数月婴儿几乎没有下鼻道。以后，随着年龄的增长，面部颅骨、上颌骨的发育以及出牙，鼻道逐渐加长加宽，到4岁时，下鼻道才完全形成。儿童鼻腔狭窄，容易堵塞，影响通气。

（2）缺少鼻毛，黏膜柔嫩。婴幼儿没有鼻毛，不能阻挡灰尘和病菌，容易造成上呼吸道感染。鼻黏膜柔弱且富于血管，过冷或过热的环境中，黏膜容易充血肿胀，分泌物增多甚至结痂，使原本狭小的鼻腔更加狭窄甚至闭塞，影响氧气和二氧化碳的进出，发生呼吸困难、拒奶以及烦躁不安等状况。

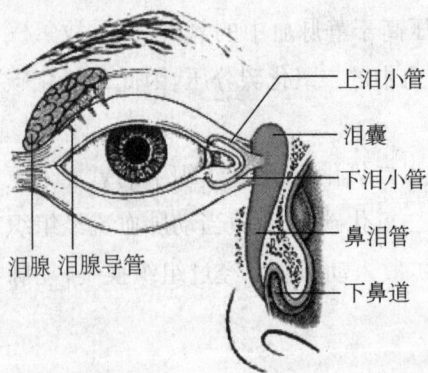

图 1-34 泪囊、鼻泪管

上泪小管
泪囊
下泪小管
鼻泪管
下鼻道
泪腺 泪腺导管

（3）鼻窦不发达。新生儿上颌窦、筛窦极小，额窦、蝶窦到2—3岁才开始发育，到6岁时已较宽而深；筛窦的发育速度与上颌窦相似；出生后第2年额窦开始出现，6岁时如豌豆大小，12—13岁时才发育完善；蝶窦到3岁时才与鼻腔相通，6岁时开始很快增大。由于婴幼儿鼻窦发育较晚，故易患上呼吸道感染，但极少引起鼻窦炎。

（4）鼻泪管较短，易患泪囊炎、结膜炎。婴幼儿鼻泪管开口部的瓣膜发育不全，而且位于眼的内眦较短（图1-34），当呼吸道感染时往往侵及结膜，出现眼睑红肿、眼屎多等症状。

2．咽的特点

（1）咽部相对狭小，而且垂直。

（2）富于集结的淋巴组织，随年龄而发育。咽后壁是最大的淋巴结扁桃体，1岁末，随着全身淋巴组织的发育而逐渐长大，4—10岁时发育达最高峰，14—15岁时又逐渐退化。扁桃体具有一定的防御功能，但当细菌藏于腺窝深处时，却又成为慢性感染的病灶。因解剖特点决定，咽峡炎常见于学龄儿童，而1岁以下婴儿则很少见。在扁桃体的周围，有弥漫性淋巴浸润，咽后壁有颗粒形的淋巴滤泡，1周岁内最显著，以后逐渐萎缩，故婴儿期发生咽后壁脓肿最多。

（3）耳咽管宽、短、平直。耳咽管连接着咽和中耳，较宽，短且直，呈水平位，因此，患感冒后易并发中耳炎。

3．喉的特点

（1）易发生急性喉炎。学前儿童的喉头形状并无男女之分。喉相对较成人长，初呈漏斗状，以后则呈圆柱形。喉腔较窄，黏膜柔嫩，软骨柔软细弱，富有血管和淋巴组织。因此，轻微的炎症即可引起喉头狭窄，易发生急性喉炎。

（2）声门肌肉易疲劳。学前儿童的声带短小而柔弱、细薄，不够坚韧。因此，声调较成人高而尖，但是音域较窄，声带易疲劳。如果孩子发声时间过长，发声方法不正确，或者经常哭闹、大声喊叫，都会使孩子的声带受到伤害，容易使孩子的声带变厚。

（3）喉的保护性反射机能尚不完善。由于神经系统发育不完善，喉的保护性反射机能尚不完善，进食时哭闹说笑，会厌软骨来不及盖着喉口，易使食物呛入呼吸道，引发气管异物。

4．气管与支气管的特点

（1）右支气管较垂直。新生儿气管长度约4厘米，到成人增加3倍。气管分叉，新生儿在三、四胸椎位，而成人在第五胸椎下缘。婴幼儿左支气管细而长，较为倾斜；右支气管粗而短，行走方向较垂直，有似气管的直接延续，因此，气管插管常易滑入右侧，支气管异物也以右侧多见。

（2）支气管缺乏弹力组织，软骨柔软。新生儿末梢气道相对较宽，从新生儿到成人，肺总量增加20倍，气管直径增加4倍，而毛细支气管只增加2倍，但其壁厚增加3倍。毛细支气管平滑肌在出生后5个月以前薄而少，3岁以后才明显发育。故婴儿的呼吸道梗阻，除因支气管痉挛外，主要是由于黏膜肿胀和分泌物堵塞。婴儿支气管壁缺乏弹力组织，软骨柔弱，细支气管无软骨，呼气时易被压，造成气体滞留，影响气体交换。

（3）呼吸效率低。由于胎儿时期气道的发育先于肺泡的发育，新生儿的肺传导部分多，呼吸部分少，其结果是呼吸效率低。由于管径细小，婴幼儿呼吸道阻力绝对值明显大于成人，在呼吸道梗阻时尤为明显。

（4）管腔较狭窄、干燥，纤毛运动能力差。气管、支气管管腔较狭窄，管壁和软骨柔软，缺乏弹性组织;黏膜富于血管,黏液腺分泌黏液少,管腔较干燥,黏膜上的纤毛运动能力差,不能很好地清除微生物,故易感染而发炎肿胀,引发肺炎,引起呼吸困难。

5. 肺的特点

(1) 肺的含血量多,含气量少。肺的弹力组织发育较差,间质较多,整个肺组织血管丰富,含血量多而含气量少。

(2) 肺容量小,换气功能不如成人。肺泡数量少,出生时约 200 万个,为成人的 8%(成人为 3 亿个),8 岁时增至 1 400 万个;肺泡直径小;肺泡面积 1 岁半达体表面积的 2 倍,3 岁时达 3 倍,至成年达到 10 倍。所以,肺的气体交换面积小,肺容量较小,换气功能不如成人,稍有黏液阻塞便会引起肺部肿胀、肺淤血。

6. 呼吸运动特点

(1) 呼吸表浅、不均匀。婴幼儿胸廓窄小,呼吸肌不发达,肺的弹性组织发育差,因而呼吸表浅;又因为支配婴幼儿呼吸运动的中枢神经发育不健全,往往是呼吸深浅不一,年龄越小,呼吸节律性越不强。

(2) 呼吸频率快。年龄越小,呼吸频率越快(表 1-9)。其原因在于婴幼儿呼吸表浅,肺容量较小,肺的换气功能不如成人,而婴幼儿新陈代谢旺盛,需氧量大,为了满足机体的需要,只能通过加快呼吸频率来加大通气量,以补偿呼吸量之不足。

表 1-9 不同年龄呼吸频率的平均值

年龄	新生儿	0—1 岁	1—3 岁	4—7 岁
呼吸频率(次/分)	40—50	30—40	25—30	20—25

7. 呼吸系统的卫生要求

(1) 培养良好的卫生习惯。教育儿童从小养成用鼻呼吸的习惯,充分发挥鼻与鼻腔的保护作用;不要挖鼻孔,以防鼻腔感染或引起鼻出血;当咳嗽、打喷嚏时,用手、手绢或纸巾捂住口鼻,不要面对他人;教给孩子正确擤鼻涕的方法(按住一边擤完,再擤另一边),以防鼻腔压力过高。

(2) 多在空气新鲜处进行活动、锻炼。户外活动和体育锻炼要选择空气清新时进行,雾霾天、沙尘天尽量在室内活动。活动和锻炼可以加强呼吸肌的力量,促进胸廓和肺的正常发育,增加肺活量。户外活动还能提高呼吸系统对疾病的抵抗力,预防呼吸道感染。

(3) 严防呼吸道堵塞。呼吸道是我们的生命通道,这个通道必须时刻保持通畅,只有这样,人才能维持正常的生命活动。呼吸道堵塞是指呼吸道的某个部位被某种物质堵住,从而发生气流不能通过,人不能正常呼吸的紧急情况。所以,要教育孩子不要把扣子、豆粒、玻璃球等东西放入口鼻,以免气道堵塞。喝水、进食时,要保持安静,不边吃饭边说笑打逗,更不能抛起来"接食",以免饮水、食物进入呼吸道。

(4) 正确发声,保护声带。不要让婴儿长时间大声哭喊,如不注意,久而久之会影响声带的发育;幼儿园要提倡柔声教育,制止大声喧哗外,教师和家长的表率作用是不可低估的;教孩子唱歌时,要注意起调不能过高,音域不宜过宽,不要教唱成人歌曲;当咽喉部疲乏或有炎症时,应禁止唱歌直到完全恢复为止;不要迎风唱歌和歌后喝冷饮,这样也会损伤声带;孩子唱歌和朗诵的音量都不应过大,时间也不应过长,唱歌朗诵的地点,空气必须清爽,保持湿润;注意饮食营养卫生,对发声器官有刺激性的食物如辣椒等应限制食用等等。

四、消化系统

(一)概述

人活着不仅需要氧气,还必须不断地从周围环境中摄取营养物质,作为生长、修补和更新组织的材料以及供给人体活动所需要的能量。就像汽车要跑就要给它加汽油是同样的道理,人要活着就必须吃饭——食物。食物中的营养物质有的可以直接被吸收利用,如水、维生素和矿物质;有的不能被直接利用,如蛋白质、脂肪、糖类,必须先在消化道内进行分解,使构造复杂的大分子物质变成构造简单的小分子,才能被机体吸收利用。机体是如何消化和吸收营养物质的呢? 这就需要了解人体的消化系统。

消化系统由消化管和消化腺两部分组成(图1-35)。

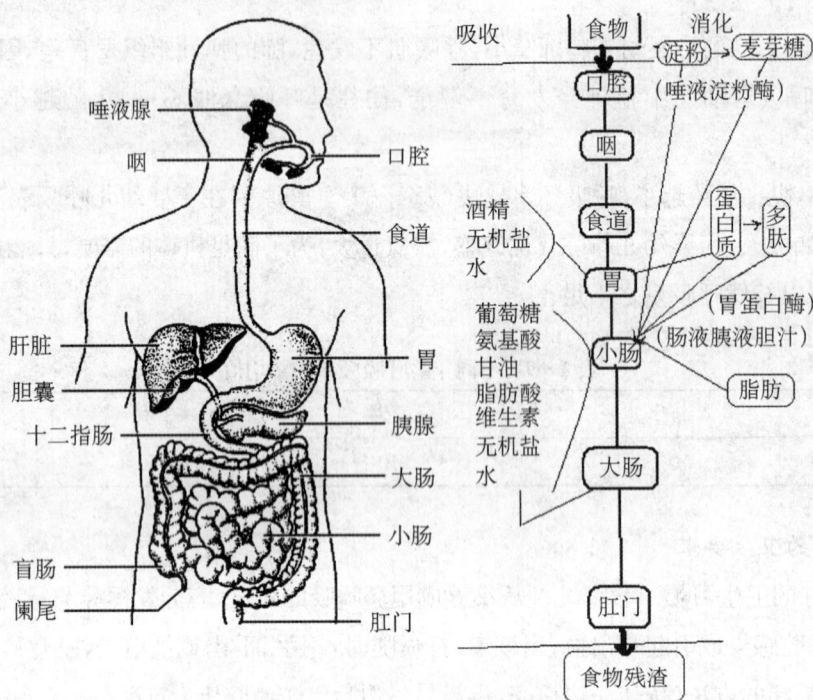

图1-35 消化系统的组成及食物消化吸收过程

1. 消化管

消化管为一个长而盘曲的肌性管道,包括口腔、咽、食道、胃、小肠、大肠和肛门。除口腔外消化管管壁的结构有其共同特点,由内而外一般可分为四层,即黏膜层、黏膜下层、肌层和外膜。

(1)口腔

口腔是指唇、腭、面颊和口腔底之间的空间,向上与鼻腔相通。口腔是消化道的起始部分,内有牙、舌等器官。

牙齿 牙齿是人体最坚硬的器官,长在上、下颌骨的牙槽里。成人口腔中一般有32或28颗牙齿,最后长出的牙叫智齿,也有人终生不长。从发生的顺序,人的牙齿可分为乳牙和恒牙两套。牙齿按基本形态可分为切牙、尖牙、双尖牙、磨牙四种类型(表1-10)。从牙齿的外形看,暴露于口腔内的是牙冠,色白而有光泽;嵌于牙槽内的称牙根;介于牙冠与牙根之间的部分被牙龈包绕,称牙颈。牙齿分牙冠、牙颈和牙根。牙的内部空腔称牙腔,位于牙根内的称牙根管,与牙槽相通。牙腔内有牙髓,其中富含血管和神经,当牙髓发炎时,可引起剧烈的疼痛。牙齿主要由淡黄色的牙质(牙本质)构成,牙冠表面覆有一层白色光泽的釉质(牙釉质或珐琅质),牙根与牙颈表面覆有一层黏合质(牙骨质)。牙龈、牙周膜和牙槽骨共同构成牙周组织,对牙有保护、支持和固定作用(图1-36)。

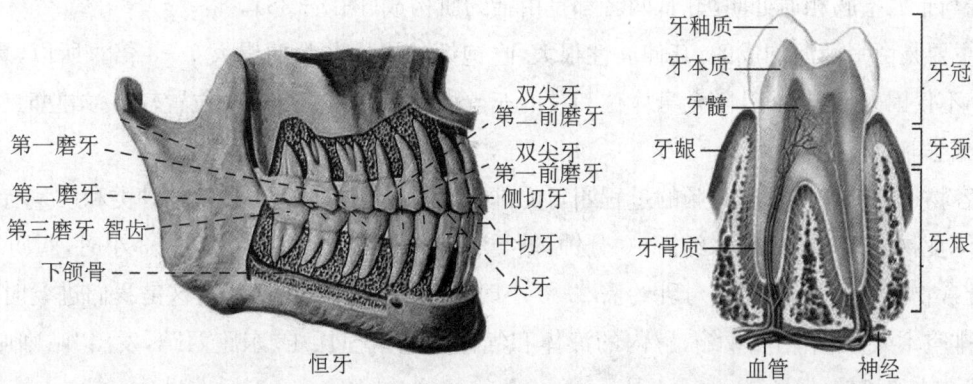

图 1-36　牙齿的外形与构造

表 1-10　牙齿的基本形态及数量

	切牙	尖牙	双尖牙	磨牙
乳牙(1/4 牙床)	2	1	0	2
恒牙(1/4 牙床)	2	1	2	3 或 2

舌　舌位于口腔底,是一肌性器官,主要以骨骼肌作基础,表面覆以黏膜,黏膜上有味蕾,具有感受味觉、协助咀嚼、搅拌和吞咽食物以及辅助发音等功能。

(2) 食管

食管是一条由肌肉组成的通道,连接咽喉到胃。食管本身并没有任何的消化作用,其主要功能只是将食物从咽喉传递到胃中(图 1-37)。食道平时闭合,呈现扁平状,当有食物通过时便会扩大。食物并非靠着地球重力落入胃中,是借由食管壁的肌肉进行波浪般的蠕动,强制将食物推入胃中,此外食管还会分泌一种黏液,让食物可以很容易地通过。

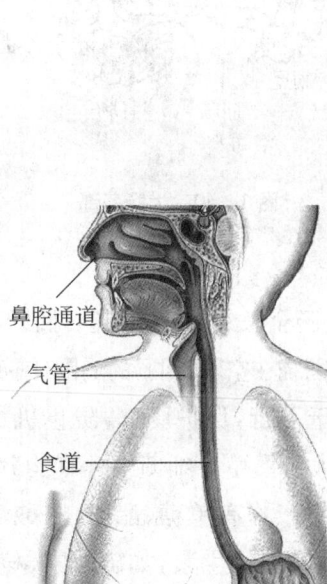

图 1-37　食管

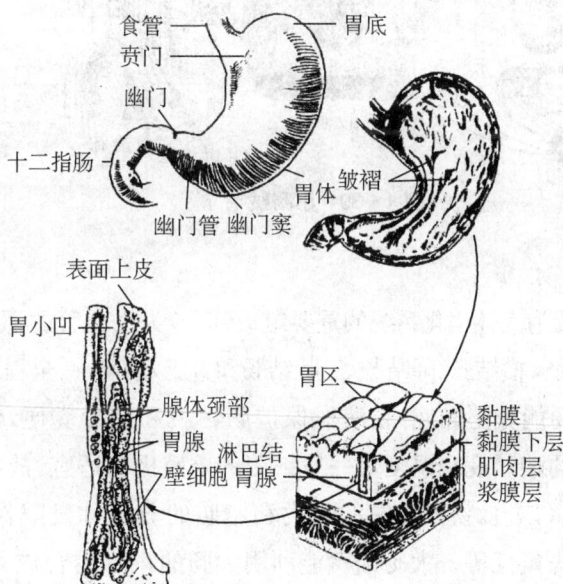

图 1-38　胃的形态、结构

(3) 胃

胃是消化管中最膨大的部分,呈袋状,是腹腔中容纳食物的器官。其外形屈曲,上连食道,下通小肠。胃在人体的胸骨剑突的下方,大部分位于左季肋区,小部分位于腹上区。胃的上端与食道相通处叫贲门,下端与十二指肠相通处叫幽门,两者都是由括约肌构成(图1-38)。

胃壁主要是由平滑肌构成的,其伸展性很大,吃饱饭的胃比空腹的胃大7—8倍。所以,胃的形态、位置、大小不仅因人而异,而且随全身体位和胃的充盈程度而变化。卧位时位置较高;站立时位置较低;在胃过度充盈时,可达脐平面以下。

胃内容物逐步推送入十二指肠的过程叫胃的排空。胃排空的时间与食物的种类和质量有关。流质食物比固体食物排空快。一般水约需10分钟,糖类约需2小时,蛋白质约需2—3小时,脂肪约需4—6小时,混合食物约需4—5小时。母乳约需2—3小时,牛乳约需3—4小时。这是我们进餐时间安排的依据。胃排空不久,开始剧烈收缩,胃内的液体和气体会被挤捏揉压、东跑西蹿,发出"咕噜咕噜"的声音,我们就会有饥饿感。

(4)小肠

小肠是消化管中最长的一段,成人全长约5—6米。上端从幽门起始,下端在右髂窝与大肠相接,包括十二指肠、空肠和回肠。十二指肠位于上腹部,长约十二手指的横径,约25—30厘米,呈马蹄铁形。空肠、回肠迂曲盘旋于腹腔中下部,借肠系膜固定于腹后壁。

小肠是消化和吸收营养物质的主要部位。小肠的黏膜及黏膜下层向宫腔突出,形成许多环形皱襞,皱襞上又有许多指状突起,称绒毛(图1-39)。小肠绒毛是吸收营养物质的主要场所。小肠绒毛壁很薄,只有一层柱状上皮细胞,内有丰富的毛细血管和毛细淋巴管,有利于营养物质的吸收。用电子显微镜观察,柱状上皮细胞的顶端伸出许多细小的微绒毛。借助环形皱襞、绒毛和微绒毛,从而使吸收面积大为扩大,比原来小肠黏膜的表面共增加了600倍左右。

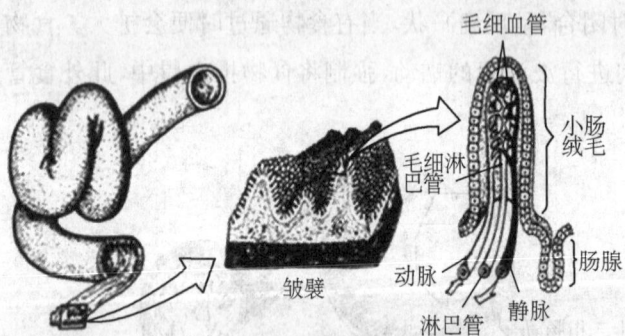

图1-39 小肠绒毛

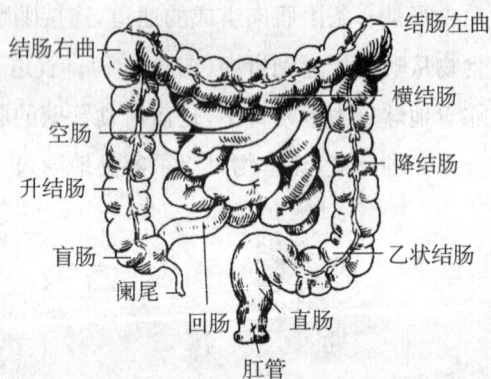

图1-40 大肠各部

(5)大肠

大肠为人体消化系统的重要组成部分,为消化管的下段,成人大肠全长约1.5米,起自回肠,包括盲肠、升结肠、横结肠、降结肠、乙状结肠和直肠六部分。全程形似方框,围绕在空肠、回肠的周围(图1-40)。

大肠能分泌黏液,黏液能保护肠黏膜和润滑粪便,使粪便易于下行,保护肠壁,防止机械损伤。大肠内的酸碱度和温度对一般细菌的繁殖极为适宜,故细菌在此大量繁殖。细菌中含有能分解食物残渣的酶,对食物残渣中的糖类和脂肪的分解称发酵作用,其分解产物有单糖、醋酸、乳酸、二氧化碳、沼气、氢气等。大肠细菌能利用大肠的内容物合成人体必需的某些维生素,如硫胺素、核黄素及叶酸等B族维生素和维生素K。经细菌分解作用后的食物残渣及其分解产物、肠黏膜的分泌物、脱落的肠上皮细胞和大量的细菌一起组成粪便。大肠能够吸收少量的水、无机盐和部分维生素。

(6)肛门

肛门是消化管的末端,是粪便排泄和消化系统气体(屁)的出口。肛门的括约肌平时闭合肛门,排便时舒张帮助排便,排便后又立即使肛门闭合。与肛门相关的疾病有痔疮、瘘管及肛裂等。

2. 消化腺

消化腺主要有大消化腺:唾液腺、肝脏和胰腺;小消化腺:胃腺、小肠腺等。消化腺能分泌消化液,有导管和消化道相通,使消化液流入消化道。消化液含有水、无机盐和消化酶。消化酶有多种,能分别消化分解不同的营养物质。根据其作用的物质,可将消化酶分为糖酶、蛋白酶、脂肪酶三类。食物在各种消化酶的作用下,最后变成适于人体吸收的物质。

(1)唾液腺

人的口腔中有三对唾液腺(图1-41),包括腮腺、颌下腺和舌下腺,能分泌唾液进入口腔。成人一昼夜可分泌一升左右的唾液,但都被我们在不知不觉中咽下去了。唾液含水分、淀粉酶、溶菌酶等。腮腺是最大的一对唾液腺,似三角形,位于外耳道的前下方,开口于平对上颌第二磨牙的颊黏膜上。小儿麻疹早期可见腺管开口周围有灰白色的斑点。颌下腺位于下颌骨体的内侧,其腺管开口于舌下阜,即舌系带的旁边。舌下腺位于舌下襞黏膜的深面,其腺管多,开口于舌下阜和舌下襞。

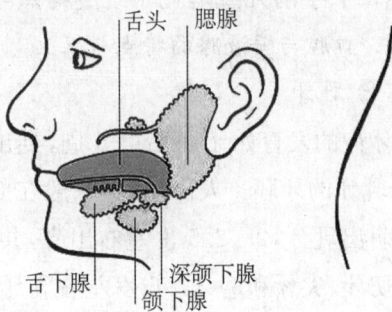

图1-41 唾液腺

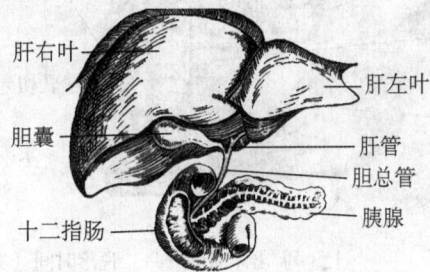

图1-42 肝胆胰十二指肠的关系

(2)肝脏

肝脏是人体内脏里最大的器官,位于人体中的腹部位置,在右侧横膈膜之下,胃的上方。肝脏是人体消化系统中最大的消化腺,成人肝脏平均重达1.5公斤,为一质地柔软、红棕色的V字形器官。肝脏是尿素合成的主要器官,又是身体内以代谢功能为主的一个器官(图1-42)。

肝脏是由肝细胞构成的。肝细胞不断分泌胆汁,胆汁经小叶间胆管流入左右肝管、肝总管,再经胆总管流入十二指肠。胆总管由肝总管和胆囊管汇合而成,开口于十二指肠乳头。开口处由平滑肌环绕,成为胆道口括约肌。在非消化期,胆道口括约肌处于收缩状态,生成的胆汁转入胆囊管,流入胆囊内储存。当消化时,胆囊收缩,胆道口括约肌舒张,胆汁流入十二指肠。胆汁是黏稠有苦味的液体,人的胆汁呈金黄色,胆囊内的胆汁因浓缩而色变深。成人每日分泌胆汁约0.8—1升。胆汁的主要成分为胆盐、胆色素等。一般认为,胆汁中不含消化酶,胆汁的消化机能主要是通过胆盐的作用而实现的,它可以激活胰脂肪酶;可以和脂肪酸结合形成水溶性复合物,促进脂肪的吸收;还可以促进脂溶性维生素A、D、E、K的吸收;胆盐、胆固醇和卵磷脂可以乳化脂肪,使脂肪变成微滴,大大增加与酶的接触面积,便于脂肪分解或直接被吸收。

(3)胰腺

胰腺分为外分泌腺和内分泌腺两部分,兼具内外分泌腺双重功能。作为外分泌腺,胰腺由腺泡和腺管组成,腺泡分泌胰液,腺管是胰液排出的通道。胰液中含有碳酸氢钠、胰蛋白酶、脂肪酶、淀粉酶等。胰液通过胰腺管排入十二指肠,有中和胃酸、消化蛋白质、脂肪和糖的作用。作为内分泌腺,胰腺由大小不同的细胞团——胰岛所组成,分泌胰岛素,调节糖代谢。

(4)胃腺

胃腺是胃黏膜上皮凹陷而形成的腺体。黏膜表面许多小凹就是胃腺开口,胃腺分泌胃液。正常人每日分泌胃液1.5—2.5升。胃液的主要成分有胃蛋白酶、胃酸、黏液等。胃并非是人体必不可少的器官，如经过胃切除的病人，仍能保持健康。但胃的功能不可忽视，食物进入胃后，受到肌层蠕动的作用，逐步和胃液混合，变成食糜，便于胃液进行消化。胃蛋白酶能初步分解蛋白质。胃酸是浓度很低的盐酸，能刺激胃蛋白酶的活性帮助溶解食物，促进铁的吸收，并能杀菌和抑菌，减少得病的机会。黏液有保护胃黏膜的作用。

（5）小肠腺

小肠不仅具有吸收功能，而且还具有分泌功能——它能分泌小肠液。小肠的分泌功能主要是由小肠壁黏膜内的腺体完成的。正常人每天分泌1—3升小肠液。小肠液的成分比较复杂，主要含有多种消化酶、脱落的肠上皮细胞以及微生物等。所含有的各种消化酶中，有肠激活酶、淀粉酶、肽酶、脂肪酶以及蔗糖酶、麦芽糖酶和乳糖酶等，这些酶对于将各种营养成分进一步分解为最终可吸收的产物具有重要作用。

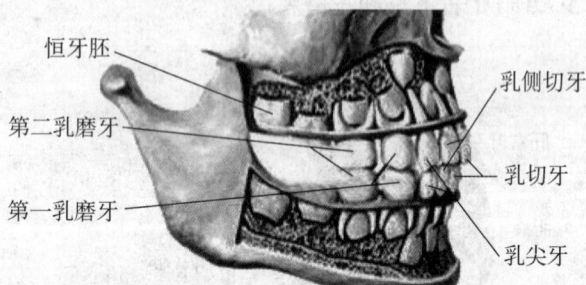

上牙列	出牙时间（月）	脱落时间（岁）
切牙	8-12	6-7
侧切牙	9-13	7-8
尖牙	16-22	10-12
第一磨牙	13-19	9-11
	25-33	10-12

下牙列	出牙时间（月）	脱落时间（岁）
第二磨牙	23-31	10-12
第一磨牙	14-18	9-11
尖牙	17-23	9-12
侧切牙	10-16	7-8
切牙	6-10	6-7

图1-43　乳牙萌出与恒牙的交换

（二）学前儿童消化系统的特点与卫生

1. 口腔与唾液腺的特点与卫生

（1）乳牙

牙齿的发育始于胚胎第6周，到出生时已有20个乳牙的牙胚。人出生后，一般在6个月左右开始萌出乳牙，2—2.5岁左右出齐，共20个。乳牙分切牙、尖牙和磨牙。6岁左右乳牙开始脱落，第一颗萌出的恒牙我们叫六龄齿（图1-43）。六龄齿萌出后，乳牙顺序脱落，换上恒牙，一般于12—14岁替换完毕。

乳牙的牙釉质薄，牙本质较松脆。当残留在齿缝里的食物与口腔中的乳酸杆菌、链球菌等产酸的细菌作用，使糖发酵生成酸，腐蚀牙釉质，引起脱钙，牙齿就出现龋洞，形成龋齿。龋齿是学前儿童口腔内的常见病和多发病。

（2）舌

学前儿童舌头短，舌下系带发育不完善，舌不灵活，所以，搅拌食物和帮助咀嚼、吞咽能力差，吃饭慢；辅助发音的功能比较差，学说话时发音不清楚。

（3）唾液腺

新生儿的唾液腺还没有发育好，唾液少，口腔比较干燥。3—4个月，唾液开始增加，6—7个月时，分泌旺盛，但孩子口腔浅，不会吞咽，所以常常流口水，叫"生理性流涎"。但有时小儿长口疮、烂牙床，也会使口水增多。少数智力有缺陷的孩子，口腔常半张着，唾液流出，称为"假性流涎"。

（4）乳牙的卫生要求

有一副洁白漂亮、整齐坚实的牙齿不仅是美观的需要，也是健康的基础。所以，要注意口腔卫生，保护牙齿健康。

首先，要保证孩子膳食中有充足的钙质，以满足骨骼牙齿的发育，同时，还要经常晒太阳，以获得充足的维生素D，促进钙的吸收。其次，在出牙前，孩子喜欢咬东西，这时可给他吃点面包干、馒头干之类的食品，帮助乳牙萌出。第三，牙齿萌出以后，注意不要长期给孩子吸吮橡皮奶头，以免引起口腔上腭变形，牙床向外，影响美观和咀嚼能力。第四，预防龋齿。养成饭前刷牙饭后漱口的良好习惯；给孩子选择细毛柔软的牙刷和果味牙膏,并教给孩子正确刷牙的方法——顺刷法;睡前不进食;少吃甜食等等。第五,定期检查牙齿,一般半年一次,发现龋齿要及时治疗。

2. 食管的特点与卫生

新生儿和婴儿的食管呈漏斗状,黏膜纤弱,腺体缺乏,弹力组织及肌层尚不发达,食管下段贲门括约肌发育不成熟,控制能力差,常发生胃食管反应,绝大多数在8—10个月时症状消失。婴儿吸奶时常吞咽过多空气,易发生溢奶。

教育孩子养成细嚼慢咽的良好进食习惯,不要狼吞虎咽。细嚼,以便使食物与唾液充分混合,形成光滑的食团;慢咽,可使食团得到食管分泌的黏液润滑的帮助,顺利下移到胃,使食管不会受到磨损。同时,为幼儿选择食物时,要避免选择带尖骨的肉如鸡块、鸭块,也不要选择刺多的鱼如鲢鱼、鲫鱼等。

3. 胃的特点与卫生

(1) 胃的特点

婴幼儿的胃壁肌肉层薄,伸展性较差,胃的容量小。所以,新生儿喂食应当少量多次,喂食的次数应较年长儿多。婴儿胃呈水平位,当开始行走时其位置变为垂直。胃平滑肌发育尚未完善,在充满液体食物后易使胃扩张。由于贲门肌张力低,幽门括约肌发育较好,且自主神经调节差,故易引起幽门痉挛出现呕吐。胃黏膜有丰富的血管,但盐酸和各种酶的分泌在质和量上均较成人少,且酶活力低,消化功能差。

(2) 胃的卫生要求

胃是我们体内消化食物的器官,是最容易出问题的器官,所以,要注意胃的保健。

首先,教育孩子养成定时定量进食,不过多进食零食的良好习惯,否则会使胃工作紊乱,破坏胃酸分泌的正常节律;每餐的进食量应适度,过饥或过饱都会使胃运转失常而致消化不良。第二,食物应温度适宜,不要贪食冷食。食物以"不烫不凉"为度,即一般保持在40—50摄氏度为宜。饮食过冷,刺激胃蠕动增强,甚至产生胃痉挛;饮食过热,会烫伤胃黏膜,使胃黏膜保护作用降低,还会导致胃黏膜出血。第三,进食速度上要细嚼慢咽,不要囫囵吞枣。少食粗糙、过硬食物,充分咀嚼食物,可减轻胃的工作负担。第四,合理运动。餐前半小时避免进行剧烈活动;餐后要安排安静活动,不要立刻睡觉,以免消化不良。第五,注意饮食卫生,把住病从口入关。教育孩子做到便后、饭前洗手;生吃瓜果要冲洗干净;不食变质、霉变食物等等。

4. 肠的特点与卫生

(1) 肠的特点

肠道吸收功能强 婴幼儿的肠管相对比成人长,即新生儿肠道为身长的8倍,婴幼儿肠道为身长的6倍,成人肠道为身长的4.5倍。大小肠的长度比也不同,新生儿为1∶6,婴幼儿为1∶5,成人为1∶4。所以,肠管的面积相对较大,肠壁薄,黏膜富含血管,通透性强,有助于肠道摄取营养。

屏障作用差 毒物和病原微生物容易透过肠壁进入血流,所以,患肠道感染时容易出现中毒症状。

易发生便秘和肠道功能紊乱 乙状结肠和直肠相对较长,粪便中的水分容易被过度吸收,所以容易便秘。由于植物性神经调节能力差,容易发生肠道功能紊乱,引起腹泻。

(2) 肠的卫生要求

首先,给幼儿提供平衡膳食,以利于吸收均衡而全面的营养物质,满足其生长发育的需要。其次,一日三餐做到粗细粮、荤素菜、干稀搭配,促进肠道蠕动,加快粪便排出,预防便秘。第三,养成定时排便的习惯。及时排便能抑制肠道内有害细菌的活动,有利于肠道内微生态环境的稳定。第四,不滥用抗生素。抗生素只针对细菌感染,不是治疗感冒、发烧、咳嗽、腹泻、肝炎的"万金油",滥用抗生素会误杀细菌,使得正常的菌群遭破坏,影响人体的免疫功能,加重病情。

5. 肝脏与胰腺的特点与卫生

(1) 肝脏的特点

肝脏相对较大,在肋缘下摸到肝脏下缘,一般为生理现象。婴幼儿肝脏分泌胆汁少,对脂肪的消化能力弱;肝脏储存的糖元较少,容易因饥饿发生低血糖。另外,肝脏的解毒功能较差。

（2）胰腺的特点

婴幼儿时期胰腺对淀粉类和脂肪类的消化能力较弱,主要依靠小肠液的消化。随着年龄的增长,胰腺的功能日趋完善。

（3）肝脏和胰腺的卫生要求

婴儿辅食要少盐、不甜、忌油腻,添加要循序渐进,保护正在发育的肝脏和胰腺。婴儿辅食中过早添加调味品、油脂等都会加重婴幼儿肝脏、胰腺的负担。也不要过早添加淀粉类食物,因缺乏胰淀粉酶而出现消化不良、腹泻。尽量不让婴幼儿生食蔬菜、瓜、果,防止摄入附着的农药后损害娇嫩的肝脏,也不要给孩子食用色素、香精过多的饮料和添加了防腐剂的方便面、罐头食品等食物,这些食物都有损肝脏的功能。

五、神经系统

（一）概述

人体是一个复杂的机体,各器官、系统之间互相联系、互相制约;同时,随着环境的变化而不断调节,使机体适应不断变化的外界环境,维持机体与外界环境的平衡。实现这一调节功能的系统主要就是神经系统。人的神经系统高度发展,特别是大脑皮质不仅有控制人体感觉、运动、视听、语言等的最高中枢,而且还是思维和意识活动的器官。因此,人类能适应环境并能认识和改造世界。

神经系统的基本结构是神经细胞(神经元)和神经胶质,其系统分区为中枢神经系统和周围神经系统两大部分。

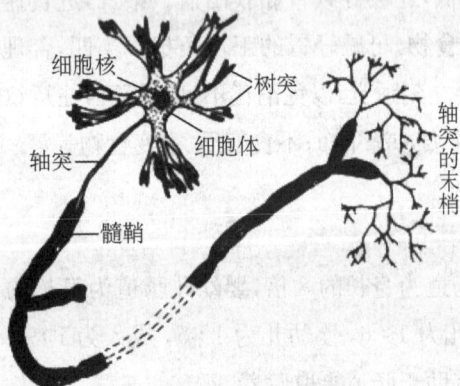

图 1-44　神经元模式图

1. 神经系统的基本结构

（1）神经细胞(神经元)

神经元是神经系统的基本结构和功能单位,它具有感受刺激和传导兴奋的功能(兴奋性和传导性)。神经元由细胞体和突起两部分构成(图 1-44),神经元的突起包括树突和轴突。树突较短但分支较多,它接受冲动,并将冲动传至细胞体,各类神经元树突的数目多少不等,形态各异。每个神经元只发出一条轴突,长短不一,胞体发生出的冲动则沿轴突传出。

（2）神经纤维

神经纤维是由神经元的轴突和树突与包在它外表的神经胶质细胞构成的,主要功能是传导冲动。突起又叫神经纤维,有的轴突外包有髓鞘,叫有髓神经纤维,即突起外面包有髓鞘和神经膜的结构,它起绝缘作用,防止神经纤维在传导冲动时相互干扰,使传导准确、迅速。无髓神经纤维即外面只有神经膜,没有髓鞘的神经纤维,传导速度慢。髓鞘有保护和绝缘作用,神经膜对神经纤维有营养、保护和再生作用。

另外,按兴奋传导的方向,神经纤维又可分为传入神经纤维即感觉神经纤维和传出神经纤维即运动神经纤维。

（3）神经

许多神经纤维集合成束叫神经,分传入神经和传出神经。神经纤维末端的细小分支叫神经末梢。感觉神经末梢是特殊感受装置,能感受内外环境的刺激,并将刺激转变为传入神经冲动,叫感受器;运动神经末梢分布在全身的肌肉和腺体内,接受信息,产生反应,叫效应器。

（4）突触

神经元受到刺激以后,能产生兴奋并将兴奋传导出去。神经元间联系方式是互相接触,而不是细胞质的互相沟通。该接触部位的结构特化称为突触,突触是信息传递和整合的关键部位（图1-45）。人体的任何一项神经活动,至少有两个以上的神经元参加,通常是一个神经元的轴突与另一个神经元的树突或胞体借突触发生机能上的联系,神经冲动由一个神经元通过突触传递到另一个神经元。据估计,人类大脑皮层每个神经元平均有30 000个突触,这样就构成了极端复杂的网络系统。

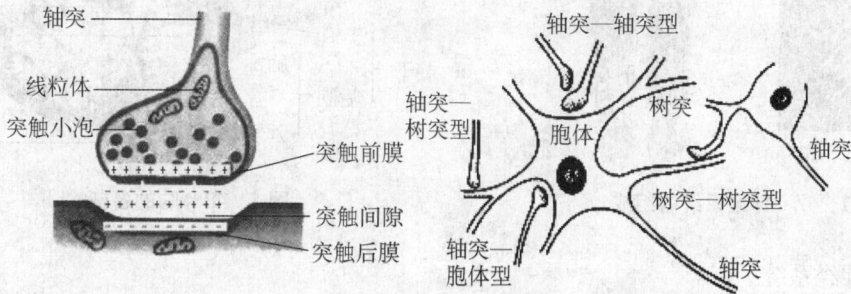

图1-45　突触及类型

（5）神经胶质

神经胶质数目是神经元的10—50倍,突起无树突、轴突之分,胞体较小,胞浆中无神经纤维和尼氏体,不具有传导冲动的功能。神经胶质对神经元起着支持、绝缘、营养和保护等作用,并参与构成血脑屏障。

（6）神经冲动

神经冲动是指沿神经纤维传导着的兴奋（图1-46）,实质是膜的去极化过程,以很快速度在神经纤维上的传播,即动作电位的传导（动作电位是神经元兴奋和活动的标志,是可兴奋组织或细胞受到阈上刺激时,在静息电位基础上发生的快速、可逆转、可传播的细胞膜两侧的电变化,可以理解为在细胞受到外界刺激时所发生的电流）。神经冲动导致神经兴奋（兴奋是生物体如器官、组织或细胞受足够强的刺激后所产生的生理功能加强的反应,如神经冲动的发放、肌肉的收缩、腺体的分泌甚至动物的狂叫等）。神经网络越复杂,神经传导越快。

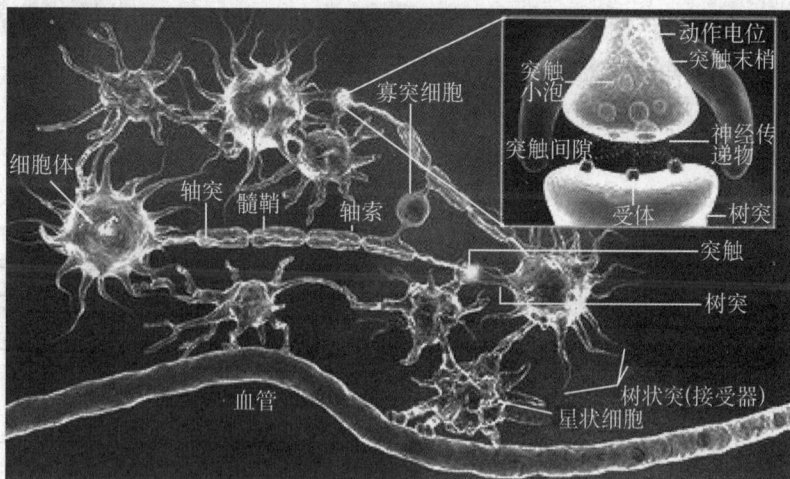

图1-46　神经冲动的传导

2. 神经系统的系统分区（按位置功能区分）

神经系统按照位置功能分为中枢神经系统和周围神经系统。中枢神经系统是神经系统的主要部分,包括位于颅腔内的脑和位于椎管内的脊髓（图1-47）。

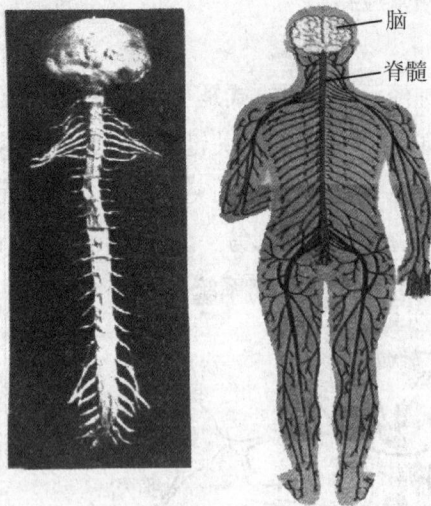

图 1-47 神经系统的组成

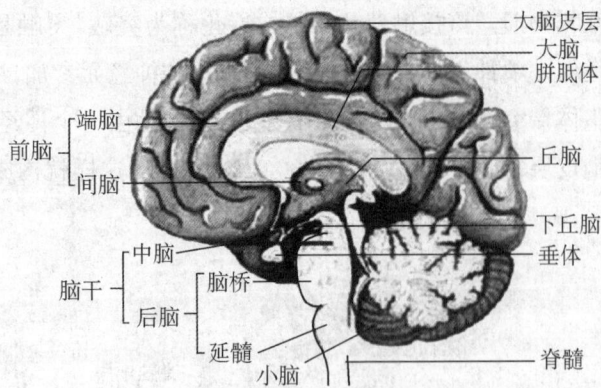

图 1-48 脑的各部

(1) 中枢神经系统

脑是中枢神经系统的头端膨大部分,位于颅腔内,是中枢神经系统的高级部分,是人体一切感觉、运动、思维、记忆、情感、语言等活动的总指挥部(图1-48)。人脑可分为端脑(即大脑两半球)、间脑、中脑、脑桥、小脑和延髓(或称延脑)六个部分。通常把中脑、脑桥和延髓合称为脑干,延髓向下经枕骨大孔连接脊髓。脑的内腔称为腔室,内含脑脊髓液。

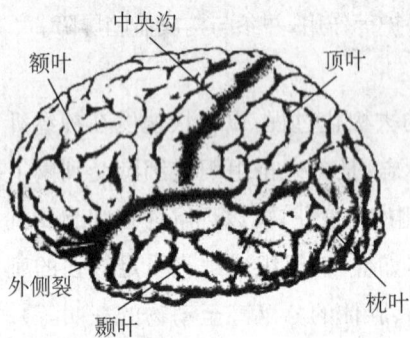

图 1-49 大脑的四个叶(大脑左半球)

端脑是中枢神经系统的最高级部分,也是人类进行思维和意识活动的器官,包括左、右大脑半球。两个半球由胼胝体连接在一起,使两半球的神经传导得以互通。每个半球表层被灰质所覆,叫大脑皮质,外观上凹凸不平、沟壑纵横。凹陷处称为沟(深的叫裂),隆起的叫回,沟和回大大增加了皮层的表面积(平均约2 200平方厘米,含有140亿个神经元)。较大的沟裂有中央沟、大脑外侧裂和顶枕裂,这些沟裂将大脑表面分成额叶、顶叶、颞叶和枕叶四部分(图1-49)。人的大脑皮质在长期的进化过程中高度发展,它不仅是人类各种机能活动的高级中枢,也是人类思维和意识活动的物质基础。同时,大脑皮层不同部位具有不同功能:有管理躯体运动的区域、躯体感觉的区域,还有语言区、听觉区、视觉区等,这些功能区我们叫中枢(图1-50)。大脑皮质的功能区就成为控制整个机体机能的最高管理者与调节者。

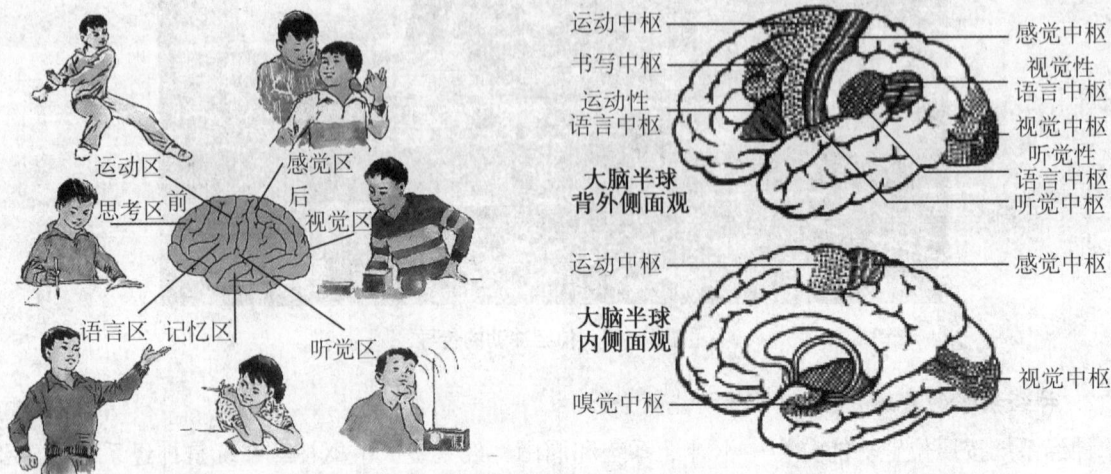

图 1-50 脑的功能分区及大脑皮质的高级中枢

小脑与低位脑干有双向纤维联系,因此,小脑可以调节躯体运动,并与前庭核、红核等共同调节肌体紧张,调节躯体反射活动。小脑与大脑皮质也有双向纤维联系,因而小脑对随意动作起着调节作用,使动作的力量、快慢与方向得到精准的控制。

间脑位于中脑之上,一般被分成丘脑、丘脑上部、丘脑下部、丘脑底部和丘脑后部五个部分。丘脑是间脑中最大的卵圆形灰质核团,位于第三脑室的两侧,左、右丘脑借灰质团块(称中间块)相连。左右间脑之间的腔隙为第三脑室,其底部与脑下垂体连接,后上部有松果腺。背侧丘脑不仅是感觉的转换站,也是一个复杂的分析整合中枢;下丘脑是较高级的调节内脏及内分泌活动的中枢。上丘脑与嗅觉、视觉有密切关系。

脑干是脊髓与大脑间的上下通路,包括中脑、脑桥和延髓。脑干中存在许多反射中枢。延髓内有调节呼吸、循环等活动的基本生命活动中枢,还有调节躯体运动反射的重要中枢。脑桥中存在角膜反射中枢。中脑上丘为视觉反射中枢,下丘为听觉反射中枢,红核是姿势反射的重要中枢。

脊髓是中枢神经系统的低级部分,在椎管里面,呈前后扁的圆柱体,人的脊髓全长 41—45 厘米。上端与颅内的延髓相连,下端呈圆锥形,随个体发育而有所不同,成人终于第一腰椎下缘或第二腰椎上部(初生儿则为第三腰椎)(图 1-51)。脊髓两旁发出许多成对的神经(称为脊神经)分布到全身皮肤、肌肉和内脏器官。脊髓是周围神经与脑之间的通路,具有上传下达的传导功能。脊髓本身能完成许多反射活动,是许多简单反射活动的低级中枢,但也受脑活动的影响。脊柱外伤时,常并发脊髓损伤。脊髓损伤严重者可引起下肢瘫痪、大小便失禁等。

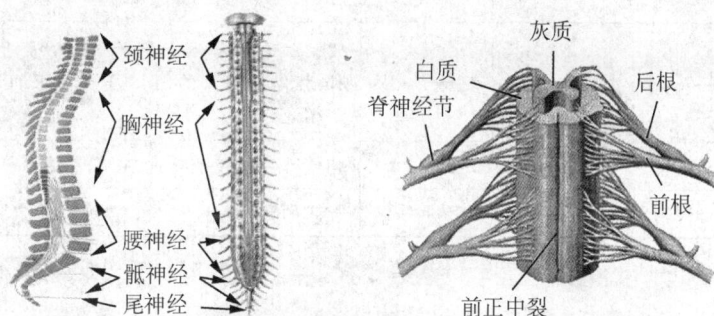

图 1-51 脊髓及脊神经

(2) 周围神经系统

周围神经系统就是联络中枢神经和其他各系统器官之间的系统,按其所支配的周围器官的性质可分为分布于体表和骨骼肌的躯体神经系统和分布于内脏、心血管和腺体的内脏神经系统,包括与脑相连的脑神经和与脊髓相连的脊神经以及和内脏器官相连的内脏神经。

与脑相连的神经叫脑神经,自颅腔穿过颅底的孔、裂、管出颅,共 12 对,其名称为:Ⅰ嗅神经、Ⅱ视神经、Ⅲ动眼神经、Ⅳ滑车神经、Ⅴ三叉神经、Ⅵ外展神经、Ⅶ面神经、Ⅷ位听神经、Ⅸ舌咽神经、Ⅹ迷走神经、Ⅺ副神经及Ⅻ舌下神经。其中Ⅰ、Ⅱ、Ⅷ为感觉性神经,Ⅲ、Ⅳ、Ⅵ、Ⅺ、Ⅻ主要为运动性神经,Ⅴ、Ⅶ、Ⅸ、Ⅹ为混合性神经,绝大部分分布在头面部的感觉器官、皮肤和肌肉等处,只有一对很长的迷走神经沿颈部下行,分布在胸腔的大部分和腹腔的内脏器官上。

12 对脑神经的功能

名称	性质	核的位置	连接的脑部	分布及功能
嗅神经（Ⅰ）	感觉	大脑半球	端脑	鼻腔上部黏膜，嗅觉
视神经（Ⅱ）	感觉	间脑	间脑	视网膜，视觉
动眼神经（Ⅲ）	运动	中脑上丘	中脑	眼的上、下、内直肌和下斜肌调节眼球运动；提上睑肌；瞳孔括约肌使瞳孔缩小以及睫状肌调节晶状体凸度
滑车神经（Ⅳ）	运动	中脑下丘	中脑	眼上斜肌使眼球转向下外方
三叉神经（Ⅴ）	混合	脑桥中部	脑桥	咀嚼肌运动；脸部皮肤、上颌黏膜、牙龈、角膜等的浅感觉，舌前 2/3 一般感觉
外展神经（Ⅵ）	运动	脑桥中下部	脑桥	眼外直肌使眼球外转
面神经（Ⅶ）	混合	脑桥中下部	脑桥	面部表情肌运动；舌前 2/3 黏膜的味觉；泪腺、颌下腺、舌下腺的分泌
位听神经（Ⅷ）	感觉	脑桥及延髓	延髓、脑桥	内耳蜗管柯蒂氏器的听觉；椭圆囊斑、球囊斑及三个半规管壶腹嵴的平衡功能
舌咽神经（Ⅸ）	混合	延髓	延髓	咽肌运动；咽部感觉，舌后 1/3 味觉和一般感觉，颈动脉窦的压力感受器和颈动脉体的化学感受器的感觉
迷走神经（Ⅹ）	混合	延髓	延髓	咽喉肌运动和咽喉部感觉；心脏活动；支气管平滑肌；横结肠以上的消化道平滑肌的运动和消化腺体分泌
副神经（Ⅺ）	运动	延髓	延髓	胸锁乳突肌使头转向对侧，斜方肌提肩
舌下神经（Ⅻ）	运动	延髓	延髓	舌肌的运动

与脊髓相连的神经叫脊神经，共有 31 对，分为颈神经 8 对、胸神经 12 对、腰神经 5 对、骶神经 5 对、尾神经 1 对。脊神经可以调节躯干和四肢的感觉和运动。上部的脊神经分布在颈部、上肢和躯干上部；下部的脊神经分布在下肢和躯干下部；它们在躯干、四肢的皮肤和肌肉里的分布是很有规律的。

内脏神经纤维根据传递神经冲动的方向不同分为传入神经和传出神经，内脏传入神经向中枢传递神经冲动，产生感觉，又称为内脏感觉神经；而传出神经由中枢向周围传递神经冲动，产生运动，又称为运动神经。因内脏运动神经不受人意志支配，故称自主神经，也称植物神经，内脏运动神经又可根据功能特点分为交感神经和副交感神经。自主神经系统的功能在于调节心肌、平滑肌和腺体（消化腺、汗腺、部分内分泌腺）的活动。除少数器官外，一般组织器官都接受交感和副交感的双重支配。在具有双重支配的器官中，交感和副交感神经的作用往往具有颉颃的性质（表 1-11）。

表 1-11　交感神经、副交感神经对器官的作用

器官	交感神经	副交感神经
循环器官	心跳加快加强	心跳减慢，心房收缩减弱
呼吸器官	支气管平滑肌舒张	支气管平滑肌收缩，促进黏膜腺分泌

器官	交感神经	副交感神经
消化器官	分泌黏稠唾液,抑制胃肠运动,促进括约肌收缩,抑制胆囊活动	分泌稀薄唾液,促进胃液、胰液分泌,促进胃肠运动和使括约肌舒张,促进胆囊收缩
泌尿生殖器官	促进肾小管的吸收功能,使逼尿肌舒张和括约肌收缩,使有孕子宫收缩,无孕子宫舒张	使逼尿肌收缩和括约肌舒张
眼	使虹膜辐射肌收缩,瞳孔扩大使睫状体辐射状肌收缩,睫状体增大。使上眼睑平滑肌收缩	使虹膜环形肌收缩,瞳孔缩小。使眼下状体环形肌收缩,睫状体环缩小。促进泪腺分泌
皮肤	竖毛肌收缩,汗腺分泌	—
代谢	促进糖原分解,促进肾上腺髓质分泌	促进胰岛素分泌

3. 神经系统的活动方式

（1）反射与反射弧

神经系统的功能活动十分复杂,但其基本活动方式是反射。反射是神经系统对内、外环境的刺激所作出的反应。

反射是在反射弧的基础上完成活动的（图1-52）。反射弧包括五个部分:感受器→传入神经→神经中枢→传出神经→效应器。反射弧中五个部分缺一不可,任何一个环节发生障碍,反射活动将减弱或消失。脊髓能完成一些基本的反射活动,如膝跳反射、排尿排便反射等。

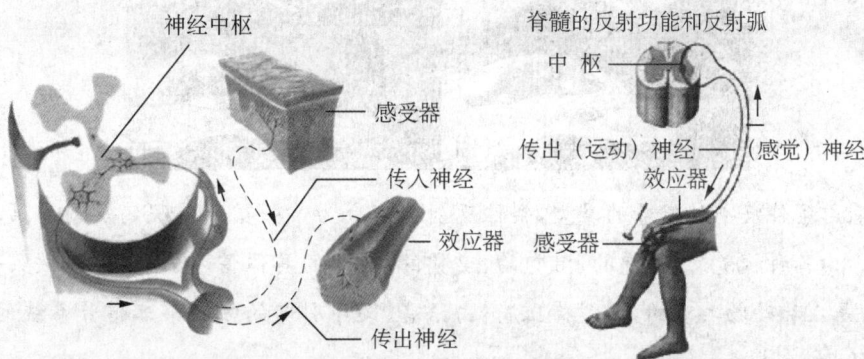

图1-52　反射与反射弧

（2）条件反射

反射包括非条件反射和条件反射。非条件反射是指人生来就有的先天性反射,是一种比较低级的神经活动,由大脑皮层以下的神经中枢（如脑干、脊髓）参与即可完成,膝跳反射、眨眼反射、缩手反射、婴儿的吮吸、排尿反射等都是非条件反射。神经系统高级神经活动的方式是条件反射,它是建立在非条件反射基础上的、经学习才会的反射,是后天学习、积累"经验"的反射活动。条件反射的建立提高了人适应环境的能力。如小儿的吮吸反射,接触奶头就吮吸是先天的反射,以后喂奶时的姿势、奶瓶、奶头的形象等都可能引起孩子的吮吸反射;又如我们常说的望梅止渴、触景生情、谈虎色变等都是条件反射。

条件反射的形成

最常见的条件反射是食物唾液分泌条件反射。给狗进食会引起唾液分泌,这是非条件反射;食物是非条件刺激。给狗听铃声不会引起唾液分泌,铃声与唾液分泌无关,称为无关刺激。但是,如在每次给狗进食之前,先给听铃声,这样经多次结合后,当铃声一出现,狗就有唾液分泌。这时,铃声已成为进食(非条件刺激)的信号,称为信号刺激或条件刺激。由条件刺激(铃声)的单独出现所引起的唾液分泌,称为食物唾液分泌条件反射。可见,条件反射是后天经学习获得的,需要大脑皮层的参与完成。形成条件反射的基本条件是非条件刺激与无关刺激在时间上的结合,这个过程称为强化。任何无关刺激与非条件刺激多次结合后,当无关刺激转化为条件刺激时,条件反射也就形成。条件反射建立之后,如果反复应用条件刺激而不给予非条件刺激强化,条件反射就会逐渐减弱,最后完全不出现。这称为条件反射的消退。例如,铃声与食物多次结合应用,使狗建立了条件反射;然后,反复单独应用铃声而不给予食物(不强化),则铃声引起的唾液分泌量会逐渐减少,最后完全不能引起分泌。说明条件反射建立的联系是暂时的。

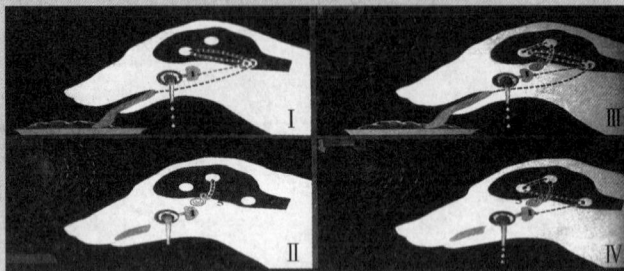

根据引起条件反射的信号的类型,条件反射又可分为第一信号系统的反射和第二信号系统的反射。由各种视觉的、听觉的、触觉的、嗅觉的、味觉的具体信号引起的,叫做第一信号系统的反射,是人和动物共有的,如望梅止渴;由语言、文字引起的叫做第二信号系统的反射,是人类特有的,如谈虎色变。

4. 大脑皮质活动的规律

(1)始动调节

人们在从事学习、研究等脑力活动时,通常在开始时工作效率较低,经过一个适应过程中逐渐提高,称之为始动调节,这种始动调节是因为神经细胞也和机体的其他组织一样具有"惰性",需要通过一定时间来克服大脑本身的这一弱点,并加以调整,而且神经系统对其他器官、系统的调节也需要一定的时间。根据大脑皮层始动调节这一特点,在教学安排中,应采取循序渐进的原则,由浅入深,由易到难,逐渐增加学习难度和学习强度。

(2)保护性抑制

当大脑皮层细胞工作超负荷时,其功能活动降低,处于抑制状态,以防止进一步的损耗,称为"超限抑制",这是大脑皮层的自我保护抑制。如不注意这种保护性抑制的出现,继续超时学习、工作,即会事与愿违,加重了大脑皮层细胞的损伤,大脑过度疲劳,会头昏脑涨,反应迟钝,注意力不集中,学习效率低下,严重者会出现失眠、神经衰弱等疾病,因此,当学习疲倦时,就应该采取积极有效的休息措施,以恢复大脑功能。

（3）动力定型

若一系列的刺激总是按照一定的时间、顺序先后出现,重复多次后,就在大脑皮质上建立了神经联系,每到一定时间大脑就自然地重复这一系列活动并提前做好准备,这种大脑皮质活动的特性就叫动力定型。所谓"熟能生巧"、"习惯成自然"就是形成了动力定型的结果。动力定型形成后可以大大节省我们脑力和体力的消耗,减轻负担而提高效率。人们在生活中养成的习惯、技能以及生活方式等等,在生理机制上都是动力定型的建立。

（4）优势法则

大脑皮层相应区域应激后会产生一个兴奋灶,导致其他周围皮层产生抑制效应,从而形成优势兴奋灶,同时会将大脑皮层其他兴奋点的兴奋性吸引过来以加强本身的兴奋性,这为适应新的环境、专心致志地搞好学习和工作提供了良好的生理条件。优势兴奋灶形成后,机体反应处于最佳时机,可集中注意力,充分发挥主观能动性,以取得较好的学习效果。大脑皮层某一区域处于兴奋状态,就形成"优势兴奋中心",此时最易建立条件反射,思维活跃,精力集中,理解力和创造力增强,是最佳用脑时间。做到"有趣"、"欢乐"就能形成优势兴奋。

另外,左、右脑还有各自侧重的分工,有优势半球,如左脑主要负责时间、记忆、言语、数学、分类、逻辑、分析、阅读、书写等,右脑负责空间、直觉、情感、态度、协调、艺术、节奏、音乐、图形、想象等。

（5）镶嵌式活动

大脑皮层的不同部位执行着不同的任务,当从事某一活动时,只有相应部分处于工作状态,其他部分处于抑制状态,大脑皮层即形成了兴奋区与抑制区——工作与休息互相镶嵌的复杂方式。根据这一生理特点,我们应利用兴奋区与抑制区的交叉,利用脑力与体力活动的交替,将不同的教学科目、不同性质的课程予以交叉更换安排,来减少大脑的疲劳,提高工作学习效率。通过镶嵌式活动方式,大脑皮层的神经细胞能有劳有逸,以逸待劳,维持高效率。比如语言学习,往往是听、说、读、写多种方式进行,这样将不同性质的内容动静结合,相互交替,穿插进行,就可避免脑的疲劳,提高工作和学习效率。儿童的大脑皮质发育不完善,同一方式的学习时间过长就会使大脑疲劳,降低大脑工作的效率。

（二）学前儿童神经系统的特点与卫生

1. 脑量及神经细胞增长特点

从脑重、神经细胞的生长以及神经纤维的髓鞘化等方面可以看出婴幼儿时期脑的发育非常迅速。

（1）脑量增加快。脑的迅速生长可由脑重量的变化得到反映。自妊娠中期开始到出生后的18个月脑重量增加迅速,此后增重速度减慢。新生儿脑重约350克,1岁时脑重约950克,6岁时已达1 200克。从出生到7岁,脑的重量增加了近4倍,7岁左右已基本接近成人（成人脑重约1 400—1 500克）。

（2）神经细胞生长快。妊娠3个月,胎儿的神经系统已基本成形。出生前半年到出生后一年是脑细胞数目增长的重要阶段。1岁以后虽然脑细胞的数目基本不再增加了,但细胞的突起却由短变长、由少变多。神经细胞就像小树苗,逐渐长成一棵棵枝繁叶茂的大树。细胞的突起就像树干长出的枝杈,一棵棵树的枝杈互相交织,形成复杂的网络,建立起复杂的联系（图1-53）,为人的心理发展奠定了生理基础。

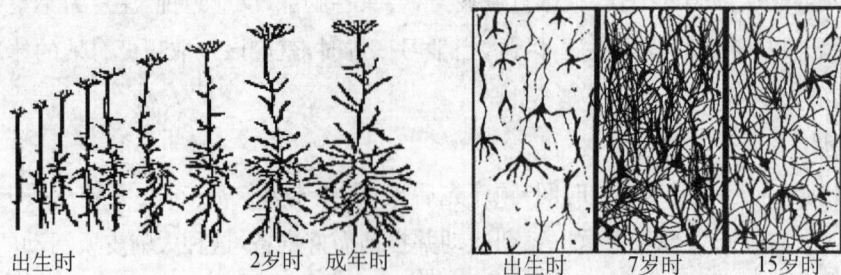

图 1-53　神经细胞及神经网络的建立

（3）神经髓鞘化。4 岁之前髓鞘发育尚未最后完成，因此 4 岁以下的婴幼儿对外来刺激反应较慢，而且不准确。例如，人刚出生时，许多神经突起的外面还没有髓鞘，所以新生儿的动作很不准确，碰碰他的手，会引起他全身哆嗦。随着年龄的增长，髓鞘逐渐形成，反映在孩子的动作上是越来越准确和迅速。

2. 中枢神经系统特点

中枢神经系统发育不平衡，先皮下，后皮质。

（1）脊髓和脑干发育早。出生时脊髓和延髓已发育成熟，保证了新生儿基本的生理和生命活动的需要。

（2）小脑发育相对较晚。小脑从 1 岁左右迅速发育，3—6 岁逐渐发育成熟，和脊髓延髓相比，发育较晚。所以，1 岁左右学走路时步履蹒跚，3 岁时已能稳稳地走和跑，但摆臂与迈步还不协调；到 5—6 岁就能准确协调地进行各种动作，走跑跳、上下台阶等，并能很好地维持身体的平衡。

（3）大脑皮质的发育随年龄而逐步成熟。在胎儿 7 个月时皮层的沟回已经出现（图 1-54）。出生时，大脑皮质的六层结构、细胞数目、排列形式已接近成人，但皮层的沟和回较成人浅，神经细胞体积小，细胞之间的神经纤维联系少。3 岁左右，大脑皮层细胞体积不断增大，神经纤维间的联系也逐渐增多。4—5 岁，神经纤维日益增长，髓鞘化构成迅速进行，使神经传导更加迅速准确，语言发展迅速，能开始表达自己的思想。

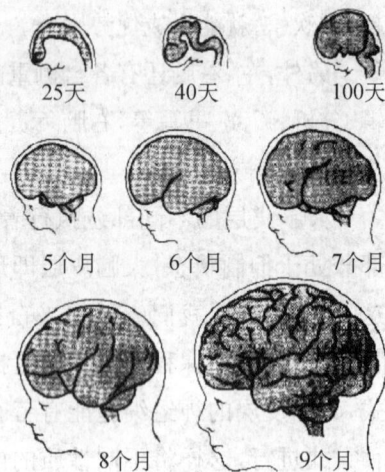

图 1-54　胎儿 7 个月时大脑皮质沟回出现

3. 周围神经系统特点

植物性神经发育不完善，副交感神经的抑制作用弱。交感神经兴奋性强而副交感神经兴奋性较弱。所以，婴幼儿心率及呼吸频率较快，但节律不稳定；胃肠消化能力极易受情绪影响等等。

4. 神经活动特点

（1）兴奋和抑制过程发展不平衡：兴奋占优势，兴奋过程强于抑制过程。婴幼儿大脑皮质发育不完善，兴奋过程强于抑制过程，即兴奋占优势，抑制过程形成较慢。表现为容易激动，控制自己的能力较差，让他干什么，他乐于接受；不让他干什么就难了。兴奋过程容易扩散，大脑皮层往往形成较大的兴奋区，注意力很难持久，经常出现不协调的粗大动作及全身反应。所以，教孩子干一件事或学习时，要想办法引起他的兴趣，以便形成优势兴奋，使注意力集中。随着年龄的增长，大脑皮层的功能日益完善，兴奋过程和抑制过程都不断加强。

（2）条件反射建立少，且第一信号系统发育早于第二信号系统。条件反射是动物和人的一种重要学习方式，它反映了个体的记忆力和知觉能力。在新生儿和婴儿期，许多能力的获得都是通过这种条件反射学习而发生的。例如，当孩子哭时，如果在抱起孩子的同时妈妈用拨浪鼓发出响声，以后孩子哭的时候,只要孩子一听到拨浪鼓的响声,就会停止哭泣。晚上当妈妈哄孩子睡觉时如果伴随着关灯,久而久之,关灯本身就会引起孩子的睡意。所以,孩子的一些习惯是通过反复的练习、刺激才形成定势的。但是,一些条件反射在新生儿期很难产生,如6个月前新生儿对危险事物的恐惧反射就很难产生。学前儿童对危险情境认识不足,缺乏必要的运动技能来回避危险事物,这是婴幼儿易发生意外事故的原因之一。

第一信号系统是具体事物刺激引起的条件反射,婴幼儿的学习必须通过亲自操作,通过具体事物获得直观形象来理解事物。所以,婴幼儿的教育教学活动应以具体形象方式为主。

5. 神经系统的卫生要求

(1) 保证充足的睡眠,使脑得到充分的休息。睡眠是脑保护性抑制的需要,它的好处很多。首先,可以使脑功能得到最大限度的恢复。人在睡眠时,大脑皮层处于抑制状态,体内被消耗的能量物质重新合成,使经过兴奋之后变得疲劳的神经中枢重新获得工作能力。其次,睡眠有助于骨骼的生长,脑垂体分泌的生长激素增多。科学研究表明,在一天中,生长激素主要在夜间分泌,白天分泌得很少,生长激素在入睡初期的深度睡眠时分泌最多,这个时候血液中的生长激素的浓度达到最高值。如果减短了睡眠的时间,生长激素的分泌就会减少,身高的增长也就必然受到影响,能睡的孩子长得高就是这个道理。第三,脑组织需要的磷脂类物质合成也是在睡眠中加速,有助于脑的发育和脑功能的加强。因此,必须确保孩子每天有充足的睡眠和充分的休息。

保证充足的睡眠,一方面要保证孩子充足的睡眠时间。在人的一生中的不同阶段,对睡眠的需求时间也不同。6个月以前的婴儿需要睡眠时间约为16—18小时,7—12个月的婴儿约为14—16小时,1—3岁的约为12—13小时,3—6岁的约为12小时(包括午睡2—2.5小时),小学生约为10小时,成年人约需8小时。总之,随着年龄的增长,对于睡眠的需求时间在减少。另一方面要保证优质的睡眠质量。一是睡前避免孩子过度的精神紧张,防止过度兴奋而加重神经系统负担,防止因精神紧张发生夜惊、噩梦等影响睡眠质量;二是晚餐不要太油腻,也不要吃得过饱,以免睡眠不安,所谓"少吃一口,舒坦一宿"就是这个道理。

(2) 保证充足的营养,使脑组织获得足够的养分。足够的营养是维持大脑正常活动的基础。脑就像一台精密仪器,时时刻刻地调节、指挥人的各种活动,需要充足的能量和营养物质。所以,日常膳食中要保证脑细胞生长和工作需要的脂类、蛋白质、糖类、维生素和矿物质等营养物质,做到平衡膳食。各种坚果及果实类、各种鱼类、肉蛋奶、蔬菜水果等都是有利于脑发育的食物。

(3) 经常进行有氧锻炼和户外活动,使脑组织获得新鲜的氧气,增强神经系统的调节功能。研究发现,体育锻炼可刺激脑细胞生长,多运动能增强记忆力。让孩子经常进行强度低、有节奏、持续时间较长的锻炼和户外活动,能改善神经系统的调节功能,提高神经系统对人体活动时错综复杂变化的判断能力,并及时做出协调、准确、迅速的反应,使人体适应内外环境的变化、保持肌体生命活动的正常进行。幼儿园应该安排多样化的体育活动、体育游戏和不少于每天2小时的户外活动,不要流于形式。

(4) 充分利用大脑皮质活动的规律安排孩子的一日生活和学习。根据保护性抑制、镶嵌式活动原则,家庭和幼儿园在安排孩子活动、休息、就餐和睡眠以及各环节要求时,做到动静交替,劳逸结合,定点定时固定要求,这样长期坚持下去,就会在孩子的大脑皮层上形成一系列的条件联系,形成定势,可以减轻神经系统的负担。孩子良好的学习、生活、卫生习惯一旦养成,不要轻易地改变他们已经形成的习惯或次序,以免破坏已经建立的动力定型。

学前儿童的优势兴奋灶不能持久,比较容易消失,而且年龄越小表现得越明显。根据优势兴奋法则,教学中应利用新奇、有趣、直观、动态等手段引起孩子兴趣,但不要让孩子始终处于兴奋状态,同时,耐心地回答儿童感兴趣的问题。另外,根据始动调节,在教学活动的内容安排上要由易到难,由简单到复杂,由一个环节到另一个环节。所以,幼儿园的集中教育活动一般安排在上午的 9:30—10:30 之间,时间以 15—30 分钟为宜。

六、泌尿系统

(一)概述

人体在新陈代谢过程中不断产生不能再利用甚是有毒的废物,还有摄入的多余的水、盐等,这些物质必须不断排出体外。汗腺通过汗液排出部分水、无机盐和尿素,呼吸器官排出了少量的水和二氧化碳,肠道通过粪便排出了食物残渣和部分无机盐,而大部分代谢的最终产物是由泌尿系统以尿的形式排出。所以,泌尿系统属于排泄系统的一部分,负责尿液的产生、运送、储存与排泄。人的泌尿系统包括左右两个肾脏、左右两条输尿管、膀胱和尿道(图 1 - 55)。

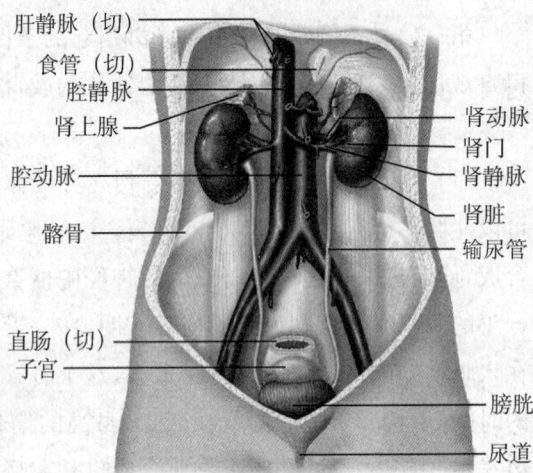

图 1 - 55 泌尿系统的组成

1. 作用

泌尿系统的主要功能是排泄。排泄是指机体代谢过程中所产生的各种不能为机体所利用或者有害的物质向体外输送的生理过程。被排出的物质一部分是营养物质的代谢产物,如尿素、尿酸;另一部分是衰老的细胞破坏时所形成的产物以及一些随食物摄入的多余物质,如多余的水和无机盐类。

2. 泌尿器官特点及功能

(1)肾脏

肾脏是生成尿液的器官。肾是红褐色实质性器官,形似蚕豆(图 1 - 56),位于腹腔后壁腰部脊柱的两侧,左右各一,右肾较左肾位置稍低。每个肾脏由 120 万个肾单位组成,一共有 240 万个肾单位(图 1 - 57)。肾单位由肾小体和肾小管组成,肾小体又包括肾小球(毛细血管球)、肾小囊,其中肾小球只能过滤血细胞和大分子的蛋白质,血浆中的一部分水、无机盐、葡萄糖和尿素等物质就到了肾小囊中,这种在肾小囊中的液体称为原尿。原尿经过肾小管、集合管的重吸收,到达肾盂,肾盂收缩进入输尿管,再经过输尿管的蠕动进入膀胱(图 1 - 58)。人体每天形成的原尿大约有 150 升。而每天排出的尿液一般为 1.5 升。

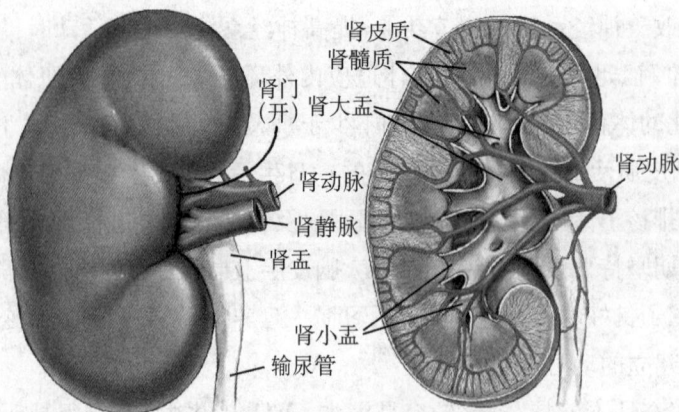

图 1 - 56 肾的结构

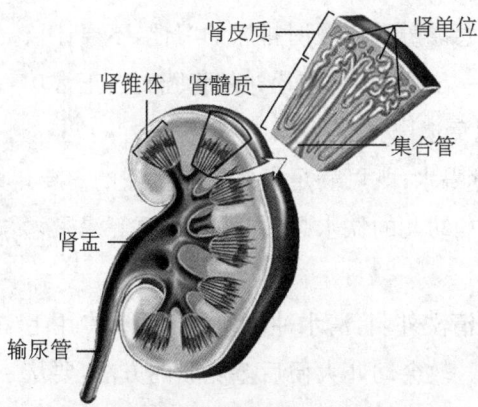

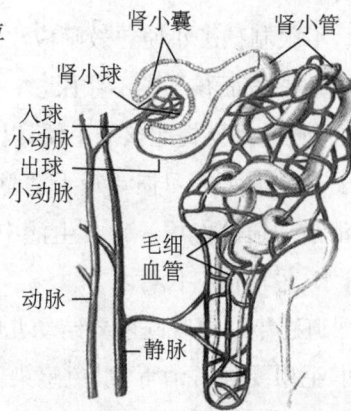

图 1-57　肾单位　　　　　　　　　　　　　　　　图 1-58　尿的生成

（2）膀胱

膀胱是暂时储尿的地方,位于盆腔内,是由平滑肌组成的一个囊形结构,其后端开口与尿道相通。膀胱与尿道的交界处有括约肌,可以控制尿液的排出。当贮积到一定量之后,就会产生尿意,在神经系统的支配下,由尿道排出体外。膀胱的形状、大小、位置及壁的厚薄均随充盈程度、年龄、性别不同而异。成人膀胱的容量一般为 300—500 毫升。

（3）输尿管

输尿管是输送尿液的管道。输尿管上接肾盂,下连膀胱,是一对细长的管道,呈扁圆柱状。男性管长为 27—30 厘米,女性管长为 25—28 厘米,位于腹膜后,沿腰大肌内侧的前方下降进入骨盆。

（4）尿道

尿道是排出尿液的管道,是从膀胱通向体外的管道。男性尿道细长,长约 18 厘米;女性尿道粗而短,长约 5 厘米。

（二）学前儿童泌尿系统特点与卫生

1. 肾脏的特点

年龄越小,肾脏相对越大,未成熟的肾单位越多,肾小球的过滤作用差,肾小管越短,再吸收和分泌功能也越差,肾功能不如成人。一旦患肾脏病后或在其他紧急情况下,肾脏损害较严重,肾功能较易产生不适应现象,出现明显的肾功能衰竭。6 个月以内小儿肾脏对水、钠的调节功能远比成人差,常可因某些因素引起脱水、酸中毒及水肿。

2. 输尿管的特点

输尿管相对比成人宽,管壁肌肉和弹力组织发育不全,紧张度较低,弯曲度大,因此易出现尿流不畅和尿路感染。

3. 膀胱的特点

膀胱肌肉层薄,弹性组织发育不完善,所以,储尿机能差。再加上膀胱容积小,储尿少,而新陈代谢旺盛,每日总尿量较多,所以排尿次数多,但是主动控制排尿的能力差,憋不住尿。3 岁后,随着神经系统功能的日益完善,主动控制排尿的能力逐渐增强。

4. 尿道的特点

学前儿童的尿道无论男女都比较短,新生男婴尿道约为 5—6 厘米,女婴尿道约为 1 厘米,并且生长速度缓慢,尿道的黏膜柔嫩,弹性组织发育也不完善,易发生上行性泌尿道感染,还可引起膀胱炎、肾盂肾炎等。

5. 学前儿童泌尿系统的卫生要求

（1）培养孩子及时排尿的习惯，不限制孩子小便。教师应注意培养孩子及时排尿的习惯，不要让孩子长时间憋尿，也不要限制孩子小便。一方面孩子憋不住尿，另一方面憋尿会使小儿的膀胱失去正常功能而发生排尿困难。所以，活动前、睡觉前都要提醒孩子小便，以免遗尿。

（2）每日喝适量的水，培养孩子自觉喝水的习惯。每天适量喝水，既可满足机体新陈代谢的需要，及时排泄废物，又可通过排尿起到清洁尿道的作用。日常生活中，幼儿的饮水是随时的，不要等渴了才想起喝水。水源的选择最好是白开水，忌用饮料代替水。

（3）保持会阴部卫生、预防泌尿道感染。每晚睡前要给幼儿清洗外阴，清水冲洗即可。要有专用毛巾、洗屁股盆，不要用洗脚水洗外阴，毛巾要经常消毒，以免感染。教会幼儿大便后擦屁股的方法，要从前往后擦，以免粪便中的细菌污染尿道。

七、内分泌系统

（一）概述

人体内的腺体，一般分两种，一种是有管腺，如唾液腺、肝脏、汗腺等有导管将分泌物流向体外或其他器官，也叫外分泌腺；另一种是无管腺，其分泌物直接释放入血液，然后通过血液运输到所作用的器官或组织，调节其生理机能，也叫内分泌腺。内分泌系统是由内分泌腺组成的。人体重要的内分泌腺包括脑垂体、松果体、甲状腺、甲状旁腺、胸腺、胰岛、肾上腺和性腺等。与学前儿童生长发育密切相关的腺体有脑垂体、甲状腺、胸腺等（图1-59）。

由内分泌腺分泌的活性物质，称为激素。激素以渗透的方式进入腺体周围的血管和淋巴管内，经血液循环到达身体的各个部位。各种激素在血液中的浓度极微，但对人体新陈代谢与各种生理功能却有着非常重要的调节作用，影响着人的生长发育、生殖等生理过程。对婴幼儿影响较大的内分泌腺主要有甲状腺和脑垂体。

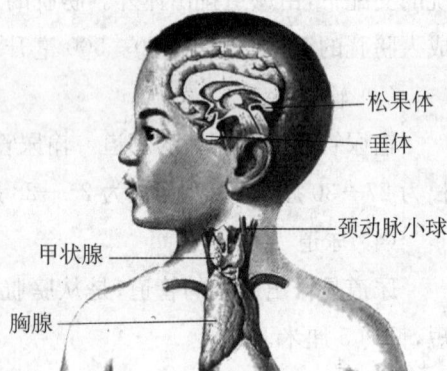

图1-59　影响学前儿童生长发育的内分泌腺

（二）学前儿童内分泌系统的特点与卫生

1. 甲状腺与学前儿童的生长发育的影响

（1）甲状腺

甲状腺是人体最大的内分泌腺，重约20—30克，位于甲状软骨两侧，分左右两叶，呈H形。小儿出生时，甲状腺已形成，以后逐渐成长，至青春期发育最快，机能也达到最高峰。

甲状腺能分泌甲状腺激素。甲状腺激素的生理作用主要是调节机体的物质代谢、生长发育和多种系统、器官的生理功能，尤其是对中枢神经系统的发育和功能的影响甚为重要，它能促进脑细胞的生成和成熟，特别是胚胎发育期和出生后早期，甲状腺激素缺乏对脑组织的损害尤为严重。

（2）甲状腺的功能障碍

缺碘对甲状腺功能的影响　碘是甲状腺合成甲状腺激素的必要原料。正常人每天从食物中摄取150—500微克的碘，其中1/3为甲状腺摄取用于合成甲状腺激素。缺碘病人甲状腺激素的合成减少，通过反馈作用可使垂体前叶分泌较多的促甲状腺激素，从而使甲状腺代偿性增生、肿大，以增加甲状激素的合成,这叫地方性甲状腺肿(也叫大脖子病)(图1-60)。地方性甲状腺肿易发生在土壤、水和食物中含碘量低的山区,患者脖子肿大,呼吸困难。

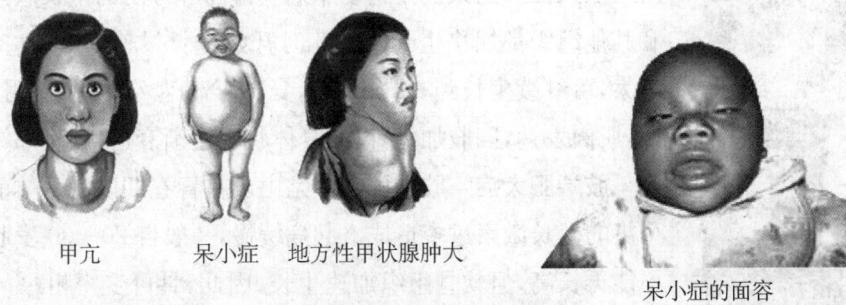

甲亢　　呆小症　　地方性甲状腺肿大

呆小症的面容

图1-60　甲状腺异常疾病

甲状腺机能亢进　　即甲亢,是由于甲状腺机能过剩引起的,临床表现为多食、易激动、失眠、烦躁、多语、心动过速、体重减轻、突眼等。这种病人的甲状腺激素分泌量可比正常人多10倍。由于眼球突出,所以有时也叫突眼性甲状腺肿(图1-60)。

甲状腺机能不足　　甲状腺功能不足发生在成年,患者皮肤变厚,有黏液蛋白样物质积存于皮下组织,因而肿胀,故称黏液性水肿。患者记忆力减退、反应迟钝、嗜睡、性机能下降。

如果母体缺碘,可使胎儿甲状腺发育不全,易患呆小症以及不同程度的智力低下。呆小症是由于甲状腺先天性发育不全或缺乏合成某些甲状腺激素所必须的酶所致,又叫克汀病(图1-60)。其症状是:身体异常矮小、智力低下、性器官发育受阻、耳聋。疾病发生得愈早,对智力影响愈大,先天无甲状腺者,可成为矮小的白痴。若对不超过1周岁的病儿,及时补充甲状腺激素,脑机能还可恢复正常。但超过1岁以后即使补充大量甲状腺激素,也不能使脑机能恢复正常。

2. 脑垂体与学前儿童生长发育的影响

(1) 脑垂体

脑垂体位于颅腔底部,倒悬于间脑的下面,故名脑垂体或脑下垂体。脑垂体解剖为卵圆形灰白色腺体,体积很小,重量不足1克。根据结构和功能的不同可分为腺垂体(垂体前叶)和神经垂体(垂体后叶)(图1-61)。脑垂体是人体最重要的内分泌器官,它的结构复杂,分泌的激素种类多,包括生长素、催乳素、促黑素细胞激素、促甲状腺激素、促肾上腺皮质激素、卵泡雌激素及黄体生成素,作用广泛,并能调节其他内分泌腺的活动。这里,我们主要了解生长激素对人体的影响。

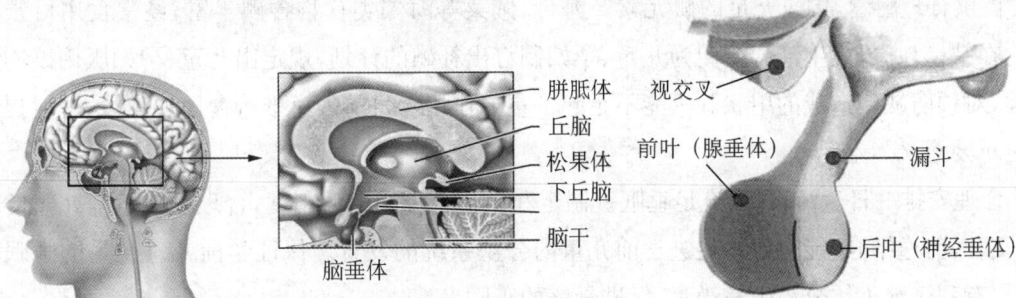

胼胝体
丘脑
松果体
下丘脑
脑干
脑垂体

视交叉
前叶(腺垂体)
漏斗
后叶(神经垂体)

图1-61　脑垂体

垂体性侏儒症　　垂体性侏儒症是指儿童期垂体前叶生长激素缺乏而导致的生长发育障碍。出生时身长、体重往往正常,1—3岁后和同龄儿童差别愈见显著,成年时身高常在130厘米以下。病人的特点是随着年龄增长其高度和体重越来越落后于同年龄组的孩子,肌肉不发达,面容稚气,皮肤早年起皱呈"小老人",身材比例匀称,智力发育正常,成年后无副性征,女性无乳房发育及月经,男性无胡须、喉结,

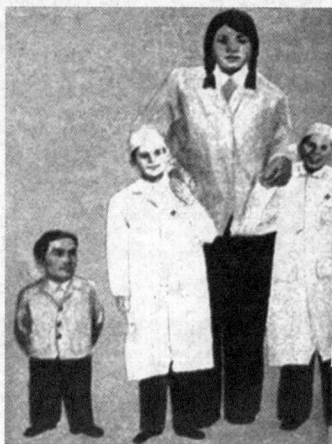

图 1-62 生长激素异常疾病

睾丸细小,甚至隐睾,阴茎和前列腺发育不良形如幼儿,无阴毛、腋毛(图1-62)。

巨人症 巨人症是指幼年期垂体前叶分泌的生长激素过盛,使骨骼和其他组织都加快生长:幼儿时开始生长过速,10岁左右已可有成人高大,可继续生长到30岁左右,身高可高达240厘米,明显比一般人高大,肌肉发达,四肢加粗,以后身体状况逐渐衰退(图1-62)。

肢端肥大症 肢端肥大症是由于在青春期以后垂体前叶机能亢进,分泌的生长激素过多造成。起病缓慢,一般自20—30岁起病,虽然身体不能再长高,但软骨组织加速生长,因此,骨可变得粗厚,特别是手和脚的短骨及头面部特别明显地增大、增厚,产生手大、脚大、指粗、鼻高等现象(图1-63)。这种人看起来皮肤粗糙,手和脚增大和肥厚,鞋号增加较快;手指麻木,声音变粗,舌头肥大,大蒜头鼻和口唇增厚,颧骨变高,下颌突出和延长,使牙齿咬合不良;头皮出现横向宽大的皱折而称为"回状头皮"。

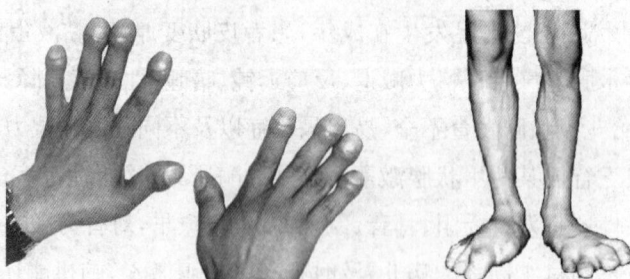

图 1-63 肢端肥大症

3. 胸腺的发育与学前儿童的免疫力

胸腺是一个心脏上面的小器官,紧贴气管和大血管的前面,分左右两叶。儿童出生后两年内胸腺生长很快,随着年龄增长而继续增长,青春期达到最大体积,以后就逐渐萎缩,30岁后被脂肪和结缔组织所代替。

胸腺与机体的免疫机能有密切关系,骨髓产生的淋巴干细胞只有在胸腺停留一段时间后,在胸腺素的作用下才具有免疫功能。所以,如果学前儿童胸腺发育不全,就会影响机体的免疫功能,反复出现呼吸道感染或腹泻等疾病。

4. 学前儿童泌尿系统的卫生要求

(1)提供合理膳食,供应充足的碘元素。海带、紫菜等海藻类食物含碘丰富,经常食用可预防该病的发生。在缺碘地区,卫生部门专门为儿童、孕妇制订出补碘的计划,规定出儿童、孕妇服用碘制剂的方法和时间,对预防缺碘造成的甲状腺机能不足起了重要作用。目前国家推行食用加碘盐,这对提高民族素质具有重要意义。

(2)合理安排一日生活,保证充足睡眠。制定和执行合理的生活制度,合理安排学前儿童的一日生活,动静交替,劳逸结合,能很好地促进学前儿童内分泌系统的发育。保证学前儿童充足的睡眠时间和睡眠质量,有利于脑垂体分泌生长激素,促进骨骼的正常发育。

八、感觉器官

(一)概述

感觉器官是人体与外界环境发生联系,感知周围事物的变化的一类器官。人体有多种感觉器官。

我们熟悉的主要是"五感",即鼻、舌、身(皮肤)、耳、眼等,产生嗅觉、味觉、触觉、听觉、视觉(图1-64),分别感知气体、食物、物体、声音、图像等。关于鼻中嗅细胞产生的嗅觉、舌上味蕾产生的味觉已在前面的内容中提及,这里不再赘述。

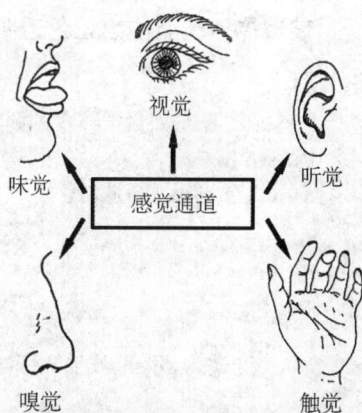

图1-64 人体主要的五个感觉通道

1. 视觉器官——眼睛

视觉器官是人和动物利用光的作用感知外界事物的感受器官。通过视觉,人和动物感知外界物体的大小、明暗、颜色、动静,获得对机体生存具有重要意义的各种信息,约有80%以上的外界信息经视觉获得。所以,视觉是人和动物最重要的感觉器官。

视觉器官的主要组成部分是眼球,此外,还有眼睑、结膜、泪器(泪腺、鼻泪管等)、眼外肌等附属器官。眼球由眼球壁及其内容物构成(图1-65)。

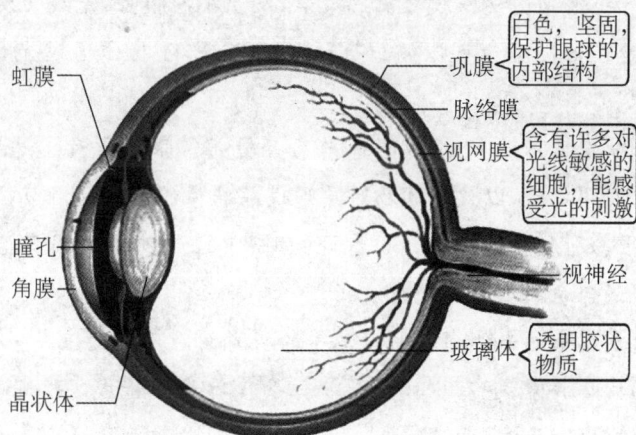

图1-65 眼球壁及其内容物

(1) 眼球壁的结构及功能

眼球壁由外向内依次是纤维膜(外膜)、血管膜(中膜)、视网膜(内膜)。

外膜 纤维膜厚而坚韧,前1/6为角膜,后5/6为巩膜。角膜无色透明,有折光作用。巩膜,俗称白眼球,呈乳白色,不透明,坚韧,支持眼球呈球形。

中膜 血管膜富含血管和色素,由前向后分为虹膜、睫状体、脉络膜。虹膜,俗称黑眼球,圆盘状,中央为瞳孔,周围有瞳孔开大肌和瞳孔括约肌。睫状体位于虹膜后方,为血管膜增厚部分,与晶状体之间有睫状小带相连,内含睫状肌,收缩时睫状小带放松,舒张时睫状小带拉紧。脉络膜位于睫状体后方,巩膜内面,为眼球输送营养。

内膜 视网膜位于血管膜内层,是眼的感光系统,主要指衬附于脉络膜内面的视部,上有视锥细胞和视杆细胞,分别感受强光、色光和弱光。其主要结构有视神经盘、黄斑和中央凹等。

(2) 眼内容物及功能

眼内容物从前往后主要有房水、晶状体和玻璃体,是眼的屈光装置,和角膜一起构成眼的折光系统。

房水 房水由睫状体产生,其作用是折光、供应角膜与晶状体营养和维持眼内压。流通途径是房水→后房→瞳孔→前房→虹膜角膜角→巩膜静脉窦→眼静脉。

晶状体 晶状体的形态是双面凸,类似凸透镜。周围有悬韧带和睫状肌相连,睫状肌收缩、舒张,晶状体的曲度变大、变小,这样使物象清晰地落在视网膜上,使人能看清近物、远物。若长时间用眼不当,睫状肌处于疲劳状态,晶状体凸度增大,眼球前后轴变长,形成近视。

玻璃体 玻璃体为无色透明胶状物,其作用是支持眼球呈球形并折光,是重要的屈光装置。

视觉的形成与屈光不正

视觉形成:光线自外界进入眼球,在到达视网膜之前,必须通过一系列折光不同的透明介质,即通过角膜、房水、晶状体和玻璃体组成的复杂光学系统,与光线通过凸透镜的折射、聚焦和成像原理相同。光线通过眼内折光系统的折射,在视网膜上聚焦成像。

若光线经过折光物质不能准确地在视网膜上聚焦成像,大脑皮层不能收到清晰的信号,难以形成清晰的图像,就称为屈光不正,包括近视、远视和散光。

近视患者,平行光线在到达视网膜之前已聚焦,及至视网膜时,光线又发散,不能形成清晰的物象,视远物不清楚。近视患者可以佩戴合适的凹透镜,使物体通过光的折射聚焦于视网膜上。

远视患者多因眼球发育不正常,造成眼球前后径较正常眼短所致。这种眼的折光缺陷是平行光线聚焦点于视网膜之后,以致看远物时要通过晶状体的凸度的调节,才能使远处物体成像于视网膜上,因此很易引起眼的疲劳。而看近物时,常已超过眼的调节能力,故不能明视近物。远视患者可以佩戴合适的凸透镜进行矫正。

散光是从一个光点发来的光线通过曲度不等的折光面后不能聚焦成一个焦点,成为散视。散视大多是角膜表面曲度异常,也有少数是晶状体曲度异常所造成。矫正的办法是经过眼科检查,佩戴柱状面透镜以抵消异常曲度。

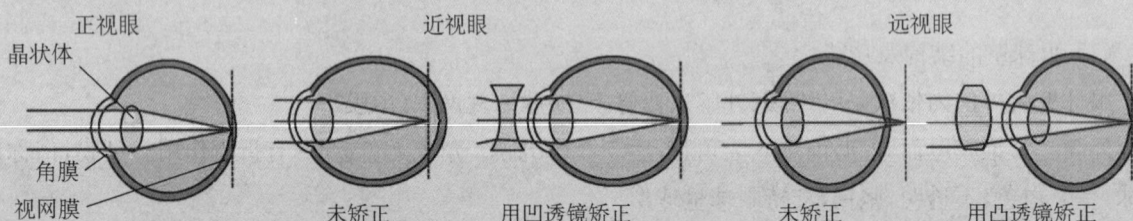

2. **听觉器官——耳**

耳内有两种不同的感觉器官,即听觉器官和位觉器官,所以,又叫位听器官。耳分为外耳、中耳和内耳三部分(图1-66)。外耳和中耳是声波的传导器官,内耳是位、听觉器官的主要部分。

外耳 包括耳廓、外耳道及鼓膜三部分。耳廓由软骨作支架,外面覆盖皮肤。耳廓下部无软骨,称耳垂。耳廓有丰富的血管和神经分布,主要用来收集声波。外耳道是一弯曲的管道,内衬皮肤较厚,有耳毛、皮脂腺及变态的汗腺(耵聍腺),分泌蜡状物称耵聍,对外耳道有

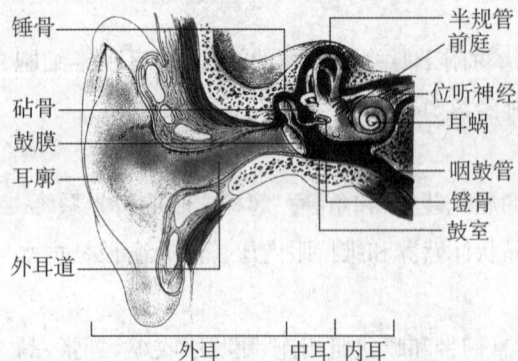

图1-66 耳的结构

保护作用。鼓膜位于外耳与中耳之间，为卵圆形的半透明薄膜，可随声波振动，把声波传入鼓室。

中耳　包括鼓室及耳咽管。鼓室是一个含气的小空腔，藏在颞骨内，位于鼓膜与内耳之间。前方借耳咽管（咽鼓管）与咽相通，上方以很薄的骨板与颅腔相隔，在声波传导中主要起共鸣作用。鼓室内有三块听小骨，由外向内依次为锤骨、砧骨、镫骨，彼此成关节，连接于鼓膜与前庭窗之间。锤骨柄连接鼓膜内面，镫骨底与前庭窗相连。三块听小骨形成听骨链，起传导声波的作用。耳咽管是连接鼻咽和鼓室的通道，又叫咽鼓管。耳咽管的咽口平时封闭，在吞咽活动时，由于肌肉的作用，咽口张开，空气由此进入鼓室，所以耳咽管有调节鼓室内压力，从而维持正常听力的作用。

内耳　包括耳蜗、前庭和半规管。位于颞骨内，由骨迷路和膜迷路构成，膜迷路位于骨迷路内。从前向后分为三部分，即耳蜗、前庭和半规管；耳蜗是听感受器，围绕蜗轴盘旋两圈半，形似蜗牛壳。膜内基底膜上排列有毛细胞，是声音感受细胞，每个毛细胞均与神经相连。前庭是骨迷路的中部，内有位觉感受器，可感受直线变速运动的刺激。当头部位置改变时，或作直线变速（加速或减速）运动时，由于惯性及重力作用，耳石牵引并刺激毛细胞，使之兴奋。神经冲动传入延髓及小脑，引起姿势反射，以保持身体平衡，同时也传入大脑皮质，产生位置感觉及变速感觉。半规管共三条，也有位置感受器。当头部作旋转变速运动时，内淋巴刺激毛细胞，冲动经前庭神经传入中枢，引起骨骼肌张力改变，以调节姿势，保持身体平衡，同时上传到大脑皮质，引起旋转感觉。前庭及半规管过敏的人，在直线变速及旋转变速运动时，传入冲动引起前庭核和小脑有关部位过强的反应，造成姿势调节障碍和植物性机能紊乱，如头晕、恶心、呕吐、出汗、流涎等反应，这就是通常所说的晕车、晕船。

补充资料 1-8

听觉的形成与常见的耳聋

a. 听觉的形成

外界的声波经外耳道传到鼓膜，引起鼓膜振动，鼓膜振动并带动听小骨，听小骨振动引起耳蜗内淋巴液的振动，刺激耳蜗内的听觉感受器发生兴奋，听神经将振动转化为神经信号传送到大脑皮层的听觉中枢，从而形成听觉。

b. 常见的耳聋

常见的耳聋主要有传导性耳聋和神经性耳聋。中耳的鼓膜、听小骨受损伤或发生障碍，能引起听力下降，产生传导性耳聋。耳蜗或听神经及有关中枢损伤，也能引起听力下降或丧失，产生神经性耳聋。

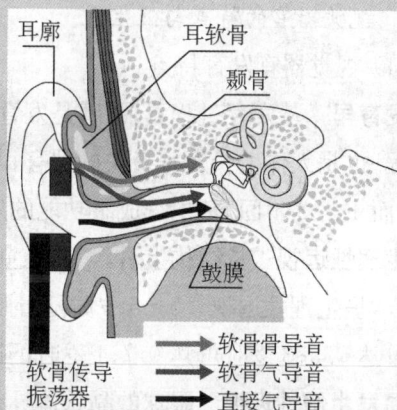

3. 皮肤

皮肤覆盖在人体表面，柔韧而富有弹性，借皮下组织与深部的组织相连。皮肤具有保护、调节体温、感受刺激和排泄废物等功能，是人体最大的器官。此外，皮肤还衍化出许多附属结构，如汗腺、皮脂腺、毛发和指（趾）甲等。

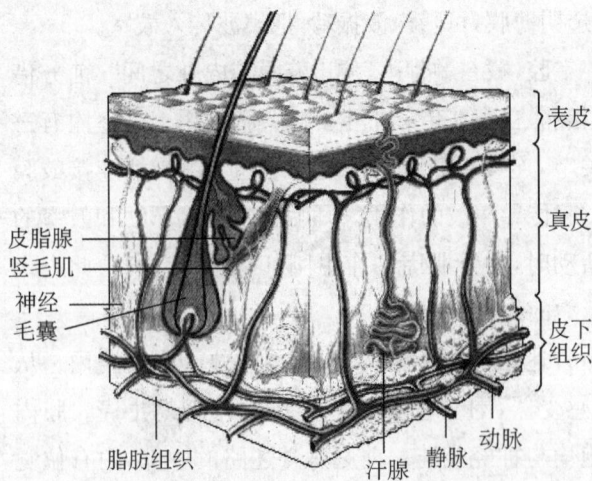

图 1-67　皮肤的构造及其感受器

（标注：皮脂腺、竖毛肌、神经、毛囊、脂肪组织、汗腺、静脉、动脉、表皮、真皮、皮下组织）

（1）皮肤的结构

皮肤由表皮和真皮组成（图1-67）。表皮的最外层是一层已死亡的表皮细胞，称为角质层，对皮肤有保护功能，并经常脱落形成皮屑，其厚度因身体的部位而不同，以手掌与足底的表皮为最厚；表皮的最内层是生发层。生发层的细胞具有很强的增殖能力，增生的细胞逐渐向表层推移，形成表皮的各层细胞。生发层内有黑色素细胞，能产生黑色素，黑色素含量的多少，决定皮肤颜色的深浅。表皮之下为真皮，真皮比表皮厚，富有胶原纤维和弹性纤维，故具有一定的韧性和弹性，能耐受一定的摩擦和挤压。真皮内有丰富的血管、淋巴管、游离感觉神经末梢和其他各种感受装置，并有皮脂腺、汗腺和毛根等附属物。真皮下为皮下组织，其主要成分为脂肪组织。皮下脂肪的厚度随年龄性别及身体部位的不同而有很大差异。

（2）皮肤的功能

皮肤包着全身，是身体的屏障，对维护人体的健康具有多种功能。具体表现在以下几个方面：完整皮肤是天然屏障，保护身体免受有害病菌的侵袭；真皮中有丰富的感觉神经末梢，能感受冷热、触压、痛痒等刺激；汗腺有散热和保温的功能，对体温调节有重要作用；皮肤中的 7-脱氢胆固醇在阳光紫外线的作用下可以转化成维生素 D，促进钙磷吸收，具有代谢作用；皮脂腺分泌皮脂，可润泽毛发和皮肤，它在皮肤表面形成保护层，能保温，防止水分过分蒸发，也能防止水和水溶性物质侵入体内。另外，皮肤还有吸收功能，能吸收少量水分，一些脂类、挥发性液体和溶解在其中的物质，如苯、醚、酒精和动、植物油等，但不吸收水溶性物质。因此，在皮肤上涂敷药物可以治疗疾病，有毒物质也可通过皮肤侵入体内，引起中毒。

（二）学前儿童感觉器官的特点与卫生

1. 视觉器官的特点与卫生

（1）视觉器官发育特点

发育早　从发育过程看，眼睛是发育最早的器官，从母亲怀孕的第一天起即开始了眼的生长发育的全过程；也是人体生长发育最快的器官，与人脑组织生长速度相近。自出生到3岁，主要完成眼的结构发育，而4—13岁间，基本完成眼功能的发育。所以，这一阶段是预防各种眼病的重要阶段。

生理性远视　从结构上看，学前儿童眼球的前后距离较短，近处物体经折射后形成物象落在视网膜的后方，呈生理性远视。5—6岁时随着眼球前后距离变长，逐渐转为正视。按照国际标准视力，2岁时视力可达0.5；3岁时可达0.7；4岁时可达0.8；5岁时大多能达到1.0。

易发生假性近视　眼球的晶状体具有较好的弹性和很强的调节能力，可以看清很近的物体，但长时间看近距离物体也会使睫状肌过度紧张而疲劳，晶状体凸度加大，可发生假性近视。

（2）视觉器官的卫生要求

首先，器官发育早期，孕妇要避免受到不良因素的影响，以确保孩子眼睛正常发育。其次，出生后要注意孩子眼睛的清洁，尽早发现眼睛发育的先天异常，做到早发现早治疗。第三，幼儿1—3岁时活动增多，要确保玩具和环境的安全，谨防眼外伤。第四，幼儿3—6岁时，要培养其良好的用眼习惯，预防近视。这个阶段要给孩子创造合适的光源，如灯光照明，根据国家标准，读书时照度不低于300勒克斯，避免在强光和弱光下读书、写字等；要培养正确的用眼习惯，如看书坐姿端正，眼睛离书本约1尺，看书

45—50分钟左右应休息10—15分钟,避免趴着、躺着看书,走路或者乘车不要看书等;提供富含DHA(脑黄金)、维生素A和胡萝卜素的食物,如鱼、动物肝脏、胡萝卜、西红柿等,以保证眼睛所需要的营养;要纠正孩子的不良习惯,如爱低头、趴伏、躺着看东西以及偏头、歪头、眯眼视物的习惯;杜绝各种近距离游戏及近距离长时间阅读、书写习惯,杜绝用眼疲劳;不看或少看电视,不玩各种近距离的电子游戏等等;多进行户外的活动、运动,在促进血液循环的同时,眼睛会有更多的远眺时间,还可以帮助放松眼部肌肉和神经,从而保护视力。

2. 听觉器官的特点与卫生

(1) 听觉器官发育特点

胎儿四个月时开始形成内耳,中耳则在胎儿末期才形成。出生后,已经基本具备了传播声音的外耳道、中耳、内耳、听神经和听觉皮质,但是听神经髓鞘化的完成存在个体差异,有的孩子2岁左右才能完成发育。一般而言,听神经及脑认知的发育水平是同步的,随着年龄的增长,听神经发育不断完善,听觉敏感性也不断增加。

首先,外耳道壁尚未完全骨化,耳道狭窄,鼓膜较厚。 耳廓皮下组织少,血液循环差,易生冻疮。5岁时外耳道壁尚未完全骨化,这个过程一直到10岁才能完成。因眼泪、脏水流入外耳道,或挖耳朵损伤外耳道等可使外耳道皮肤长疖化脓,引起耳痛。

其次,耳咽管相对比较宽、短、平直,易得中耳炎。 当鼻腔有感染时,鼻咽部的病菌易经耳咽管侵入中耳,引起急性化脓性中耳炎。同时,鼓膜的血管与硬脑膜血管相连,会由此感染脑膜炎或其他脑疾病。

第三,耳蜗的基底膜纤维感受能力较成人强,听觉敏锐。 出生时,听力较弱,对于高达50—60分贝的声音刺激才有反应。幼儿时期耳蜗的基底膜纤维感受能力较成人强,听觉敏锐且对噪音更敏感。噪声在50分贝以下,是比较安静的正常环境。60分贝时就开始影响睡眠和休息。如果孩子经常处于80分贝以上的环境,就会睡眠不安、烦躁不安、消化不良、记忆力减退以及听觉迟钝,损害身心健康。

(2) 听觉器官的卫生要求

第一,慎用药物。 孕妇怀孕期间,腹部不要接受放射性照射,预防母体患病毒性感染,慎用致聋性药物,如链霉素、卡那霉素等。孩子生病用药时更要慎之又慎。

第二,谨防污水进入耳道。 洗头或沐浴时用棉花球塞耳,防止污水流入耳道。当婴儿呕奶时勿让奶水流入耳内,否则易诱发外耳道炎。

第三,不要经常给孩子挖耳朵。 耳垢是一种保护外耳道的天然分泌物,勿需特别清理,每天只要清洗耳廓即可。不要以为棉签是较佳的洁耳工具,其实当用棉签给孩子掏耳朵时会将耳垢推得更深入耳孔,有时形成嵌塞,甚至棉花球也会遗留耳道内。

第四,教育孩子不要乱塞东西入耳。 一些颗粒形的东西,如豆粒、塑料子弹、玻璃球等不要给孩子玩耍,还要教育孩子不要将这些东西塞入口鼻耳中,以免发生危险。当有异物进入耳道时,不要擅自尝试挖出异物,否则易引起外耳道炎或鼓膜穿孔。

第五,保护听力,保护鼓膜。 给孩子创设安静环境,避免噪音污染,保护听力。教育孩子听到巨大声音时,要捂耳张口,以平衡鼓膜内外的压力,保护鼓膜。

第六,要及时治疗孩子的耳病。 孩子得了慢性化脓性中耳炎,耳内时常流出脓液,每当受冷或者耳内有脏水进入,病情就会加重。反复发作的中耳炎,应该及时去医院检查,服用治疗中耳炎药物,控制病情的发展,否则,将严重影响听力。

3. 皮肤的特点与卫生

(1) 皮肤的特点

皮肤薄,易受损伤。 皮肤的角质层较薄,娇嫩,皮下脂质少,极易流失水分而使皮肤干燥皲裂。因此,不仅容易被外来的有刺激性及有毒物质渗透,而且容易摩擦受损,抵抗干燥环境的能力也差,照料上稍有疏漏,就会引起皮肤损伤,如过敏、红肿等。同时,皮肤的色素层薄,很容易被阳光中的紫外线灼伤。

汗腺和血管处在发育中,体温调节能力差。皮肤的汗腺和血管处于发育中,不能适应环境温度改变而随之调节。皮肤表面积相对比成人大(幼儿皮肤的平均表面积是 2 500 平方厘米,平均体重 5 公斤,二者之比为 500∶1;成人皮肤的平均表面积是 18 000 平方厘米,平均体重 65 公斤,二者之比为 270∶1),细血管较密,通过皮肤的血量相对比成人多,散热快。若环境温度过低,易受凉感冒。但由于其汗腺发育不完善,环境温度过高,热量散不出去,也易中暑。这也是孩子冬天易感冒、夏天易中暑的主要原因。

皮肤抵抗能力差。由于皮肤未发育成熟,皮肤表面本身有一层天然的酸性保护层以防细菌感染,但是随着外界温湿度的改变可能发生变化,婴幼儿不能随之调节皮肤的酸碱度。所以,幼儿的皮肤不能像大人那样成为人体抵抗致病菌的第一道防线,很容易被细菌感染,或者发生过敏反应,如红斑、红疹、水泡等。

(2) 皮肤的卫生要求

保持皮肤清洁,预防皮肤病症。清洁完整的皮肤具有杀菌作用。皮肤表面经常被代谢产物、空气中的尘埃、微生物所污染,脱落的皮屑、汗液以及皮脂等,在皮肤表面分解后都会刺激皮肤,影响身体健康,甚至引起炎症(如毛囊炎)、疥癣、皮疹等皮肤病症,故宜经常洗澡、修剪指甲保护皮肤和毛发的清洁。

防皮肤过敏和受损伤。针对皮肤薄、易受损伤的特点,需选用棉质及柔软的尿布和衣物,不选化纤织物和真丝织物,以免发生皮肤病或皮肤过敏。沐浴后要涂擦高温消毒处理过的粉质细腻、不含杂质的婴儿爽身粉于全身,特别是皱褶处,它能有效吸收剩余湿气,预防痱子及尿布疹,令肌肤干爽舒适。

防皮肤干燥和有害物质侵入。针对皮肤发育不完全、控制酸碱能力差特点,要保护皮肤表面的一层酸性保护膜,防止皮肤干燥和细菌感染。沐浴时,使用温和无刺激的清洁用品,彻底清洁肌肤的同时,又不破坏皮肤的天然保护膜,保持肌肤滋润幼滑。选择不含香料、酒精的润肤露,能保护皮肤的水分平衡,能有效滋润娇嫩的肌肤,在肌肤上留下一层滋润保护膜。平时不要给幼儿涂口红、涂指甲油、烫发、染发、佩戴饰物等,以免刺激皮肤,吸收有害物质。

经常锻炼,提高皮肤抗病能力。从小进行"三浴锻炼"和体育活动,提高皮肤对冷、热及其他刺激的适应能力,改善皮肤血液循环,增强皮脂腺和汗腺的分泌活动,提高神经系统的兴奋性,增强体内器官的活动,改善体温调节的机能,提高机体的抵抗力,减少疾病。

九、生殖系统

(一) 概述

生殖系统是人体八大系统之一,其功能是产生生殖细胞,分泌性激素和维持副性征。

人体生殖系统有男性和女性两类(图 1-68)。按生殖器所在部位,又分为内生殖器和外生殖器两部分。男性内生殖器包括睾丸、附睾、输精管、射精管、精囊腺、前列腺等;外生殖器有阴茎和阴囊。女性内生殖器包括卵巢、输卵管、子宫和阴道;外生殖器有阴阜、阴蒂、阴唇、处女膜和前庭大腺等。

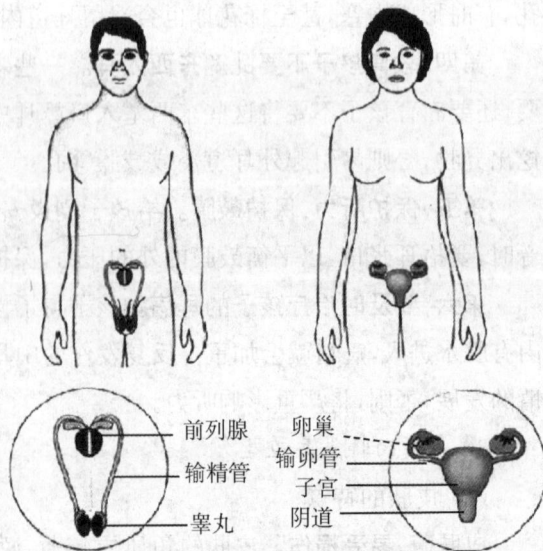

图 1-68　生殖系统的组成

（二）生殖系统的发育

1. 女性生殖系统的发育

自出生时卵巢发育已较完善，但只在性成熟以后，才开始正规排卵，并伴有周期性子宫内膜脱落出血。子宫体随年龄而增大，10岁以后增长加快，15岁左右达到成人大小。第二性征出现较早，9—10岁骨盆开始加宽，乳头发育；12岁后臀部变丰满，随之乳房迅速增大发育。

2. 男性生殖系统的发育

自出生时睾丸大多数已降至阴囊，约有10％尚未下降，一般1岁内都下降至阴囊，但到成人仍有0.2％未降，称隐睾。自出生到10岁前这一段时间性器官发育较慢，到青春期开始进一步发育，分泌的雄激素促进第二性征的出现，声音变粗，开始长胡须和喉结。

3. 性激素对发育的影响

性激素除对性器官及第二性征起作用外，也加速骨骺的发育及骨骺的愈合，影响长骨的发育，女性约在16—17岁，男性约在17—21岁时骨骼停止生长。雄激素对肌肉的发育也起重要作用。

（三）学前儿童生殖系统的卫生要求

1. 学前儿童生殖系统发育特点

生殖系统在各器官、系统中是发育最慢的一个系统，从出生到6岁整个生殖系统发育了不到10％，从青春期开始生殖系统快速发展。

学前女童阴道狭长、上皮薄、无皱襞，细胞内缺乏糖原，阴道酸度低，抗感染力弱，容易发生炎症。子宫、输卵管及卵巢均位于腹腔内，接近骨盆入口。子宫小，宫颈较长，约占子宫全长的2/3，子宫肌层亦很薄；输卵管弯曲且很细；卵巢长而窄，卵泡虽能大量生长，但仅低度发育即萎缩、退化。

初生男宝宝的睾丸大约有花生米大小，幼童的睾丸增长到麻雀卵大小。睾丸表面有一层光滑的膜，在阴囊里可以自然滑动，因此在剧烈运动时，也不至于受到损伤。有孩子在出生以后，睾丸没有降到阴囊里，而是停留在下降的路途上，这种情况，就叫做隐睾症。大部分隐睾能在1岁以内自行下降，如果2岁以后仍不下降者则需手术治疗。男孩中包茎和包皮过长较常见。阴茎皮肤覆盖阴茎头称包皮。小儿的包皮完全包着阴茎头，到成年时只包少许或不包，如仍完全包着阴茎头者叫包皮过长；如同时不能翻转到阴茎头后方就叫包茎，两者都能发生包皮阴茎头炎症，还可继发尿道口狭窄，发生排尿困难。

2. 学前儿童生殖系统卫生要求

（1）养成每天清洗外阴部的习惯

每天清洗外阴包括臀部，即通常所说的洗屁股，一般情况下用温水即可，可以使用肥皂。清洗时应注意先洗外阴，后洗肛门。清洗外阴时一定要像给女孩子擦屁股一样，从前往后洗，而不能从后往前洗，否则肛门及其周围的细菌就容易污染外阴。为女孩子清洗外阴时，应将阴唇分开进行充分清洗。给男孩子清洗时，应将包皮翻开，把包皮内的污垢清洗干净，然后再将包皮复原。对于已经发生泌尿系统感染、阴道炎症或者包皮过长的孩子，要经常用温开水或1/5 000高锰酸钾溶液洗局部。其配比浓度是：1/4 000—1/5 000，即1克药粉对温水(最好用温开水)4 000—5 000毫升，一定要等药粉完全融化后再使用。

（2）正确对待孩子玩弄生殖器的现象

有时幼儿在睡觉前、睡醒后或者在游戏时出现玩弄生殖器的现象，这叫"习惯性阴部摩擦"也叫"夹腿综合征"。当发现孩子有这种现象时，要正确对待，不是道德问题。成人不要责骂幼儿，要以有趣的事情吸引其注意力。应查明幼儿出现这类行为的原因。

第3节 学前儿童的生长发育及规律

年轻的父母经常会提出这样的问题:"我们的孩子和邻居家的孩子年龄一样大,但就是没有人家孩子长得高、跑得快,是不是缺少什么营养? 是不是不正常呀?"儿童的生长发育有着自身的特点和规律,其生长发育有着重要的影响因素,孩子的生长发育状况可以通过一些重要的指标和方法来正确评价。

一、生长发育及其影响因素

(一) 生长发育

生长发育是生命活动的基本特点,其过程相当复杂。人的生长发育一般是指从受精卵到成人的成熟过程。生长和发育是儿童不同于成人的重要特点。

生长是指生物体在一定的生活条件下,体积和重量逐渐增加。人的生长是指身体各器官、系统的长大和形态变化,是量的改变,可用数量表示。

发育指生命现象的发展,是一个有机体从其生命开始到成熟的变化,是生物有机体的自我构建和自我组织的过程。人的发育是指细胞、组织和器官的分化完善与功能上的成熟,是机体质的变化,包括情感—心理的发育成熟过程。发育不能直接用数量指标测量。生长和发育密不可分,生长是发育的物质基础,而发育成熟状况又反映在生长的量的变化中。生长过程伴有发育成熟,两者共同表示机体的动态变化。生长过程中量的变化可在一定程度上反映器官、系统的成熟状况。

成熟是指生命体的结构和功能成为稳定的、完全发育状态,心理学的成熟是指内在自我调节机制的完成和完善状态。自我调节机制决定了个体发育方向、顺序、显露时间等一系列过程。发育成熟是指发育过程达到一个比较完备的阶段,标志着个体在形态、生理、心理上全面达到成人水平。

补充资料 1-9

关于"年龄"的几种说法

人的年龄有实际年龄、生理年龄和心理年龄之分。实际年龄是一个人实际生活在这个世界上的时间计量,总是年复一年地增加,是不以人们意志所能改变的,也叫日历(时序)年龄。生理年龄和心理年龄则常常需要一些评估的方法来判断。生理年龄亦称生物学年龄,是以各人的器官组织结构和生理功能的老化程度来衡量其生物学年龄,常能如实地反映个体的实际衰老程度。心理年龄是指人的整体心理特征所表露的年龄特征,与实际年龄并不完全一致。

(二) 生长发育过程中的特点

根据儿童各器官系统解剖生理特点,一般把儿童的生长发育分为胎儿期、乳儿期、幼儿期、学龄前期、学龄期等几个时期(表1-12)。各个时期生长与发育密不可分,既有共同性,又有阶段性。

表 1-12　人一生年龄阶段划分

分期	年龄	分期	年龄
胎儿期	妊娠—出生前	学龄期	6、7—12 岁
新生儿期	出生—28 天	青春期	12—20 岁
婴儿期	出生后—1 周岁	青年期	20—40 岁
幼儿期	1—3 岁	中年期	40—65 岁
学龄前期	3—6、7 岁	老年期	65 岁以上

1. 胎儿期

从卵子和精子结合至 8 周内,各组织、器官、系统迅速分化发育并初具人形的阶段为胚胎发育期;胚胎 8 周后至出生前为胎儿期。胎儿前 3 个月是各器官形成的重要时期。随着胎儿月龄的增加,肌肉迅速增长,中枢神经发展极快,各器官进一步增大,发育逐渐进行,胎儿迅速长大。此阶段极易受内、外因素影响,若发育受阻,可引致各种先天畸形。所以,孕妇的健康、营养、情绪、环境、疾病等状况与胎儿的生长发育息息相关。

2. 婴儿期

从胎儿娩出到满一周岁为婴儿期,又称乳儿期。一般从胎儿娩出到出生后 28 天内叫新生儿期。足月新生儿出生时,一般身长约 50 厘米,体重约 3 000 克。这个时期是小儿出生后生长发育最迅速的时期,是人生长发育的第一个高峰期,体格生长迅速,骨骼的发育快于肌肉。身长与体重相比较,身长的增长领先于体重。一年中身长比出生时增加约 50%,体重增加约 2 倍,脑发育迅速。9 岁前男、女童在身体形态发育中性别的差异不明显。因此,这个阶段需要摄入的热量和营养素尤其是蛋白质特别高,同时对多种传染病易感。

3. 幼儿期

周岁后到满 3 周岁之前为幼儿期。这是学龄前期之前的时期,因此,也有人称为"先学前期"。此期发育速度较前缓慢,尤其在体格发育方面。此期前囟门闭合,乳牙出齐。神经系统发育开始减慢,脑的大小已达到成人的 80%。活动范围渐广,接触周围事物较多,智能发育较前突出,语言、思维和应人应物的能力增强。

4. 学龄前期

3 周岁后至 6、7 岁上小学前的时期为学龄前期,相当于幼儿园阶段。这个阶段的儿童叫学龄前儿童,简称学前儿童。此期特点包括生长发育变慢,动作和语言能力逐步提高。

5. 学龄期

从入小学起(6、7 岁)到青春期开始(女 12 岁,男 13 岁)之前称学龄期,相当于小学时期。此期体格发育仍稳步增长,除生殖系统外其他器官的发育到本期末已接近成人水平。脑的形态已基本与成人相同,智能发育较前更成熟,控制、理解、分析、综合能力增强。淋巴系统的发育处于高潮。一般儿童到 12 岁时,乳牙已全部脱落,长出除第三磨牙外的全部恒牙。儿童进入此阶段的重大变化是把以游戏活动为主的生活方式转变为以学习为主。这一时期的开始,使儿童从家庭或幼儿园进入学校,这对儿童是一个重大的转折,因此,要做好"幼小"(指从幼儿园到小学)衔接的工作,最重要的是要做好儿童适应学习生活的心理准备。

(三) 影响生长发育的主要因素

影响人生长发育的因素有很多,从不同角度有不同的说法,如先天遗传因素和后天环境因素;内在因素和外在因素;生物因素和社会因素等等。它们对人身心发展的影响是多向的、非同等的,相互联系并起交叉作用。综合来看,内在因素和外在因素是影响学前儿童生长发育的两个基本因素。内因决定机体发育的可能范围,外因决定发育的速度及最终达到的程度。两者相互作用、相互影响,共同作用于人体。

1. 内在因素

(1) 遗传因素

遗传因素实际上也是生物学因素,是来自人体的内在因素。它为人的发展提供了生物基础和可能性,如身材的高矮、皮肤的颜色、毛发的多少以及形态等。同时,它决定了人体生长发育的潜力,而同时这种潜力又受到多种外界因素的作用和调节,所以,来自人体的遗传素质最为关键。

父母的遗传因素不仅能预示子女的身高、体重,甚至决定子女的体型,并且在很大程度上还影响子女神经系统和内分泌系统的发育。

子女达到成人时的身高可用下列公式计算:

男孩成人时的身高(厘米) = (父亲身高 + 母亲身高)/2 × 1.08

女孩成人时的身高(厘米) = (父亲身高 × 0.923 + 母亲身高)/2

(2) 性别因素

人类的性别主要指男女两性的区别。性别是人体的自身因素,影响人体的生长发育。男性高大强壮,女性玲珑精致,这些都是由于生理构造的差异造成的。在婴幼儿时期,男孩身体发育上比女孩占有更多的优势。比如,男孩个儿比较大,肺活量、内脏器官等发育比女孩大,但是体内脂肪却比女孩少,肌肉比女孩多等。虽然男女幼儿身体机能在婴幼儿时期就能看出有明显差异,但在成长幅度上,在幼儿和青少年这两个大幅度成长阶段之间,男女幼儿在身高和体重方面则以同样的速度稳步增长。这种同步幅度会持续到孩子小学三年级左右。这时,女孩开始以更快的速度长高,在青春期到来时达到生长高峰,而男孩则会在随后的年月里赶上并且超越她们。

(3) 内分泌因素

人体的内分泌系统是机体的重要调节系统,它与神经系统相辅相成,共同调节机体的生长发育和各种代谢,其中以生长激素、甲状腺素和性激素尤为重要。缺乏生长激素会导致垂体性侏儒症,甲状腺分泌不足导致呆小症,性激素过早出现会使青春期提前,导致身高相对矮小等等。

2. 外在因素

(1) 自然环境因素

清新的空气、适宜的温度、清洁的水源以及没有噪音和污染的环境,是人生存的基本条件,也是人生长发育的基本条件。生长发育和季节、气候、地域等有关。人体学研究证明,秋季长重(9月—11月),春季长高(3月—5月);从地区来看,热带发育较早,寒带生长迅速。

(2) 社会环境因素

家庭、幼儿园、社区是学前儿童接触的最主要的社会环境。社会环境因素对学前儿童生长发育的影响是综合性的。社会经济、文化教育、生活条件、环境污染等因素相互作用,有些直接影响儿童的生长发育,有些通过中间环节发挥作用。社会环境因素对儿童生长发育的影响主要取决于社会制度,其中起主导作用的因素是社会政治、经济条件,能否为儿童提供良好的居住、生活和教育等条件从而促进其生长发育。

（3）营养状况

膳食营养因素是人体生长发育的关键。生长发育阶段如果得不到充分的营养保证，会引起种种不良后果，可能引起蛋白质能量营养不良或其他营养缺乏病，而导致体格发育障碍、身高体重低下。充足和调配合理的营养是小儿生长发育的物质基础，如营养不足则首先导致小儿体重不增甚至下降，最终也会影响身高的增长和身体其他各系统的功能，如免疫功能、内分泌功能、神经调节功能等，而且年龄越小，受营养的影响越大。

（4）疾病因素

疾病的影响也十分明显，急性感染常使体重不增或减轻，慢性感染则同时影响体重和身高的增长。长期消化功能紊乱、反复呼吸道感染、内分泌系统疾病以及大脑发育不全等，对小儿生长发育都有直接影响。

（5）体育锻炼

利用自然条件进行体格锻炼对增强儿童体质、提高发育水平和降低发病率有很大作用。日光、空气、水能促进新陈代谢、消化、吸收和血液循环，有利于生长发育。

二、学前儿童生长发育的一般规律

（一）生长发育的顺序性

生长发育通常遵循由头及尾、由上到下、由近到远、由粗到细、由低级到高级、由简单到复杂的顺序或规律（图1-69）。

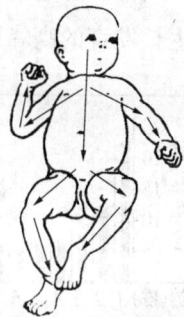

图1-69 生长发育的顺序性

（1）由头及尾表现在生长速度上，胎儿期头颅生长最快，婴儿期躯干增长最快，2—6岁期间下肢增长幅度超过头颅和躯干。

（2）由上到下、由近及远表现在粗大动作发育上。3个月会抬头，6个月会坐，7个月会翻滚，8个月会爬，11个月左右会站，1岁左右会走，即民间常说的"三翻六坐七滚八爬周会走"。动作发育还遵循从身体中心向远端发育，比如从臂到手、从腿到脚的活动。

（3）由粗到细主要表现在手部精细动作发育上。比如从全掌抓握到手指拾取；先画直线后画圈、图形。新生儿只会上肢无意识乱动；4—5个月开始有取物动作，但只能全手一把抓；10个月时才会用手指拿东西；2岁左右手的动作更准确，会用勺子吃饭；手部精细动作，如写字、画图等要到6—7岁左右才基本发育完善。

（4）由简单到复杂、由低级到高级主要体现在认知方面。如孩子在感知事物时往往是先会看、听、感觉事物，认识事物，发展到有记忆、思维、分析、判断，先认识具体事物，再理解抽象事物。

（二）生长发育的连续性

个体的生长发育是一个连续过程，各个阶段相互衔接，前一阶段的发育为后一阶段奠定必要基础，不能跨越（图1-70）。任何阶段的发育出现障碍，都将对后一阶段产生不良影响。从动作发育看，儿童会走路前必须先经过抬头、转头、翻身、直坐、爬行、站立等发育阶段。生长发育有一定程序，各阶段间顺序衔接。

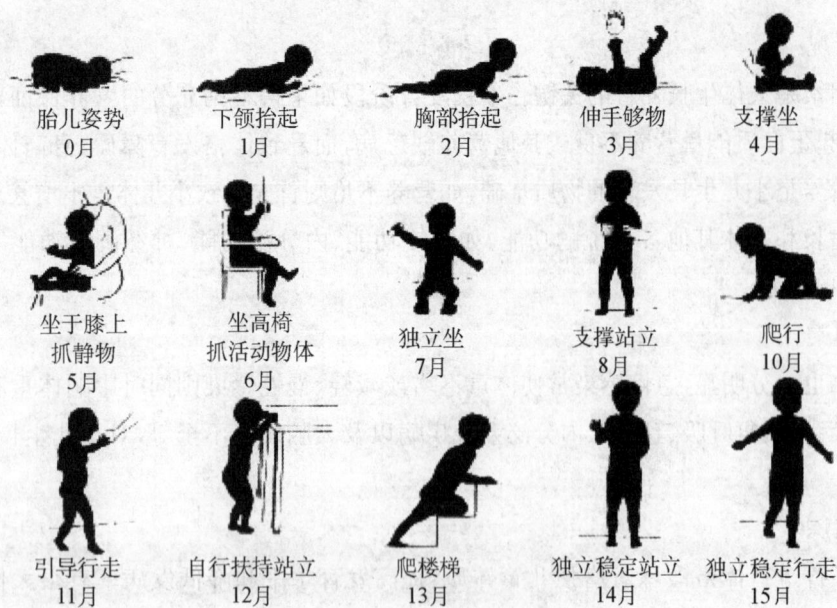

胎儿姿势　　　下颌抬起　　　胸部抬起　　　伸手够物　　　支撑坐
　0月　　　　　 1月　　　　　 2月　　　　　 3月　　　　　 4月

坐于膝上　　　坐高椅　　　　独立坐　　　　支撑站立　　　爬行
抓静物　　　抓活动物体　　　 7月　　　　　 8月　　　　　10月
　5月　　　　　 6月

引导行走　　　自行扶持站立　　爬楼梯　　　独立稳定站立　独立稳定行走
　11月　　　　　12月　　　　　13月　　　　　14月　　　　　15月

图 1-70　婴儿粗大动作发育顺序

(三) 生长发育的阶段性

生长发育是一个连续过程,在这一过程中有量的变化,也有质的变化,因而形成了不同的发育阶段,各阶段都有一定的特点。生长发育曲线呈波浪式上升,不是直线上升(图 1-71)。从胎儿到成人,有两个生长发育的高峰期,即 0—1 岁和青春期,表现出阶段性特征。

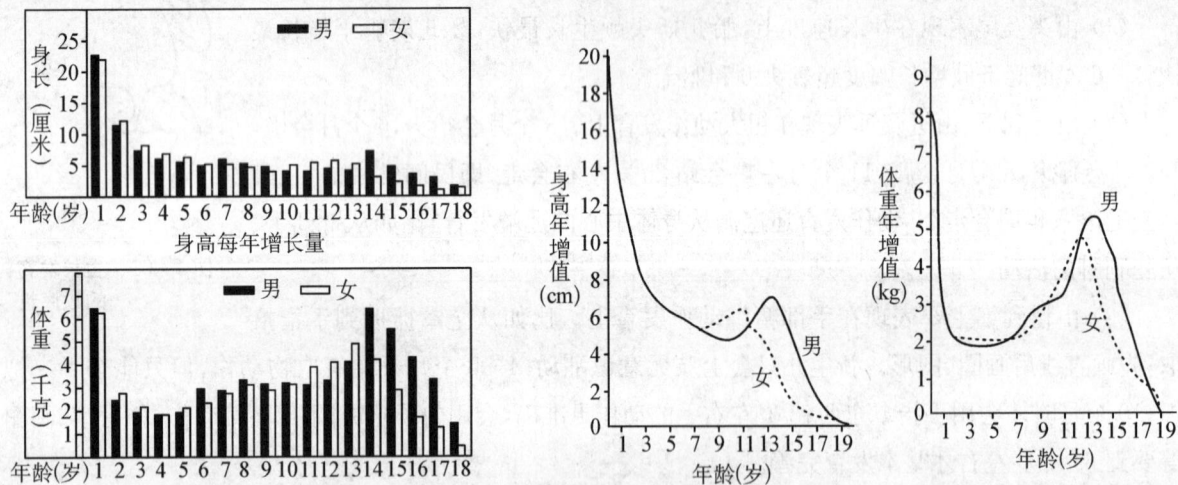

图 1-71　生长发育柱状图和曲线图

(四) 生长发育的不平衡性

1. 发育速度不均衡

从各器官系统发育速度上看,各系统的发育快慢不同,各有先后(图 1-72)。神经系统优先发育,先快后慢,出生时脑重已达成人脑重的 25%,而此时体重仅为成人的 5%左右;6 周岁时脑重约 1 200 克,达到人脑重的 90%。生殖系统发育较晚,生后第一个 10 年内,生殖系统外形几乎没有发展;青春期生长突增开始后生长迅猛,并通过分泌性激素,促进机体的全面发育成熟。淋巴系统则先快而后回缩,胸腺、淋巴结、间质性淋巴组织等在出生后的前 10 年生长非常迅速,12 岁左右约达到人的 200%,其后,伴随免疫系统的完善,淋巴系统逐渐萎缩。另外,皮下脂肪发育年幼时较发达,肌肉组织的发育到学龄期才加速。

从身高、体重增长看,速度有快有慢,不均衡。胎儿 4 个月至出生后 1 年,身长在胎儿 4—6 月增长约 27.5 厘米,占新生儿身长的一半左右,是一生中生长最快的阶段;体重在胎儿 7—9 月增长约 2.3 千克,占正常新生儿体重的 2/3 以上,也是一生中增长最快的阶段。出生后增长速度开始减慢,但生后第一年中身长、体重的增长都是青春期前生长最快的一年。2 岁后青春期前,生长速度减慢并保持相对稳定,平均每年身高增长 4—5 厘米,体重增长 1.5—2.0 千克,直到青春期开始生长速度再次加快。男孩突增期增幅较大,生长持续时间较长,故进入成年时其大多数形态指标的值高于女孩。

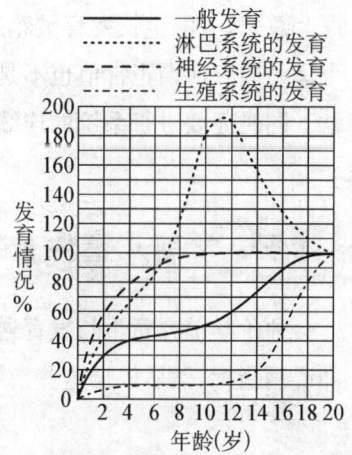

图 1-72　各器官系统发育曲线图

表 1-13　体重和身长增长的规律

月龄(年龄)	体重	身长
出生时	2.5—4 千克	平均 50 厘米
0—6 月	月均增长 0.7—0.8 千克	月均增长 2.5 厘米
7—12 月	月均增长 0.25 千克	月均增长 1—1.5 厘米
1 周岁	出生时的 3 倍	出生时的 1.5 倍
2 周岁	出生时的 4 倍	出生时的 1.7 倍
1—10 岁	年均增长 2 千克	—

2. 身体各部比例增幅不均衡

在个体的生长发育过程中,身体各部的生长速度不均衡,因而身体各部的增长幅度也不一样。从出生到成年,头颅增长了 1 倍,躯干增长了 2 倍,上肢增长 3 倍,下肢增长了 4 倍(图 1-73)。从人体整个形态上看,则从新生儿时期的较大头颅、较长的躯干和短小的双腿,逐步发展为成人时较小的头颅、较短的躯干和较长的双腿(图 1-74)。

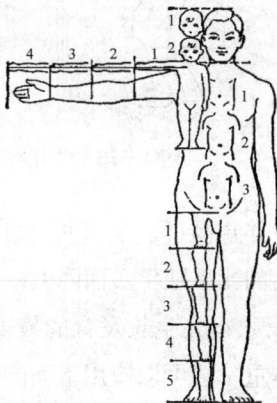

图 1-73　新生儿至成年身体部位增长的比例

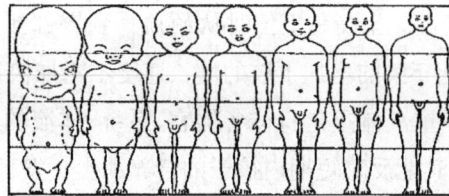

图 1-74　胎儿至成年身体部位的比例

(五)生长发育的个体差异性

生长发育虽按上述一般规律发展,但在一定范围内由于受遗传、营养、环境、教育等因素的影响而存在着较大的个体差异。体格上的个体差异一般随年龄增长而越来越显著,青春期差异更大。

总之,人的生长发育虽然是有一定规律的,但是在一定范围内受到多种因素的影响,存在相当大的个体差异。所谓正常值也不是绝对的,要考虑个体不同的影响因素,才能较正确地判断是正常还是异常。同时还要进行系统的连续的观察,才能了解孩子生长发育的真实情况。

三、学前儿童生长发育指标与测量评价

评价学前儿童生长发育通常采用一些指标来综合判断。一般有形态指标、生理功能指标、生化指标和心理指标,然后根据这些指标的测量结果进行分析和比较。

(一) 生长发育的各项评价指标

1. 形态指标及测量

形态指标是指身体及其各个部分在形态上可以测出的各种量度,如长、宽、高、围度和重量等。一般包括身高(身长)、体重、头围、胸围等等,最重要和最常用的形态指标是身高(身长)和体重,它能比较准确地评定孩子生长发育的状况。其次还有代表长度的坐高、手长、足长、上肢长、下肢长;代表宽度的肩宽、骨盆宽、胸廓横径和前后径;代表围度的头围、胸围、上臂围、大腿围、小腿围;代表营养状况的皮褶厚度等。

(1) 身高(身长)　身高(身长)是从头顶到足底的长度(头、脊柱及下肢长度的总和),反映骨骼发育状况,尤其是长骨的发育。1岁前身高增长迅速,2岁后身高增长缓慢,至青春期前可以利用公式身高(厘米)≈年龄×5+80(或75)估计儿童的身高。身高在进入青春期后出现第二次增长高峰,增长速度达到儿童期的2倍,持续2—3年。

身高(身长)测量:躺着量为身长,站立时量叫身高。3岁以下采用婴儿量床测量身长、坐高(图1-75),3岁以后采用身高、坐高计测量身高、坐高(图1-76)。

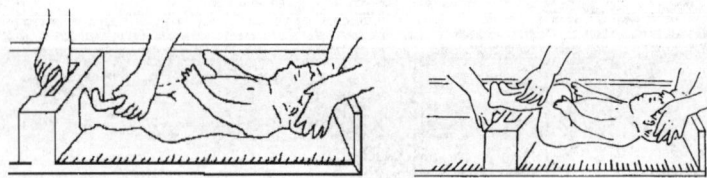

图1-75　婴儿身长、坐高测量　　　　图1-76　幼儿身高、坐高测量

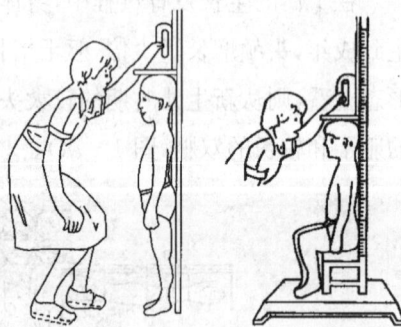

(2) 坐高　坐高是坐位时从颅顶骨到臀部接触底座平面的垂直高度。坐高可表示躯干的生长情况。小儿随年龄的增加下肢的增长速度不断加快,故坐高占身高的比率随年龄而降低。

(3) 体重　体重是身体各器官、系统、体液的总重量,它是反映小儿生长发育的最重要也是最灵敏的指标,尤其能反映短期内孩子的营养和生长发育状况。儿童体重一般可以应用下面的公式进行估算。

表1-14　儿童体重估算公式

年龄		估算公式(千克)
1岁以内	0—6个月	体重 ≈ 出生时体重 + 月龄 × 0.7
	7—12个月	体重 ≈ 6 + 月龄 × 0.25
1—10岁		体重 ≈ 年龄 × 2 + 8

体重测量:一般采用杠杆式磅秤来测量儿童的体重。1岁以内取卧位、1—3岁取坐位、蹲位、3—6岁可以站位测量(图1—77)。

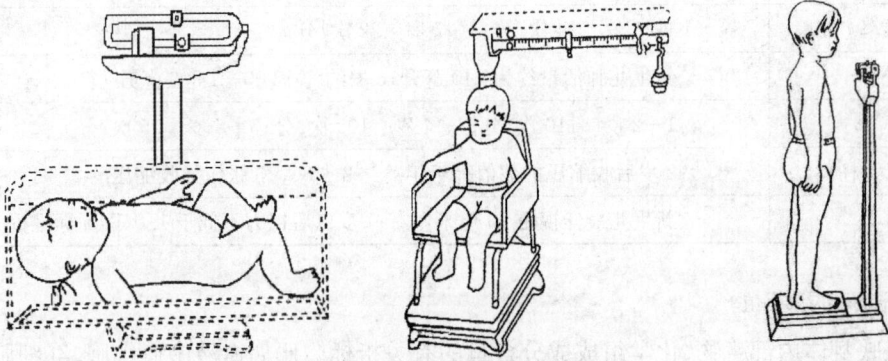

图1-77　婴儿、幼儿体重测量

(4)头围　头围与脑的发育密切相关,是反映颅骨和脑发育的重要指标。小儿出生时头围平均约34厘米,6个月时平均42厘米,1岁时平均约46厘米,2—3岁时平均约48厘米,10岁时约50厘米,和成人差不多。

头围测量:用软尺齐双眉上缘,后经枕骨结节,左右对称环绕一周(图1-78)。

(5)胸围　胸围是用来评价小儿胸部的发育状况,包括肺的发育、胸廓的发育以及胸背肌肉和皮下脂肪的发育程度。胸围是人体宽度和厚度最有代表性的指标,在一定程度上反映身体形态和呼吸器官的发育状况,也能反映体育锻炼的效果。小儿出生时胸围平均约32厘米,1岁左右胸围与头围大致相等,1岁后超过头围。

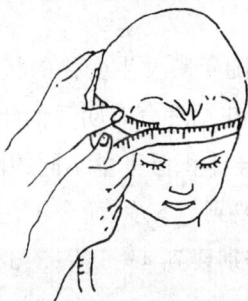

图1-78　婴儿头围测量

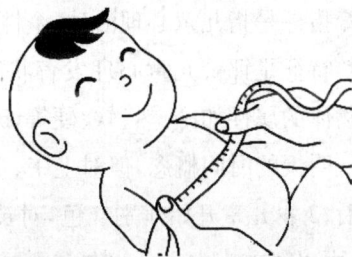

图1-79　婴儿胸围测量

胸围测量:3岁以下小儿测量时取卧位,让婴儿平躺在床上,两手自然平放,将软尺零点固定于乳头下缘,使软尺接触皮肤,经两肩胛骨下缘绕胸围一圈回至零点,读取的数值即是胸围(图1-79)。3岁以上测量时取立位,两手自然下垂,测量方法同上。

2. 生理功能指标及正常值

生理功能指标是指身体各器官、系统在生理功能上可测出的各种量度。一般包括体温、呼吸频率、肺活量、握力、拉力、背肌力、脉搏、血压、视力等基本指标(表1—15)。心率、脉搏和血压是反映心血管功能的基本指标;肺活量、呼吸频率是反映呼吸系统功能的基本指标;握力、拉力、背肌力则为反映骨骼、肌肉功能的基本指标;最大耗氧量是心血管和呼吸功能的综合指标。这些指标有助于对儿童生长发育状况进行全面评价。

表 1-15　生理功能指标及正常值

项目	生理指标
体温	正常肛测体温 36.9℃—37.9℃；腋下体温 36℃—37℃
呼吸频率	1—3 岁　24 次/分；4—7 岁　22 次/分
肺活量	新生儿肺活量约为 140 毫升；6 岁约为 1 000—1 800 毫升
心率	1—2 岁　110 次/分；2—4 岁　105 次/分；5—6 岁　95 次/分
血压（毫米汞柱）	2 岁后收缩压的数值等于年龄×2＋80；舒张压为收缩压的 2/3
视力	新生儿最佳视距 20 厘米左右；1 岁以后视力不低于 1.0（国际标准视力）

3. 生化指标及参考值

主要指反映身体内部生物、化学组成成分含量的有关指标。比如血液中血细胞（红细胞、白细胞、血小板）、血红蛋白、血清胆红素、血钙、血清葡萄糖等（表 1-16）。

表 1-16　生化指标及参考值

项目	生化指标
红细胞	新生儿 $(6-7)\times10^{12}$ 个/升；儿童 $(4.0-5.3)\times10^{12}$ 个/升
白细胞	新生儿 $(15-20)\times10^{9}$ 个/升；儿童 $(5-12)\times10^{9}$ 个/升
血小板	$(100-300)\times10^{9}$ 个/升
血红蛋白	新生儿：170—200 克/升　　儿童：110—160 克/升
血钙	2.25—2.75 毫摩尔/升
血清葡萄糖	3.9—6.1 毫摩尔/升

4. 心理行为发育指标

心理行为发育指标是指儿童心理活动、个性特征和行为方式随年龄发生变化的状况。掌握儿童心理行为发育的年龄特征是评价儿童心理发育状况的依据。比如，知觉发育有明显的年龄特征：2—3 岁儿童能辨别各种物体的属性如冷、热、软、硬等，5—6 岁能区分同样体积但重量不同的两只盒子；3 岁开始理解今天、昨天、明天的时间概念，但对上午、下午、晚上的理解要到 5、6 岁，而今年、去年、明年的时间知觉要到 6 岁以后；3 岁儿童开始辨别红色，对黄、蓝、绿的准确辨别要到 4—6 岁；5、6 岁的儿童以自我为中心分辨左右，而以对方为中心分辨左右则要到 7、8 岁。

（二）生长发育评价

生长发育标准是评价个体和群体儿童生长发育状况的统一尺度。一般通过一次大数量的生长发育调查，搜集某几项发育指标的测量数值，经过统计学处理所得结果，即为该地区的儿童个体或群体生长发育的评价标准。

一般来说，生长发育的标准都是相对、暂时的，只能在一定的地区和时间内使用，而且由于受到生长发育长期加速的影响，应每隔 5—10 年修改一次。

1. 指数法

利用数学公式，根据身体各部分的比例关系，将两项或多项指标相关联，转化成指数进行评价。常用指数有：

（1）身高体重指数，表示单位身高的体重，体现人体充实度，也反映营养状况。

（2）身高胸围指数，反映胸廓发育状况，借以反映体型。

（3）身高坐高指数，通过坐高和身高比值，反映人体躯干和下肢的比例关系，反映体型特点。

（4）BMI 指数［体重（千克）/身高的平方（平方米）］，又称体重指数、体块指数。近年来受国内外学者高度重视，认为它不仅能较敏感地反映身体的充实度和体型胖瘦，且受身高的影响较小，与皮脂厚度、上臂围等反映体脂累积程度指标的相关性也高。

（5）握力指数和背肌力指数，均利用肌力与体重的密切关系，借助单位体重的握力和背肌力校正体重的影响，分别显示上臂和腰背部的肌肉力量，较原指标更具可比性。

（6）肺活量指数，分别利用肺活量和体重、身高的密切关系，利用单位体重或身高校正肺活量，以更确切反映机体肺通气能力的大小。

指数法的优点，计算方便，所得结果直观，便于普及，应用广泛。

2. 等级评价法

等级评价法是离差法（用于评价个体、群体儿童少年生长发育现状的常用方法）中最常用的一种。它利用标准差与均值的位置远近，划分等级。评价时将个体该发育指标的实测值与同年龄、同性别相应指标的发育标准比较，以确定发育等级。一般生长发育评价中，身高和体重是最常用的指标。国内最常用的是五等级评价（表 1‑17）。

表 1‑17　五等级评价的等级及标准

等级	标准
上等	均值($\overline{X}$)＋2 标准差(S) 以上
中上等	均值($\overline{X}$)＋标准差(S)—均值($\overline{X}$)＋2 标准差(S)
中等	均值($\overline{X}$)＋标准差(S) 或均值($\overline{X}$)－标准差(S)
中下等	均值($\overline{X}$)－标准差(S)—均值($\overline{X}$)－2 标准差(S)
下等	均值($\overline{X}$)－2 标准差(S) 以下

这种评价法的优点是简单易行，同龄儿童之间可以胖瘦、高矮比较，缺点是只能用于单项指标评价，不能对儿童体型作评价，不能对生长发育动态进行评价，也不能判断学前儿童是否正常健康。

3. 曲线图评价法

曲线图法是离差法中另一常用评价方法。制作曲线图时，将某地不同性别——年龄组某项发育指标的均值、均值±1、±2 个标准差分别点在坐标图上（纵坐标为指标值，横坐标为年龄，男女各一），然后将各年龄组位于同一等级上的各点连成曲线，即制成该指标的发育标准曲线图（图 1‑80）。若连续几年测量某儿童的身高或体重，将各点连成曲线，则既能观察出该儿童的生长发育现状，又能分析其发育速度和趋势。

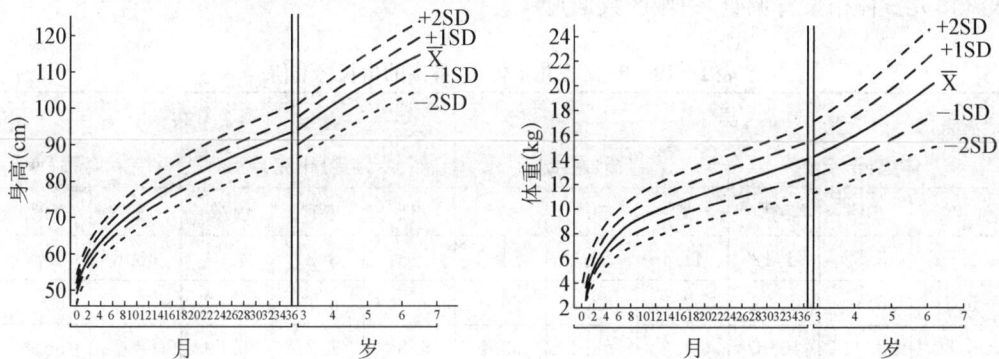

图 1‑80　我国九城区 0—7 岁男童身高、体重离差曲线图（1985 年）[1]

① 顾荣芳. 学前儿童卫生学［M］. 南京：江苏教育出版社，2009：78—79.

曲线图法使用广泛,有以下优点:

(1) 方法简单、结果直观、使用方便

(2) 能描述儿童的发育水平等级

(3) 能追踪观察儿童某指标的发育趋势和速度

(4) 能比较个体和群体儿童的发育水平

其不足之处是不同性别的每一指标都要做一张图,也不能同时评价几项指标和分析比较发育的匀称度。

4. 百分位数评价法

是以某发育指标(如形态指标)的第 50 百分位数为基准值,以其他百分位数为离散距而制成的评价生长发育的标准。百分位数法有多种表示方法,其中以百分位数曲线图法使用最广泛。制作原理、过程与离差法相似,但基准值(P50)和离散度(P3、P25、P75 和 P97 等)均以百分位数表示(表 1−18)。

表 1−18　百分位数的等级及标准

等级	标准
上等	P97
中上等	P75—P97
中等	P25—P75
中下等	P3—P25
下等	P3

说明:以 3、10、25、50、75、90、97 等 7 个百分位数值来划分发育等级。

本方法的缺点与离差法曲线图相同,制定标准时对样本量的要求较高。优点是无论指标是否呈正态分布,都能准确显示其分散程度。

利用百分位数法和曲线图法结合制成的身高、体重、BMI 等指标的百分位数曲线图,已成为目前 WHO 和许多国家用以评价儿童少年生长发育现状和发展趋势的主要标准。评价时只需找到个体身高或体重在图上的位置,即可评价发育现状。根据所处范围描述结果,如位于 < P3、P3—P25、P25—P75、P75—P97 或 > P97 范围内,分别相当于"下"、"中下"、"中"、"中上"和"上"等。本方法形象直观,反映发育水平准确,便于动态观察。

目前,我国幼儿园通常采用 2009 年卫生部发布的"7 岁以下儿童生长发育参考标准",据此绘制了儿童身高、体重、头围生长曲线(图 1−81)来评价学前儿童生长发育状况。表 1−19 是我国 7 岁以下儿童生长发育参考标准(中华人民共和国国家卫生和计划生育委员会 2009−06−03;其数据来源是"2005 年第四次九市儿童体格发育调查"中城区数据)。

表 1−19　0—7 岁儿童体重、身高的生长标准值

年龄	男						女					
	体重(千克)			身高(厘米)			体重(千克)			身高(厘米)		
	3rd	50th	97th	3rd	50th	97th	3rd	50th	97th	3rd	50th	97th
出生	2.62	3.32	4.12	47.1	50.4	53.8	2.57	3.21	4.04	46.6	49.7	53.0
3 月	5.37	6.70	8.29	57.7	62.0	66.3	4.96	6.13	7.62	56.5	60.6	64.9
6 月	6.80	8.41	10.37	64.0	68.4	73.0	6.34	7.77	9.59	62.5	66.8	71.2
9 月	7.56	9.33	11.49	67.9	72.6	77.5	7.11	8.69	10.71	66.4	71.0	75.9
12 月	8.16	10.05	12.37	71.5	76.5	81.8	7.70	9.40	11.57	70.0	75.0	80.2
15 月	8.68	10.68	13.15	74.4	79.8	85.4	8.22	10.02	12.33	73.2	78.5	84.0

年龄	男						女					
	体重(千克)			身高(厘米)			体重(千克)			身高(厘米)		
	3rd	50th	97th	3rd	50th	97th	3rd	50th	97th	3rd	50th	97th
18月	9.19	11.29	13.90	76.9	82.7	88.7	8.73	10.65	13.11	76.0	81.5	87.4
21月	9.71	11.93	14.70	79.5	85.6	92.0	9.26	11.30	13.93	78.5	84.4	90.7
2.0岁	10.22	12.54	15.46	82.1	88.5	95.3	9.76	11.92	14.71	80.9	87.2	93.9
2.5岁	11.11	13.64	16.83	86.4	93.3	100.5	10.65	13.05	16.16	85.2	92.1	99.3
3.0岁	11.94	14.65	18.12	89.7	96.8	104.1	11.50	14.13	17.55	88.6	95.6	102.9
3.5岁	12.73	15.63	19.38	93.4	100.6	108.1	12.32	15.16	18.89	92.4	99.4	106.8
4.0岁	13.52	16.64	20.71	96.7	104.1	111.8	13.10	16.17	20.24	95.8	103.1	110.6
4.5岁	14.37	17.75	22.24	100.0	107.7	115.7	13.89	17.22	21.67	99.2	106.7	114.7
5.0岁	15.26	18.98	24.00	103.3	111.3	119.6	14.64	18.26	23.14	102.3	110.2	118.4
5.5岁	16.09	20.18	25.81	106.4	114.7	123.3	15.39	19.33	24.72	105.4	113.5	122.0
6.0岁	16.80	21.26	27.55	109.1	117.7	126.6	16.10	20.37	26.30	108.1	116.6	125.4
6.5岁	17.53	22.45	29.57	111.7	120.7	129.9	16.80	21.44	27.96	110.6	119.4	128.6
7.0岁	18.48	24.06	32.41	114.6	124.0	133.7	17.58	22.64	29.89	113.3	122.5	132.1

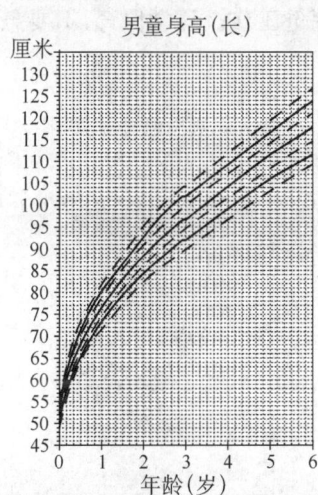

0—6岁男童身高生长曲线(a)

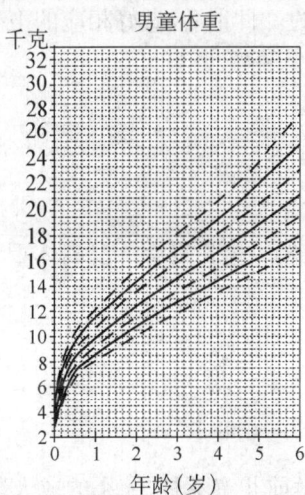

0—6岁男童体重生长曲线(b)

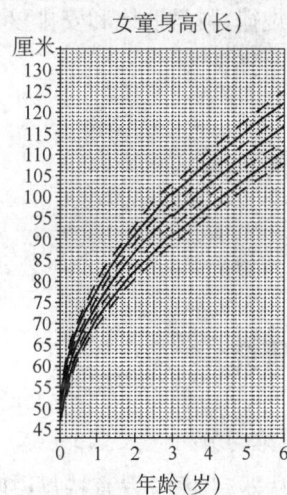

0—6岁女童身高生长曲线(c)

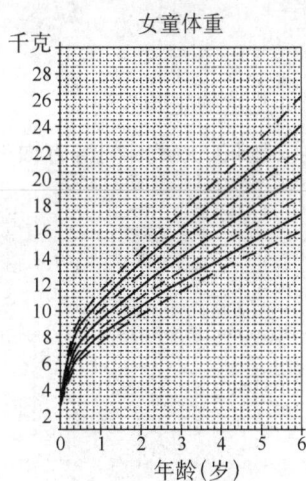

0—6岁女童体重生长曲线(d)

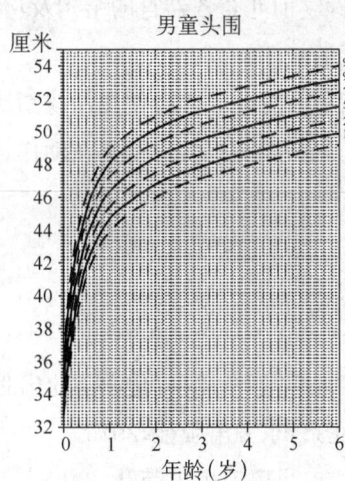

0—6岁男童头围生长曲线(e)

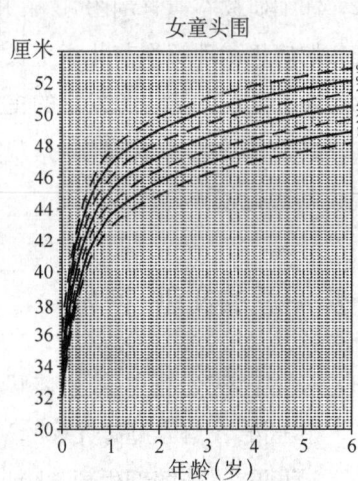

0—6岁女童头围生长曲线(f)

图1-81 0—6岁儿童生长曲线

5. 健康检查评价法

是通过对儿童定期或不定期进行体格检查,从而评价其生长发育和健康状况的方法。幼儿健康检查制度规定:一般 1 岁以内的孩子,检查 1 次/3 个月,满周岁作一次总的健康评价;1—3 岁,体检 1 次/半年,3 岁作总体评价;3—7 岁,体检 1 次/年,7 岁作总的评价。幼儿入园前必须体检,入园后定期体检,每年一次,每次均按常规进行全面体检(在园儿童体检项目为:幼儿体格检查及评价、血常规、乙肝表面抗体监测、甲肝 IgM 抗体监测、口腔涂氟防龋、听力筛查(纯音测听)、弱视斜视筛查(人工)、尿铅、心理量表测试)。幼儿每半年测身高体重一次,每学期查视力一次。

本章小结

构成人体的最小功能单位是细胞,许多结构和功能相似的细胞和细胞间质组成人体的组织。健康的人体由各种器官和系统组成,人体是一个结构与功能相互统一的整体。各种器官、系统在神经—体液的调节下协调一致,体现出人体生命的魅力。

学前儿童的各器官、系统发育不完善,和成人相比,正处在生长发育中,有其独特的特点并遵循自身发育的规律,他们不是"缩小的成人",也不是"小大人"。我们在日常生活和教育活动中需要遵循孩子生长发育的规律,科学锻炼和安排孩子的一日生活,做好相应的卫生保健工作。科学保育,不要急于求成,更不要拔苗助长。

关键术语

学前儿童　器官　系统　卫生保健　生长发育　身高体重　指标与评价

讨论与研究

1. 讨论与分析

(1) 从器官、系统发育特点说明学前儿童不是"缩小的成人"。

(2) 根据学前儿童各器官、系统生理特点提出具体的卫生保健要求。

2. 仔细研读本章解剖图,了解并掌握学前儿童各器官的结构及功能特点。

3. 如何正确理解学前儿童生长发育的规律?

4. 评价学前儿童生长发育的主要指标有哪些?学会使用曲线图法评价儿童的生长发育。

5. 结合日常见习、保育实习,观察幼儿园小、中、大班幼儿在动作、进食、睡眠、上课时间等方面的不同,说说其理论依据是什么。

进一步阅读的文献/网站

1. 宋悦宁,王光亮主编. 人体解剖生理学[M]. 北京:化学工业出版社,2013.

2. 崔玉涛. 图解家庭育儿(8)[M]. 北京:东方出版社,2013.

3. 刘春波. 人体解剖生理学[M]. 北京:人民卫生出版社,2010.

4. 顾荣芳. 学前儿童卫生学(第 3 版)[M]. 南京:江苏教育出版社,2009.

5. 万钫. 学前卫生学(第 2 版)[M]. 北京:北京师范大学出版社,2004.

6. 朱家雄. 学前儿童卫生学[M]. 上海:华东师范大学出版社,2006.

7. 陈京立. 生长与发展[M]. 北京:中国协和医科大学出版社,2009.

8. 网站

http://www.tudou.com/plcover/hs4GrzjCsh0/土豆网(人体解剖生理学 中央广播电视大学范少光主讲)

http://v.qihuang99.com/view/2221.html 医学视频网(人体解剖生理学 中央广播电视大学 20 集)

http://v.knowwing.com/知盈医学资源网

http://www.ci123.com/article.php/23577 育儿网

http://www.520wawa.com/class/201102/info_24775.htm 中国幼儿在线

http://www.docin.com/p-397575654.html 豆丁网(幼儿生理特点及卫生保健习题)

http://www.zenggao.org/生长发育网

http://www.qbaobei.com 亲亲宝贝网(http://www.qbaobei.com/Html/wz/shengzhang/)

http://edu.zaojiao.com 中国早教

第2章 学前儿童的心理卫生

丁丁今年3岁半了,爸爸妈妈为他选择了一所优质的幼儿园。可是,丁丁不愿意去,每天早上的入园都要经历一场哭喊、拉扯的"战争"。丁丁起床后就一直念叨"我不上幼儿园"、"我不上幼儿园",到幼儿园班级门口更是紧紧抱着妈妈不放,哭闹严重,甚至撒泼打滚,仿佛十分痛苦、害怕、委屈,老师怎么哄都不撒手。妈妈走后,还不停哭泣,不停说着"我要找妈妈"、"我要回家"……。每年秋季新生入园像丁丁这样的小朋友还真不少!有的哭闹虽没有丁丁厉害,但会一直闷闷不乐、沉默寡言、紧张孤独,甚至拒食拒睡。请你根据本章学习的内容,分析丁丁为什么会这样,家长和老师应该给这样的孩子提供什么帮助?

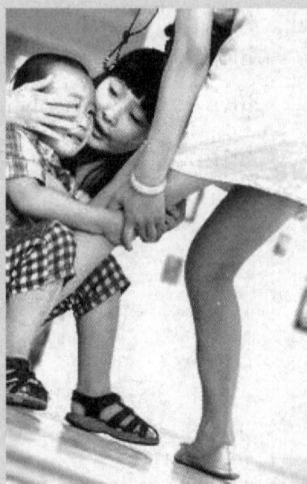

《幼儿园教育指导纲要》明确指出:"幼儿园必须把保护幼儿的生命和促进幼儿的健康放在工作的首位。树立正确的健康观念,在重视幼儿身体健康的同时,要高度重视幼儿的心理健康。"幼儿时期心理状况的优劣将直接影响到孩子一生的健康成长。据全国22个城市的调查发现,儿童行为问题的检出率达12.97%。这些问题不仅影响儿童的身心健康发展,而且其所打下的烙印甚至会影响儿童终生。维护与增进幼儿的心理健康已成为幼儿教师、家长以及全社会日益关注的问题[1]。

通过本章学习,你能够

- 了解心理卫生的含义、任务和基本对策
- 明确学前儿童心理卫生的内涵和心理健康的标准
- 熟悉学前儿童心理常见的几种心理问题、心理障碍的典型表现
- 尝试分析学前儿童常见的几种心理问题、心理障碍产生的原因和应对策略

---

[1] 曹向华.当前幼儿心理健康教育问题分析[J].教育教学论坛,2013(45):266—267.

● 心理卫生概述

一、心理卫生的含义

　（一）源起

　（二）心理卫生的内涵

　（三）学前儿童心理卫生

二、心理卫生的目的与任务

三、儿童心理问题的早期发现及基本对策

　（一）儿童心理问题的早期发现

　（二）儿童心理问题的基本对策

四、学前儿童心理健康的标志

　（一）心理健康

　（二）心理障碍

　（三）学前儿童心理健康的特征

五、心理健康教育

● 学前儿童常见的心理、行为问题

一、常见的不良习惯

　（一）吮吸手指

　（二）咬手指甲

　（三）夹腿综合征

二、常见的情绪问题

　（一）爱哭

　（二）爱发脾气

　（三）分离焦虑

三、常见的不成熟问题

　（一）自我中心

　（二）过度依赖

　（三）退缩行为

● 学前儿童常见的心理、行为障碍与应对

一、常见的睡眠障碍与应对

　（一）夜惊

　（二）梦游

　（三）梦魇

二、常见的情绪障碍与应对

　（一）暴怒发作

　（二）抑郁症

　（三）恐怖症

三、常见的言语障碍与应对

　（一）选择性缄默症

　（二）口吃

　（三）语言发育迟缓

四、常见的品行障碍与应对

　（一）攻击性行为

　（二）撒谎行为

　（三）破坏行为

五、常见进食障碍与应对

　（一）偏食挑食

　（二）神经性厌食

　（三）神经性呕吐

六、常见发育障碍及应对

　（一）屏气发作

　（二）注意缺陷多动障碍

　（三）自闭症

第1节　心理卫生概述

一、心理卫生的含义

（一）源起

1843 年，美国学者威廉·斯威策（William Sweetser）撰写了世界上第一部心理卫生专著，明确提出了"心理卫生"这一概念。1906 年，克朗斯托（Clonstow）的《心理卫生》一书出版，在社会上引起了较大的反响。至此，"心理卫生"一词开始被世人正式接纳并作为一门科学而出现。

1908 年，美国有位名叫 Clifford Beers 的大学生，其兄患癫病，他听说癫病会遗传，生怕自己也得这病,于是情绪紧张与焦虑,不久真得了精神病,住进精神病院。他目睹了精神病院中病人所受的折磨,不胜感叹。幸而住院三年后,症状消失而出院。出院后,决心为精神病人的待遇而呼吁奔走。他以个人的体会写了一本书,名叫《自觉之心》(*A Mind That Found Itself*)。当时美国哈佛大学著名的心理学者 William James 看了此书,大加赞赏,并为作序。美国精神病的奠基人、精神生物学的创始人 Adolf Meyer 看了此书,为此书作述,即心理卫生(Mental Hygiene),由此开始心理卫生活动,遍及世界各国。同年成立了"康涅狄格州心理卫生协会",次年成立"美国全国心理卫生委员会"。我国于 1936 年也成立了心理卫生协会,后因抗日战争而暂停,1985 年重新建此协会[①]。

(二) 心理卫生的内涵

心理卫生从心理学角度属于应用心理学范畴,从医学角度属于预防医学范畴。所以,心理卫生既是一门学问,也是一种服务工作,同时它还是一种心理健康的状态。

心理卫生也叫精神卫生[②],是指维护和增进人们的心理健康、预防心理疾病的发生以及矫治各种不健康心理的心理学原则、方法和措施。心理卫生的内容十分广泛,不同年龄阶段有不同的心理特点,心理卫生的内容也不尽相同。人在不同年龄阶段,各有一定的生理特点与心理特点,并且出现与之相联系的心理问题。根据不同年龄阶段的身心特点,有效预防一些心理冲突的发生,及时解决一些心理问题是心理卫生工作的主要目标。

(三) 学前儿童心理卫生

儿童心理卫生是一门新兴的科学,它是研究如何依据儿童的年龄特征和心理的个别特征给予良好的社会影响和教育训练,使儿童情绪稳定、意志坚强,具有良好的性格和社会适应能力,使身心得到全面健康的发展。

儿童期是人一生中身心各方面发展最迅速、最重要的时期。由于年龄小,经验与能力欠缺,极易受到各种不良因素的影响。如果儿童期的心理问题没有得到及时解决,将会使孩子在成长的过程中遭受挫折,影响其正常发育和健康,某些心理问题或心理障碍甚至会影响其一生。一些成年时期的心理异常、障碍和心理疾病,大多数起源于儿童时期,尤其是幼儿阶段在心理方面所受的不良刺激或不良影响,所以,必须加强儿童的心理卫生工作。儿童心理卫生的主要意义在于积极地维护和增进儿童的心理健康。

案例 1　20 岁的莉莉怀疑自己患上了抑郁症,求助于心理门诊。她"难以入睡,活着很痛苦","觉得生活没意思"。在单位和同事关系紧张,"即便发生争执,我都尽量选择沉默,但内心却又忍不住大喊大叫",有矛盾时,怕得罪同事,常常小心翼翼地表达,但自己很压抑委屈,烦躁不安,心紧得发痛,常常偷偷地哭。心理专家对莉莉进行面对面心理援助后发现,她是养父母抱养的,从 4 岁时她就为自己的身世所困扰,也常因自己的身世被邻居嘲讽,使得她从小自卑、胆小、多疑,害怕被人否定,害怕被人嫌弃。

分析:莉莉并非患有抑郁症,她的心结与她的身世有关。她害怕与别人亲密交往,是受早年被亲生父母遗弃的经历所带来的心理投射。曾被遗弃的经历是她不能决定的事,然而现在人际交往中,同样有许多关系是她无法决定的。人际关系令她觉得复杂,同样无法自己去决定,因此,她开始害怕将来和失去,导致她觉得自己是不够可爱、不够受人喜欢的,引发潜在的自卑感,在与人产生关联时,只看到自己

---

① 陈学诗. 中国心理卫生的沿革与任务[J]. 中国心理卫生杂志,2005,19(10):649—650.
② 金德初. 精神卫生与心理卫生语义析[J]. 中国医院管理,1988,8(5):48—50.

和他人的缺点,是她在给自己找理由逃避。①

二、心理卫生的目的与任务

早期的心理卫生工作主要围绕有躯体疾病和心理疾病的患者开展的,目的在于预防和治疗疾病,是一种狭义的心理卫生。当今社会,心理卫生工作的着眼点已经放在健康人的心理保健方面,即从个体生命刚刚诞生起,就开展加强心理保健工作,其目的在于从根本上消除对心理可能造成有害影响的根源,预防心理障碍和心理疾病的产生,促使人们的心理尽可能达到较高的健康水平。

心理卫生的目的是为了促进心理健康。其任务主要如下:

1. 宣传和普及心理卫生知识,提高人们的心理卫生意识。
2. 维护和增进人们的心理健康,提高人们的社会适应能力,预防各种心理疾病和不良行为的发生。
3. 帮助人们及早发现心理异常,积极治疗心理疾病。

三、儿童心理问题的早期发现及基本对策

(一) 儿童心理问题的早期发现

儿童的心理问题是指儿童心理活动异常及行为表现偏离常态的现象,如情绪不稳、爱发脾气、冲动、破坏、胆怯、害羞、忧郁、冷漠等。这些在情绪或行为上的偏异,程度轻重不等,较严重的心理问题,我们称其为心理障碍,如不良习惯、口吃、夜惊、梦游、遗尿症、多动症、攻击性行为、自闭症等等。

在儿童成长过程中,免不了会出现这样那样的问题,对此,我们首先应该考虑其年龄阶段发育的基本特点。因为有些问题是幼儿发展阶段中的年龄特征,随着其年龄的增长以及教育的实施,这些问题会逐渐地自行消失,不属于心理问题。例如,两岁以前的儿童经常出现尿床现象,是其生理发育不成熟所致,是正常现象,但是如果到了四五岁还尿床,就属于异常了,是一种心理障碍;又如,四个月以后的孩子吮吸手指是手口眼协调发育的正常现象,如果两岁以后还有此现象,就不正常了;六七个月的孩子出现认生现象,是孩子认知发育特点,如果两岁以后在交往中出现胆怯、害羞、恐惧等现象,那就是孩子的心理问题了。

所以,判断儿童心理是否正常的时候,首先必须结合儿童不同年龄阶段生理和心理发育的特征,并以此为基础,同时还要考虑到儿童所处的社会环境特点以及教育文化背景,甚至要借助有关仪器检查,综合地加以判断。成人应及早发现儿童的心理问题,及时进行分析,采取相应的对策,这对儿童一生健康具有非常重要的意义。

补充资料2-1

成人(家长和教师)判断儿童心理异常的根据

儿童的心理活动、言语功能、智力水平、学习能力及一般的运动技巧如何,与同年龄儿童相比,是否相适应、一致或较差。

---

① 资料来源 http://news. some. com/20090304/n262601127. shtml(被遗弃留心理阴影. 女子称生活没意思. 疑患抑郁症)

儿童的情绪的稳定性、协调性及反应性如何，是否适度。

儿童对自我认识、自我行为调节及控制能力是否较差。

儿童的社会适应能力如何，尤其在一个陌生的环境中，与同年龄儿童相比是否时间较长。

儿童能否遵守社会道德和社会规范。

（二）儿童心理问题的基本对策

根据具体的情况应采取相应的对策，一般有教育干预、心理治疗和药物治疗等等。

1. 改善儿童生活环境

改善儿童周围的环境条件，比如空气、饮水、居住、活动场所；改善膳食质量，注意饮食安全卫生；同时良好的家庭氛围和健康的社会文化环境也是儿童身心健康的重要保证。

2. 加强保健，促进身心健康

开展健康检测、合理喂养以及计划免疫、心理门诊等措施，使儿童健康成长。

3. 教育干预

培养良好的生活习惯和行为习惯，培养责任感、规则意识和任务意识，开展心理健康教育活动，让儿童初步学会适度地表达自己的情绪、情感以及如何进行社会交往等等。

4. 开展心理咨询，进行心理治疗

心理咨询是由受过专门训练的人，利用各种专业技术向来访者提供帮助。在汉语中"咨"是商量的意思，"询"是询问的意思，"咨询"是与人协商、忠告和帮助。现在咨询的含义已经远远超出了这个范围，还包括指导、交流、干预的意思。儿童的心理咨询需要家长参与，对问题进行准确的描述，帮助儿童进行心理行为训练，达到治疗的目的。

通过筛选等方式及早发现有心理障碍的儿童。不管孩子多大，只要出现行为异常、学习困难、睡眠障碍、性格缺陷、情感障碍、社交不良、性别角色偏差等问题，都应及时带他们到儿童心理门诊，接受心理治疗。

四、学前儿童心理健康的标志

（一）心理健康

关于心理健康的含义，迄今为止并没有一个公认的统一的界定。国内外诸多心理学、社会学、教育学专家给予心理健康不同的解释。综合各家解释，我们认为：广义上，心理健康是指一种高效而满意的、持续的心理状态；狭义上，心理健康是指人的基本心理活动的过程内容完整、协调一致，即认识、情感、意志、行为、人格完整和协调，能适应社会，与社会保持同步。

补充资料2-2

关于心理健康的不同释义

关于心理健康的确切含义，国内外并没有一个公认的统一界定。

1946 年第三届国际心理卫生大会认为："所谓心理健康,是指在身体、智能以及情感上与他人的心理健康不相矛盾的范围内,将个人心境发展成最佳的状态。"

《简明不列颠百科全书》对心理健康的定义是："心理健康是指个体心理在本身或环境条件许可范围内所能达到的最佳功能状态,而不是指绝对的十全十美的状态。"

精神医学者孟尼格尔(Karl Menninger,1945)认为："心理健康是指人们对于环境及相互间具有高效率及快乐的适应情况。不只是要有效率,也不只是要能有满足感,或是能愉快地接受生活的规范,而是需要三者具备,心理健康的人应能保持平静的情绪、敏锐的智能、适于社会环境的行为和愉快的气质。"

心理学家英格里斯(H. B. English,1958)给心理健康的定义是："心理健康是指一种持续的心理情况,当事者在那种情况下能进行良好的适应,具有生命力,并能充分发展其身心的潜能。"

社会学者玻肯(W. W. Bochm)的看法则是,心理健康就是合乎某一水准的社会行为,一方面为社会所接受,另一方面能为自身带来快乐。

根据我国儿童的心理活动特点,他们达到心理健康应具备以下六个心理品质[1]:

(1) 智力发育正常,即个体智力发展水平与其实际年龄相称。

(2) 稳定的情绪,尽管会有悲哀、困惑、失败、挫折等,但不会持续长久。

(3) 能正确认识自己,清楚自己存在的价值,有自己的理想,对未来充满信心。

(4) 有良好的人际关系,尊重理解他人,学习他人长处,友善、宽容地与人相处。

(5) 稳定、协调的个性,能对自己个性倾向和个性心理特征进行有效控制和调节。

(6) 热爱生活,能充分发挥自己各方面的潜力,不因挫折和失败而对生活失去信心。

具体心理健康状况,需要更具体、专业的心理测量。

(二) 心理障碍

心理障碍是对许多不同种类心理和行为异常的统称。它是指个体无法有效地按社会规范或适应的方式去适应环境的要求,从而表现出心理活动的一种异常状态。

心理障碍的判别标准,一般有人的经验标准、社会适应标准和统计学标准及症状与病因学标准。比如,一种心理活动在同等条件下若为大多数人所具有,则属于正常,若背离了大多数人的一般水平即社会常模,这种心理就是异常。又如,如果一个人身上表现出的某种心理现象或行为可以找到病理解剖或病理生理变化的依据,则认为人有心理障碍或精神疾病。

(三) 学前儿童心理健康的特征

对于学前儿童的心理健康,近年来国内外有不少教育工作者同心理卫生专家共同研究,他们对此提出了初步看法,认为一般心理健康的孩子有如下特点:动作发展正常、认知发展正常、情绪积极向上、人际关系融洽、性格特征良好、没有严重的心理卫生问题。具体表现为:

(1) 情绪稳定、愉快

---

[1] 资料来源:http://www.ci123.com/article.php/13216 育儿网。

能按时入睡,睡眠安稳,无夜惊少梦魇,无吮吸手指或咬物入睡的习惯;饮食习惯良好,不挑食、偏食,不过分挑衣拣穿;不经常无理取闹,动不动就哭泣、乱发脾气或损害玩具等。

（2）求知欲较强,乐于探索

语言表达能力同年龄相符,爱说话,无口吃情况;喜欢提问题并积极寻求解答;学习时或完成任何力所能及的任务时,注意力集中,不过分依赖别人的帮助。

（3）合群,乐于交往

在集体中愉快地生活,乐意与同伴交往,对他人有同情心和友好行为,不随便打人骂人,在家长或教师的指导下,愿意为集体做所能及的好事。

（4）诚实,不说谎话

有一说一,很少说不符合现实的话;不私自拿别人的东西或损坏别人的东西;做错事不隐瞒,能够承认错误。

（5）有自尊心和自信心

对称赞、表扬感到高兴,对批评、指责感到羞愧;爱做受人欢迎的事,不爱做遭人责骂的事;对人对事,不过分的胆怯、畏难、依赖等。

补充资料 2-3

五个调节情绪的方法[1]

"喜怒不形于色",强行压抑情绪的外露,会给人们的生理健康带来很大的危害。因此,不良情绪如果已经产生,就应当通过适当的途径排遣和发泄,千万不要闷在心里。

听听音乐:音乐能直接影响人的情绪和行为,节奏鲜明的音乐能振奋人的精神,使人激动、兴奋,而旋律优美的乐曲,则能使人情绪安静、轻松愉快。遇到忧愁、惊恐、烦恼时可听听轻音乐,可使你的忧愁、惊恐、烦恼烟消云散。

异地发泄:当你盛怒时,不妨赶快跑到其他地方,干一些体力活,或者干脆跑一圈,这样就把因盛怒激发出来的能量释放出来,气恼心情随之平静下来,怒气也会消失掉大半。

转移情绪:在不良情绪袭来之时,尽量做一些转换心情的事情,可以外出游玩,可以"学而忘忧"。

心理调整:不良情绪的心理调整方法比较多,如自我鼓励法、语言暗示法、疏导法。

理智消解:很多忧愁、惊恐、愤怒等不良情绪产生于对事物的错误认识。对于这类不良情绪,只要冷静地、理智地分析一下自己对事物的认识是否正确,是否确实可忧、可惧、可怒,分析明白了,不良情绪也就不解自消了。

五、心理健康教育

幼儿园教育是保育和教育相结合的教育。教师不能把保育狭义地理解为对幼儿身体的保护、关心、

---

[1] 杨建. "喜怒不形于色"损健康[J]. 科技致富向导(旬刊),2005(11):39.

照顾、营养及锻炼,还要注意幼儿心理过程的发展,重视心理卫生工作和心理健康教育。

心理健康教育是学前儿童健康教育的一个重要问题。肖汉仕(湖南师范大学公共管理学院心理学教授、应用心理学博士,博士研究生导师、中国全民健心网首席专家、全国优秀心理学工作者、全国心理健康教育十佳专家)认为心理健康教育又称心理素质教育,简称为心理教育或心育。它是教育者运用心理科学的方法,对教育对象心理的各层面施加积极的影响,以促进其心理发展与适应、维护其心理健康的教育实践活动。托幼园所要积极开展学前儿童的心理健康教育,为孩子营造良好的心理环境,培养孩子社会交往技能,改变儿童不良的习惯和行为,培养儿童优秀的品质,为儿童健康的人格打下良好基础。

因此,为幼儿心理的健康发展提供宽松和谐的环境,预防不健康的心理行为问题的发生,培养幼儿健康良好的个性是心理卫生的重要目标。

补充资料2-4

心理健康教育活动教案①

活动内容:心理健康——让自己高兴(大班)

设计意图:喜、怒、哀、乐之情人皆有之,但快乐作为一种积极情绪却是心理健康的重要标志之一。对于幼儿的成长尤为重要。愉快的情绪既来自成人的关怀呵护,更取决于幼儿自身的主观体验。在教育中,我们要让幼儿学会如何保持愉快的心情,并采取多种方法排解已经出现的消极情绪,为快乐的人生奠定基础。

活动目标:

1. 懂得情绪愉快有利于身体健康。初步学习正确的方式排解不开心的情绪。

2. 引导幼儿逐渐养成积极乐观的生活态度。

活动准备:4个木偶、一个开心枕

重、难点分析:学习正确的方式排解不开心的情绪。

活动过程:

一、感受快乐

拍手入场,进行开心碰碰碰的游戏。

二、开心与烦恼

1. 刚才玩得真开心,你们想想平时你还遇到过什么开心的事?

2. 开心的时候你会怎样?(用动作表现)

3. 除了开心的事,我们还会遇到一些不开心的事,谁来说一说你都遇到一些什么不开心的事?

4. 不开心的时候你会怎样?(用动作表现)

5. 你喜欢开心的自己还是不开心的自己?

小结:不开心就是生气,生气不仅不让人喜欢,还会对我们的身体产生坏的影响。生气的时候,人吃不下饭,睡不好觉,身体越来越差,所以我们要尽量不让自己生气,把生气这个坏习惯消灭掉。

---

① 资料来源:http://www.cnfirst.net/中国儿童教育网。

三、化解不开心

1. 消气商店：谁知道什么是消气商店？

2. 我们来看看谁来消气商店了？

3. 依次出示小动物，请幼儿帮他们想办法！

4. 你觉得消气商店好吗？为什么？

5. 如果你生气了，你会想哪些办法让自己消气呢？

小结：每个人都有生气的时候，你生气的时候，可以唱唱歌，跳跳舞，玩玩玩具，看看电视或者大声地哭一哭，这样你就能消气，让自己快乐起来。

四、让自己开心

1. 介绍开心枕。

2. 传递开心，让每个幼儿和"开心枕"抱一抱，亲一亲。

3. 说一说抱着"开心枕"有什么感觉？

4. 把开心枕送给其他人来感受一下开心的滋味。

第 2 节　学前儿童常见的心理、行为问题

一、常见的不良习惯

儿童不良习惯是指有些儿童在不良环境条件下或精神及躯体不适时，出现的某些刻板的、不良的习惯性动作，但并无其他精神异常，表现形式多样。有的吮吸手指、咬手指甲，有的拔毛发、重复性小动作（指突然、频繁、不自主地、无目的地抽动，如眨眼、牵嘴、耸肩、甩头发等），还有的咬被角、玩弄生殖器等。

（一）吮吸手指

约有75％左右的婴儿有吮手指的习惯，一般从3个月大开始，到2岁左右自行消失，2岁以后如果还出现"吮吸手指"动作就要算作不良习惯。如果孩子这种不良行为得不到及时纠正，就会形成顽固性的习惯。

1. 常见原因

突然断奶、饥饿、想睡觉、玩具乏味等。

2. 对策

合理喂养，培养孩子有规律的进食习惯，做到定时定量，饥饱有节；了解并满足孩子的生理、心理需求，多和孩子做游戏、做运动，分散对固有习惯的注意，保持愉快的生活情绪，使孩子得到心理上的满足。

（二）咬手指甲

咬手指甲是指经常控制不住地表现出用牙齿去咬手指甲的行为。咬手指甲是缓解或释放内心焦虑、紧张、抑郁的一种表现形式，大多发生在3岁以上儿童。指甲是病菌滋生的场所，经常咬手指甲，不但会导致口腔、消化道感染，而且可能造成牙列不齐、甲沟炎等，随着年龄的增长，还有可能造成儿童自

卑、胆怯、紧张等不良情绪。

1. 原因

情绪紧张、焦虑不安或自卑沮丧。其根源可能是受关注不够或缺乏安全感。

2. 对策

消除引起紧张、不安的因素;多关心孩子,给孩子安全感;多陪孩子参加游戏活动;要培养孩子良好的卫生习惯,常修剪指甲。总之,越早发现越好纠正。发现孩子咬手指甲,要转移其注意,忌体罚、大声训斥、强行将孩子的手指从嘴边拉开。对大一点的孩子,可以讲道理告诉他们咬指甲的危害及不良后果,使其加强自我意识,增强自制力,慢慢改掉不良习惯。

案例2 菲菲今年三岁半,水汪汪的大眼睛很可爱,就是胆小、害羞,最让老师头疼的是她经常咬手指甲:听故事时咬、饭前咬、睡午觉时咬得更厉害。每当此时,老师总是走到她身边,将她的手指从嘴边拉开,但不一会儿她又不由自主地咬了起来。据其妈妈讲,菲菲从小爷爷奶奶带,到上幼儿园时才回到爸爸妈妈身边。妈妈早就发现了她咬手指的习惯,不止一次打孩子的手、批评、斥责,还往菲菲手上抹紫药水、苦味剂,但都没有效果。

分析:缺少安全感是菲菲咬手指甲的主要原因,她通过咬手指甲来缓解内心的焦虑不安。当发现孩子咬手指甲时,强行把手从嘴里拉开、打骂、斥责只会加重孩子内心的不安、恐慌,不利于孩子不良习惯的纠正。

(三) 夹腿综合征

夹腿综合征也叫习惯性阴部摩擦,是指儿童用手抚弄自己的性器官或将两腿交叉上下移擦,或骑坐在某些物体上活动身体,摩擦阴部,引起面红、眼神凝视、表情紧张、出汗、气喘等不自然的现象。

1. 原因

大多是生殖器不洁或局部疾病引起瘙痒而致。也有的孩子是缺少玩具和令他感兴趣的活动或是没有困意,无聊而致。

2. 对策

首先,成人(父母、教师)要正确对待孩子的这一行为,不是道德品质问题,和咬被角、摸肚脐等一样只是不良习惯。所以,一旦发现孩子有此行为,要利用多种方法转移其注意力,忌打骂孩子,更不能歧视孩子。

其次,查明诱因,"对症下药"。若是不洁瘙痒,请经常温水清洗外阴;若是炎症,请去医院就诊治疗;若是包茎、包皮过长,应遵医嘱,采取适当的措施。

第三,多让孩子参加有益身心的游戏活动。多和孩子游戏,让孩子多运动,避免孩子无所事事。同时游戏、运动后,孩子疲劳感增强,困意浓,便于安静入睡,避免不良习惯的发生。

案例3 乐乐和笑笑都是中班的幼儿,两个孩子都有一个共同的问题——习惯性阴部摩擦。在玩跷跷板、玩充气橡胶跳马时,利用玩具与阴部的接触来回摩擦;中午和晚上睡觉时常常用手玩弄生殖器。乐乐的妈妈发现后,采用轻轻提醒,给她玩具、饼干等方法或睡前讲故事、穿宽松的内衣等纠正;笑笑的妈妈发现后,很是生气,采用恐吓、惩罚措施,比如不给她玩新买的玩具、不带她去游乐场等方法,让孩子吸取教训,改正错误。

分析:两个家长对孩子的行为反映她们对小儿习惯性阴部摩擦的认识和态度。乐乐妈把小儿阴部摩擦当作了不良习惯,给予分散注意、消除诱因等正确做法;笑笑妈把小儿阴部摩擦看作是孩子品行不好,采用恐吓、惩罚错误做法,问题会越来越严重,甚至会导致孩子为避开大人偷偷进行。

二、常见的情绪问题

儿童时期的情绪问题发生率较高,常以哭闹、乱发脾气、易怒、情绪化、胆小、焦躁不安、不说话、执拗等为主要表现。

(一) 爱哭

哭是一种消极的情绪反应,是一种非常复杂的心理、生理现象,是儿童表达需要和内心体验的一种方式。

1. 原因

生理原因:哭是婴儿的本能反应,是表达感情、对外界刺激反应的重要方式。不同的哭声表示自己不同的需求和反应,有些婴儿过多哭闹,亦是疾病的信号。3岁以后,随着语言表达能力的提高,哭闹现象会逐渐好转。

心理原因:先天气质类型属于难养型,情感脆弱,遇事爱哭。语言表达能力较差,无法正确表达自己的愿望,着急爱哭。

不良的教养方式:过于“关爱”孩子,有求必应、“有哭必抱”,使孩子的语言表达应用能力无法成长,于是惯用哭闹动作来表达。

另外,身心发育较迟缓的孩子比同龄人爱哭。

2. 对策

首先,弄清楚孩子真哭、假哭的原因,从而采取有针对性的措施使其停止哭泣。其次,教给孩子正确表达自己需求的方法,不给孩子通过“哭的手段”达到目的的机会。

(二) 爱发脾气

当人们的主观愿望与客观现实相悖时就会产生敌意、愤怒等消极的情绪。发脾气是指儿童在受到挫折或愿望无法实现时哭叫吵闹的现象。孩子发脾气是一种宣泄内心不满、愤怒的方式,在各年龄阶段均可出现,以学龄前儿童为最常见。

1. 原因

首先,学前儿童控制自己情绪的能力还不健全,特别是处在第一反抗期的孩子,表现更为突出。其次是不良的教养方式所致,如盲目娇惯,孩子想干什么就干什么,稍不满足就不满、发火,或者过于严格,孩子情绪压抑易形成坏脾气。

2. 对策

首先,给孩子树立正确的榜样,当孩子发脾气时,家长不要怒不可遏或又打又骂,否则就是给孩子树立了一个负面的榜样。其次,冷静处置,尤其对于处在反抗期的孩子,要正确引导,既要有耐心、爱心,又不能由着孩子的性子胡来。

(三) 分离焦虑

分离焦虑是孩子离开亲密照顾者时(如母亲)出现的一种消极的情绪体验。与亲近人分离、周围环境的陌生等都能引发孩子喊叫、哭闹,这是孩子寻求安全的一种有效的方法,对生存和适应具有特殊意义。入园焦虑是分离焦虑的典型表现。但长时间焦虑,容易使孩子抵抗力下降,所以,刚入园的孩子易感冒、发烧、肚子疼等。

约翰·鲍尔比的婴儿分离焦虑三阶段[①]

约翰·鲍尔比通过观察把婴儿的分离焦虑分为三个阶段：

反抗阶段——嚎陶大哭，又踢又闹；

失望阶段——仍然哭泣，断断续续，动作的吵闹减少，不理睬他人，表情迟钝；

超脱阶段——接受外人的照料，开始正常的活动，如吃东西、玩玩具，但是看见母亲时又会出现悲伤的表情。

1. 原因

源于婴儿的依恋行为，与孩子的不安全感有关。看不见亲近的人、新的陌生的环境、陌生人等都能使孩子内心不愉快、不安，从而害怕、焦虑。

2. 对策

首先，降低亲子依恋度，培养孩子"独处"的经验和能力。其次，针对入园焦虑，应提前熟悉托幼园所环境，使孩子重新建立新的依恋对象，如教师。第三，多和孩子交流，倾听孩子诉说。切忌采取简单、粗暴的训斥、恐吓的方法强制孩子终止宣泄心中的不满与紧张不安。

三、常见的不成熟问题

学前儿童身心正处在发育过程中，本来就是不成熟的。这里的不成熟问题并不是指孩子没有长大，而是指在生理年龄上已经达到了该年龄阶段，可是在心理发育上却没有达到同样水平，在日常生活中表现出自我中心、自私自利、过度依赖、回避、退缩等行为问题。

(一) 自我中心

儿童自我中心是指在任何情况下都从自身角度考虑问题，认为周围的人和事物都跟自己密切相关，说话、做事只顾自己的兴趣和需要，不考虑他人且与同伴之间的交往存在不合群、不关心别人、任性等诸多问题的现象。自我中心的孩子不同程度地表现出自私任性、攻击性行为、不尊重长辈、独占欲强、缺乏同情心等情况。

1. 原因

主要是儿童自我意识发展的问题，自我中心是儿童早期自我意识发展的一个必然阶段。也与父母不恰当的教养方式有关，如溺爱、过度保护、封闭等。

2. 对策

首先，必须改变不正确的家庭教养方式，因为过度保护、溺爱会强化孩子的自我中心意识。其次，可以

[①] 约翰·鲍尔比(John Bowlby，1907—1990)英国精神病学家、心理学家，母爱剥夺实验和依恋理论的创始人。主要著作有为世界健康组织写的报告《母亲的关怀与心理健康》(1951)及三部曲《依恋与失落》(《依恋》(1969)、《分离、焦虑和愤怒》(1973)、《失落、悲伤及抑郁》(1980)。

采用有目的的教育教学活动,帮助孩子形成正确的自我认识,引导孩子设身处地地想到别人,体验合作、分享的快乐。皮亚杰认为,让幼儿参加集体活动是克服幼儿自我中心的最好办法,而集体游戏效果更佳。

(二) 过度依赖

过度依赖是指儿童在行为、情感、活动上独立性不足,过分依赖父母或他人的行为。一般分情感性依赖和任务性依赖两种类型,前者是指寻求他人对自己的友好反应和情感上的支持,多发生于婴幼儿期,女孩多见;后者主要是指为完成任务或达到某一目的而寻求帮助,多发生在学龄期儿童,男孩多见。

1. 原因

不良的教养方式是造成孩子过度依赖的主要原因,如父母照顾孩子的日常生活和学习,无微不至、包办代替、有求必应等。另一个重要原因是过度依赖的孩子往往缺乏安全感和没有自信心,不敢独自做事,总想向他人寻求帮助。

2. 对策

首先,要改变不良的教养方式,从小培养孩子的独立性,提高其独立生活和独自完成任务的能力,从而增强自信及克服困难的决心。其次,要循序渐进,多鼓励孩子的探索和进步行为,一点一点增强孩子的自信。

案例4 军军是中班的幼儿,从小就是家中的"小太阳",全家人都围着他转,"饭来张口,衣来伸手"。在幼儿园,他吃饭特别慢,总得老师喂,每天都是最后一个吃完;脱衣服也慢,穿衣服需要老师帮忙,让他自己穿时,他就哭;不管干什么,遇到困难,不是放弃,就是哭泣,总是等待家长、老师的帮助才能进行下去。

分析:军军是典型的任务性依赖,任务性依赖主要是由不正确的教养方式造成的,这样的孩子往往自信心不足。从小过度保护,没有建立自信的过程,所以,放开手让孩子去体验这个世界的美好,是孩子克服依赖、学习独立的最好办法。

(三) 退缩行为

退缩行为是学前儿童发育过程中常见的心理问题,是指无特殊原因而退缩不前、胆小、孤独、害怕、局促或焦虑等行为问题,且很难适应新的环境。患儿中女孩多于男孩。

1. 原因

患儿先天适应能力差、后天抚养教育不当以及生活环境变化等。

2. 对策

首先,改变不良的教养方式,不溺爱、不粗暴,多参加社会活动,多给孩子提供交往的机会。其次,不能强迫孩子适应新环境、接触陌生人等,要循序渐进,不要急于求成,给孩子慢慢适应的时间。

第3节 学前儿童常见的心理、行为障碍与应对

一、常见的睡眠障碍与应对

儿童的睡眠障碍主要指儿童在睡眠过程中表现出的异常行为,如夜惊、梦游、梦魇、遗尿、遗粪等问题。

(一) 夜惊

夜惊,又称为夜惊症、睡惊症。是指儿童睡眠中出现的短暂性惊扰症状(惊恐反应)。夜惊常发生在儿童刚刚睡眠后的1—2个小时之内,往往突然惊醒,瞪眼坐起或下床乱跑,惊恐万分,面色苍白,瞳孔扩大,呼吸急促,大汗淋漓,脉搏加快,历时1—2分钟或更长,发作后又复入睡,醒后对发作不能回忆。该症约见于3%的儿童中,男童略多于女童。可发生在儿童的任何时期,但以4—7岁为多见,青春期以后少见。

1. 原因

白天受惊吓或紧张不安、焦虑是主要因素。有的患儿是由鼻咽部炎症或肠道寄生虫所致,如鼻炎、蛔虫病等;也可能与不正确的睡眠姿势有关,如蒙头睡觉、胳膊压迫心脏等,这些都有可能使氧气供应不足,发生夜惊。另外,若体内缺钙,也会引发夜惊。

2. 对策

首先,检查是否缺钙,是否患有鼻炎、寄生虫病等,及时治疗相关疾病。其次,避免恐吓孩子,避免听紧张恐怖的故事和观看紧张恐怖的影视内容。第三,日常生活要有规律,消除紧张因素,同时注意培养儿童的勇敢精神。

(二) 梦游

梦游,又称梦游症、夜游症,俗称"迷症",是指睡眠中突然爬起来进行活动,表情茫然、意识蒙眬,甚至喃喃自语,而后又睡下,醒后对睡眠期间的活动一无所知的症状。梦游多出现在儿童时期,约1%—6%的儿童偶有梦游现象。梦游症多发生于睡眠最初的2—3小时内,持续时间一般5—30分钟,发作后有可能意识转为清醒,也可能继续入睡。据统计,梦游症的发生率约占一般人口的1%—6%,男多于女,小儿多于成人,常有家族史。本病发作次数不定,可隔几天、几十天发作一次,亦可一夜发作数次。

1. 原因

梦游症的病因尚不十分清楚,多属于功能性变化,少数可由器质性病变引起,如癫痫合并梦游等。多数可在数年后自愈,因而推测与小儿中枢神经系统发育不完善有关。

2. 对策

消除患儿行进途中的不安全和危险因素,避免患儿过于劳累和紧张不安。

(三) 梦魇

梦魇,俗称"鬼压床",指在睡眠时因梦中受惊吓而喊叫;或觉得有什么东西压在身上,不能动弹;突然惊醒时,在肌肉神经还未醒时,就会出现神志清晰而动弹不得的现象。梦魇在儿童中很常见,最多见于3—7岁的儿童。梦魇和夜惊、梦游不同,惊醒之后,能生动地回忆起噩梦的内容。

1. 原因

多数是因为压力比较大、过度疲累、作息不正常、失眠、焦虑所致,也有一部分是睡姿不正确引起的,比如在睡觉时把手放在胸前,压在心脏上,在不知不觉中会感到呼吸困难,形成梦魇。另外,仰睡和卧睡也容易引起梦魇。

2. 对策

首先,科学安排孩子的作息时间,避免身心疲劳;其次,减轻孩子的心理压力和引起紧张不安的因素,避免看恐怖的影视,听恐怖的故事;纠正孩子不正确的睡眠姿势,提倡右侧卧位睡眠。另外,随着年龄的增长,梦魇的发作会自然减少或消失。

二、常见的情绪障碍与应对

儿童情绪障碍在过去又叫儿童神经症,是以发怒、焦虑、恐惧、抑郁为表现的一种疾病,也是儿童期比较多见的心理疾病之一。主要表现为忧虑、恐惧、自卑、自闭、压抑、自伤、发怒、情绪不稳定、冷漠、敏感多疑、强迫行为等等。

(一) 暴怒发作

暴怒往往发生在受到挫折或者某些要求得不到满足的情况下,表现出的强烈的情绪波动,如哭闹、不服从、喊叫、地上打滚、用头撞墙等短时间内无法通过劝说而停止的行为。暴怒发作在学前儿童中比较常见,男女都可能发生,没有明显的性别差异,发生率在5%左右。有部分儿童表现程度比较严重,发作过于频繁,成为一种情绪障碍。

1. 原因

主要是神经系统的发育不完全、不成熟,所以,其情绪反应往往具有不稳定、容易被诱发、容易外露以及难以自控等弱点。当然,儿童的暴怒发作也可以通过模仿和学习他人而获得。

2. 对策

首先,正确对待儿童的暴怒发作,预防为主,不要过于溺爱和迁就儿童的不合理要求;其次,帮助孩子学会合理宣泄消极情绪的方法,比如倾诉、运动等,也可放置宣泄沙袋等器材供患儿使用;对于少数暴怒发作行为较为严重的儿童,应该给予行为治疗,比如冷处理、阳性强化(代币法)等。

(二) 抑郁症

抑郁是一种常见的消极情绪反应,突出特点是心境悲观、态度冷淡、自身感觉不良、多有自责现象。儿童抑郁症是起病于儿童或青少年期的以情绪低落为主要表现的一类精神障碍,一般分外向型症状和内向型症状。前者是以扔东西、发脾气、烦躁不安等为主的"不安定状态";而后者则不爱与人交流、独自发呆。美国研究者的调查表明抑郁在儿童中的发生率为0.4%—2.5%。

成年人抑郁症常见的表现有体重减轻、食欲下降、睡眠障碍、自卑和自责等。自卑和自责在儿童、青少年抑郁症中不常见;相反,激惹、发脾气、离家出走、学习成绩下降和拒绝上学却十分常见。学前儿童主要表现为对游戏不感兴趣,并不断有自卑、自责、自残或发脾气、烦躁不安等行为。

补充资料 2-6

儿童、青少年抑郁症的识别率低,诊断难度大①

抑郁症患者是"世界上最消极悲伤的人"。临床表现有其特点:1. 情绪波动大,行为冲动。2. 部分儿童还表现为不能准确表达内心的感受,如愤怒和沮丧等。3. 不同的年龄段各有特点:研究发现,3—5岁学龄前儿童主要表现特点为明显对游戏失去兴趣,在游戏中不断有自卑、自责、自残和自杀表现;6—8岁的儿童主要有躯体化症状如腹部疼痛、头痛、不舒服等;其他有痛哭流涕、大声喊叫、无法解释的激惹和冲动;9—12岁儿童更多出现空虚无聊、自信心低、

① 吴歆,刘芳. 儿童、青少年抑郁症的诊断和治疗进展[J]. 中国儿童保健杂志,2008(2):76—78.

1. 原因

最常见的原因是患儿在家庭中受到歧视或虐待或管教过于严格,心情长期压抑所致。也有的患儿是由于生活单调,缺乏与其他孩子交往的机会,思想闭塞,情绪压抑,沮丧、消沉。

2. 对策

首先,建立良好的亲子关系,减轻不良的心理压力和消极情绪。其次,丰富孩子的生活,提供和同龄小朋友交往的机会。第三,心理治疗。心理治疗在儿童抑郁症中能起到重要的作用,常用的有支持性心理治疗、行为矫正治疗、认知治疗和家庭治疗。其中支持性心理治疗使用较普遍,治疗前要熟知患儿的情况,并建立起信任关系,对患儿所表现的困惑、疑虑、恐惧不安、发脾气、冲动和痛苦给予充分的尊重、理解、同情,在此基础上反复劝导、鼓励以减轻患儿的怀疑、恐怖、焦虑紧张和不安。第四,药物治疗。对学龄前儿童一般推荐用抗焦虑药,对减轻焦虑紧张恐惧等症状有良好的效果。

(三) 恐怖症

害怕是一种智能表现,遇到危险产生恐惧也是人的正常心理。儿童恐怖症是对于一些没有危险或基本没有危险的东西感到害怕,且十分突出,由于强烈的恐惧而出现惊慌、回避、退缩行为,有时伴有心跳加快、心慌、出汗、脸色发白、尿频,甚至出现瞳孔散大等植物神经症状的现象。

常见的恐怖一般有特殊恐怖和社交恐怖。前者如动物恐怖、自然环境恐怖、注射与血液恐怖、广场恐怖、疾病恐怖等;后者主要是害怕当众说话和表演、拒绝参加集会、不敢面对学校领导与权威人物、回避需要对陌生人讲话或交流的社会交往等。

1. 原因

儿童恐怖,多数是经历或目睹了意外事件,有切身的痛苦经历,即"一朝被蛇咬,十年怕井绳"。也有的是遗传因素,即受到先天气质的影响,个性内向,从小胆怯、依赖性强。

2. 对策

首先,多带孩子参加快乐的集体游戏活动,鼓励孩子大胆尝试。其次,要给予这些孩子更多的爱心、耐心,帮助孩子渡过难关。第三,对于痛苦经历形成的恐怖,最好采用系统脱敏法进行心理治疗。

案例5 生活中有的人不敢乘坐电梯,不敢站在阳台上,更不敢坐飞机,否则会头晕目眩、心跳加速,这就是恐高;还有一种人,他们看到类似莲蓬、蜂窝这样多孔洞的物体或图片时就会百爪挠心、头皮发麻,唯恐避之不及,这是密集恐惧的典型症状。其实,恐怖症无处不在,不同的是有人恐高,有人恐尖锐,有人恐黑暗,有人恐密集,有人恐交往,有人恐旷野。

点评:小婴儿学会爬时天不怕、地不怕,直到九个月左右,开始害怕从高处坠落,原因是学会爬行后,他们变得越来越依靠视觉获取信息,帮助他们在环境里移动;那些让人不适的密集画面与自然界中有毒动物身体上的花纹具有同样的视觉特征,和恐高一样是人类逃避危险的一种本能。克服恐高最简单的办法就是闭上一只眼,这样可以让肌肉取代视觉来调节身体的平衡系统;克服密集恐惧就应当反复地看各种密集图片直到对此产生麻木。

帮助孩子克服恐惧心理的亲子游戏

（一）停电演习游戏：针对幼儿怕黑，在室内进行的适应黑暗的游戏。

条件：晚上

步骤：1.妈妈带孩子到某一个房间，爸爸先悄悄关闭家里的电视、电脑等电器，模拟保险丝故障或漏电（也可以用关灯来表示，注意不要让孩子发现）。2.爸爸妈妈和孩子一起找手电或蜡烛。3.找到手电或蜡烛之后，演示给孩子看查找电路故障的方法："啊！是保险丝断了，我们换一根就ok了"、"原来是插座漏电了，看，推上漏电保护开关就没事了！"，"太好了，来电了！" 4.当然，除了自己动手之外，还可以电话求助物业或电力部门上门维修，你可以告诉孩子紧急维修的电话怎么打，在电话里怎么向接线员说明情况等。5.演习结束后，还要记得叮嘱孩子，注意用电安全。

（二）"恐怖碗"游戏：针对幼儿认为屋内有阴森恐怖、张牙舞爪的"鬼"，不敢一人在屋，不敢独自睡觉的游戏。

准备：20个左右的大葡萄、小号橡皮手套1个、大碗3个、铝箔纸3张

步骤：1.先烧开热水放入通心粉。然后用冷水将煮好的通心粉泡一下，伪装成"肠子"。2.在煮通心粉的过程中，爸爸和孩子剥20个左右的葡萄，伪装成"眼球"。3.橡胶手套内装上水并在"手腕"处打个结，这样水就不会跑出来，伪装成"断手"。4.让孩子把上述几样东西分别放到大碗里，然后用铝箔纸将碗口封住并让孩子在铝箔上戳出一个拳头大小的洞。5.将大碗放到黑暗处，让孩子去吸引第一个"受害者"，比如妈妈，来到恐怖碗前。请妈妈将手伸入碗中感觉一下摸到的东西，猜一猜碗里放的是什么。妈妈可以假装吓一跳：摸到了眼球、断手。爸爸这时可以鼓励孩子对每个碗里的东西进行描述：葡萄、手套、通心粉。通过看到人们对完全不存在的事物的恐惧表现，孩子将会对自己的恐惧有新的认识，不再害怕这些曾经虚拟的事物。

点评：用做游戏的方法驱赶孩子的恐惧心理相当有效。家长应针对孩子的恐惧对象去设计游戏，让孩子在轻松的气氛中认识恐惧对象，消除内心的恐惧。

三、常见的言语障碍与应对

言语发展与儿童神经系统发育、生活环境以及教育学习条件密切相关，儿童的语言发展有连续性和阶段性发育的特征。儿童常见的言语障碍主要表现为语言发育迟缓、缄默不语、鹦鹉学舌、语音语调特异变化、口吃等。

（一）选择性缄默症

选择性缄默症是小儿在言语获得成功之后，因精神因素而出现的、在某种场合下沉默不语的症状。发音器官没有器质性病变，而是社会功能性行为的问题。在言语表达上与场景和对象有着鲜明的选择性，所以叫选择性缄默症。起始年龄多在3—5岁，多见于女孩。

1. 原因

自我保护的一种方式。多数是个性敏感,环境陌生或突变使其紧张、没有安全感;也有的是家、园受关注有落差而内心产生挫败感。

2. 对策

不要过分注意孩子的语言表现,不要勉强孩子说话,避免增加精神负担,可采用忽视的方法,解除患儿的心理矛盾,鼓励参加集体活动,以逐渐消除对陌生人和新环境的紧张情绪。

(二) 口吃

口吃,俗称"结巴",是指说话时言语中断、重复、不流畅,并伴随摇头、跺脚、歪嘴等动作的状态。口吃是儿童期常见的语言障碍,患病儿童约占儿童总数的 5%。一般 5 岁以前发病,如果在幼儿期不纠正,有时口吃可伴随终生。

1. 原因

生理原因:由于呼吸肌、喉肌及其他与发音有关的器官紧张与痉挛造成口吃。

心理原因:突然精神刺激,如环境突变等,会使心理过分紧张而导致口吃。

生理、心理原因:5 岁以前的孩子词汇较少,表达时因一下子找不到适当词汇,加之发音器官尚未成熟,对某些发音会感到困难,而神经系统调节言语的机能又差,由此形成口吃。

社会习得:口吃的感染性很强,由于儿童的语言机能还不完善,很容易受到有口吃人的影响,模仿有口吃的人讲话,久而久之形成口吃。

2. 对策

首先,成人和孩子说话时要正确示范,及早发现孩子的口吃现象。其次,正确对待孩子说话不流畅现象,不要过分关注,更不要耻笑、批评。第三,消除导致孩子紧张的因素,不要强迫说话。第四,必要时进行专门的语言训练,帮助孩子树立治愈口吃的信心,营造轻松愉快的生活与语言环境,以减轻他对口吃的注意力。

(三) 言语发育迟缓

言语发育迟缓是指由各种原因引起的儿童口头表达能力或语言理解能力明显落后于同龄儿童正常发育水平的现象,包括表达型言语障碍和感受型言语障碍两种。

1. 原因

智力低下、听力障碍、发音器官疾病、中枢神经系统疾病、语言环境不良等因素均是儿童语言发育迟缓的常见原因。

2. 对策

主要对语言进行特殊训练。语言训练的重点是模仿他人讲话,父母最好也参与训练。表达型语言障碍者,不经治疗也能随年龄增长逐渐获得语言能力,但早期干预仍然是必要的;感受型语言障碍者,重点在于训练患儿对语言的理解、听觉记忆及听觉知觉等方面的能力,专门训练后语言能力可有不同程度的恢复,但预后仍较差。

案例6 别人家的孩子 1 岁左右就开始牙牙学语了,可媛媛今年快 3 岁了,心里明白就是不开口说话。妈妈很着急,但媛媛的奶奶说:贵人说话迟,这是"大器晚成",说话越晚越聪明,孩子长大肯定有出息。真的是"贵人说话迟"吗?

点评:媛媛是言语发育迟缓,属于表达型言语障碍。她听力没有问题,可能发音器官存在缺陷,如舌系带过短等;也可能是奶奶的"贵人说话迟"经常挂在嘴边,久而久之,孩子听习惯了,就不愿开口了。"贵人说话迟",没有科学依据,若不注意会错过孩子语言发展的关键期。家长一定要警惕!

四、常见的品行障碍与应对

儿童品行问题是指儿童反复出现违反与其年龄相应的社会道德准则或纪律,侵犯他人或公共利益的行为,包括反社会性、攻击性和对抗性行为。品行障碍分为攻击型和非攻击型,前者如挑衅、骂人、打人、破坏公共或他人财产、打架斗殴、行凶放火、夺取钱物等;后者表现为热衷于说谎、多次离家、夜间不归、不听劝导、无端逃学、屡犯偷窃等。

(一) 攻击性行为

攻击性行为指的是当儿童遭受挫折、欲望得不到满足时显得焦躁不安,进而采取打、骂、咬、抓、踢、冲撞他人及抢夺、扔东西等方式,引起同伴或成人与他对立和争斗的行为。儿童的攻击性行为可以针对同伴,也可针对教师和父母。攻击性行为以学龄前儿童最为常见,到学龄期日渐减少。

1. 原因

主要是社会习得,通过观察别人的攻击行为模仿学习而成,也与父母的教育方式和期望有关。另外,精力旺盛、不会交往也是可能原因。

2. 对策

首先,重视成人的榜样作用,言谈举止、为人处世给孩子正面示范。其次,树立科学的儿童观,采取正确的家庭教养方式,避免打骂、惩罚儿童。第三,帮助幼儿重建自我认识,耐心帮助孩子,增强"我是好孩子"的自信。第四,教给孩子合理宣泄不良情绪的方法。

案例7 某幼儿园中班小朋友里里,上课时,他玩玩具;喝水时,他把水吐到别人身上;游戏时从来不守规则,推拉别人。当听到小朋友叫他的名字,他就打人、咬人,常常打伤、咬伤别的小朋友,简直就是个"小霸王"。老师为了班级其他小朋友的安全,也为了避免其他家长告状,干脆把里里放在旁边,吃饭、活动时自己用一个桌子。

点评:里里是典型的针对同伴的攻击性行为。老师为避免"麻烦"单独管理里里,会造成"我是坏孩子"的心理,不利于帮助孩子成长。老师应当多和家长沟通,了解孩子产生攻击性行为的原因,采取有针对性的措施,纠正孩子不良行为。

(二) 说谎行为

说谎也叫撒谎,是指儿童有意或无意地讲假话。据调查,我国大约有50%的孩子从3岁开始说谎,9岁的孩子70%以上说过谎。可见,说谎是儿童普遍的行为,无性别差异。

1. 原因

无意说谎:心理发育水平低,分不清事物的真假,混淆想象和事实。

有意说谎:有的是为了逃避惩罚,有的是为了获得益处。

2. 对策

首先,成人正确看待小儿撒谎,区分想象和说谎,区分有意说谎和无意说谎,耐心细致引导孩子。其次,提倡良好的教养方式,鼓励孩子说实话,培养诚实守信的良好品质。第三,重视成人的榜样作用,言行、举止诚实,态度诚恳,不说谎话。

案例8 瑶瑶今年4岁,她总爱"信口雌黄"。一会儿告诉老师"今天姥姥说来接我",一会儿又说"老师,我和爸爸妈妈坐大飞机了,飞机可大了,飞得很高"等等。实际上,每天都是爸爸来接她,她根本没有坐过飞机。原来,瑶瑶从小是姥姥带大,上幼儿园时才接回爸妈身边,与姥姥感情较深。关于坐飞机之事,是因为近期爸爸妈妈商量准备回老家,讨论过是坐飞机还是坐火车。

点评:幼儿有时会把幻想、愿望与现实混合在一起,分不清自己的想象和现实之间的界限,把自己希望得到的东西当作已经得到的东西,以假当真,常常无意识和不自觉地"说谎",这与品德行为无关。同时,"说谎"时不会伴随紧张、内疚、恐惧等情绪体验。

(三) 破坏行为

破坏就是毁掉原本完好的东西。儿童破坏性行为是因生理、心理偏差而产生的行为问题,如打碎物品,拆解玩具、摔坏玩具、撕书、扔东西等等,可分无意破坏和有意破坏。

1. 原因

无意破坏:主要是手部肌肉骨骼发育不完善,动作灵活性、准确性较差,注意力不易集中、协调性不好。另外,孩子好奇心强,喜欢探索。

有意破坏:受到挫折或极度烦躁时发泄不满情绪。

2. 对策

针对无意破坏,要训练孩子手抓、握、拿、端等动作的灵活性和准确性以及注意力和动作的协调能力。满足孩子探索的欲望,满足孩子的好奇心,给孩子购置可拆装的玩具及钳子、螺丝刀等工具。要警惕有意破坏,要耐心引导和帮助,避免发展成严重的行为问题。

五、常见进食障碍与应对

进食障碍指的是与心理障碍有关的、以进食行为异常为显著特征的综合征。狭义上主要指神经性厌食、神经性贪食、神经性呕吐,广义上还包括偏食、挑食、拒食和异食癖。

(一) 偏食(挑食)

偏食(挑食)是指儿童不喜欢或不吃某一种食物或某一些食物,是一种不良的进食行为。

1. 原因

主要是受家长及周围人的不良影响。有的是对食物的特殊味道、颜色、口感等内心排斥,也有的是食物的烹调滋味不能引起食欲或难以下咽。

2. 对策

首先,父母要言传身教,为孩子树立好的榜样。其次,要改变食物的烹调方法,去除异味,做到色香味形俱全,引起孩子食欲。第三,在孩子味觉发育的关键期,如添加辅食时,尝试各种食物的味道,能有效避免长大后的偏食、挑食。

(二) 神经性厌食

儿童神经性厌食是一种比较复杂的进食障碍,主要表现为对食物不感兴趣,缺乏食欲,食量少,经常回避或拒绝进食,若强迫进食则立刻呕吐。一般而言,婴儿较少有厌食行为,幼儿则经常表现为不主动或不好好吃饭,多见于女孩。

1. 原因

该障碍确切病因尚不明确。有的是疾病影响,如消化性溃疡、急慢性肝炎、急慢性肠炎、长期便秘等都可引起厌食;有的是药物影响,如红霉素、氯霉素、磺胺类药物等也可导致厌食;有的是喂养不当,不良的饮食习惯会逐渐降低小儿食物中枢的兴奋性,引起小儿神经性厌食。

2. 对策

主要是消除上述各种不良因素,帮助儿童建立进食时的愉快情绪,促进胃肠道腺体的分泌功能和消化功能,增加食欲。

(三) 神经性呕吐

神经性呕吐又称心因性呕吐,以反复发作的呕吐为特征,无器质性病变作为基础,常与心理社会因素有关。患儿一般在进食完毕后,出现突然喷射状呕吐,无明显恶心及其他不适,不影响食欲,呕吐后可进食,多体重不减轻,也无内分泌紊乱现象。

1. 原因

各种因素导致的精神紧张、情绪混乱,如突然与父母亲分离,强烈的刺激,亲人死亡等等。

2. 对策

主要依靠发现与解决不良的心理因素,药物的对症治疗作用较小。还要合理安排患儿生活,加强体育锻炼,保证充足睡眠。同时,家长不要过分注意孩子的呕吐症状,避免在孩子面前表现出过分的紧张和顾虑,以免加重患儿的心理负担。

六、常见发育障碍及应对

发育性障碍是指从儿童发育的早期阶段开始就出现的心理不能与生理同步发展,与神经系统功能问题有关的心理行为障碍。一般指小儿的屏气发作、多动及注意缺陷、自闭症等。

(一) 屏气发作

屏气发作,俗称"大憋气",医学上叫"屏气综合征"或"呼吸暂停症"。是指患儿在遇事发怒、惊恐或不合意的时候,突然大哭不止,直到呼吸暂停,双唇发紫,四肢强直、失去知觉,甚至惊厥的现象。一般发作后神态自如,无嗜睡现象,发作时间在半分钟至3分钟之间,发作频率不一,可数月一次或一日数次。屏气发作发生于婴幼儿,一般在6个月至1岁起病,3—4岁后大都自然消失。

1. 原因

主要是儿童神经系统发育不完善,中枢神经功能极不稳定,当孩子大哭大闹发脾气或受到惊吓时,因大脑皮层一时的高度兴奋,对皮层的中枢控制作用会暂时性失灵,使中枢神经功能发生紊乱,导致"大憋气"。近年研究发现,屏气发作与婴幼儿体内缺铁有关。

2. 对策

不要惊慌失措,将孩子平放在床上,解开衣领扣,保持呼吸道通畅。可用手指掐按孩子的人中(鼻孔和上嘴唇之间正中)、印堂(两眉之间正中)、合谷(两手掌虎口处)等穴位,使其尽快恢复;亦可按压胸部,可迅速改善缺氧状况,帮助恢复呼吸。切忌将孩子紧紧搂抱强屈成团,特别是不要搂住孩子的脖子,以免造成窒息的严重后果。另外,若患儿频繁屏气发作,可到医院接受专科医生的指导,必要时补充铁剂或给予相关的治疗。

(二) 注意缺陷多动障碍

注意缺陷多动障碍(英文缩写 ADHD)又称儿童多动综合征,简称多动症。大多在 7 岁以前起病,以多动为外在表现,主要以注意力不集中及不易保持为主要特点,并伴有情绪改变及学习障碍,但智能正常或基本正常。注意缺陷多动障碍儿童中较为常见的一种心理障碍,其患病率一般报道为3%—5%。

1. 原因

与遗传及家庭不良教养方式有关,也有可能是患儿脑部有器质性病变,或者体内血铅过高,影响中枢神经系统功能,使患儿表现出烦躁不安、乱发脾气、多动,或冷淡、嗜睡、注意力不集中、理解力下降等情况。

2. 对策

教育治疗、行为治疗和药物治疗相结合。一般认为轻度儿童多动症可以用教育引导,强化已经形成的良好行为加以纠正;较严重的儿童多动症需要采用行为疗法,如自控训练训练等纠正其不良行为。有时需要借助药物进行治疗,如血铅过高需要药物驱铅等。

补充资料2-8

多动症国际诊断标准及应用此标准的注意事项[①]

(一) 多动症国际诊断标准

注意力不集中、涣散(至少具备下列之中的 3 项):

1. 做事情往往有始无终。

2. 上课常常不听讲。

3. 注意容易随境转移。

4. 很难集中思想做功课和从事其他需要长时间集中注意的事情。

5. 很难坚持做某一种游戏或玩耍。

活动过多(至少具备下列之中的两项):

1. 坐立不安。

2. 经常奔跑。

3. 难于呆在教室座位上。

4. 躺在床上还常常扭动翻身。

5. 终日忙忙碌碌,没完没了。

6. 7 岁以前开始出现多动现象。

7. 至少持续 6 个月以上。

---

① 康松玲.学前儿童卫生保健[M].武汉:华中师范大学出版社,2013(4):184.

冲动任性(至少具备下列1项):

1. 往往想到什么就做什么。

2. 过于频繁地从一种活动转移到另一种活动。

3. 不能有条不紊地做事情。

4. 需要他人予以督促照料。

5. 常在教室里突然大声叫喊。

6. 在游戏或集体活动中不能耐心地等待轮换。

(二)应用上述诊断标准时应注意的问题

首先,在允许活动的场合,如自由活动、游戏、下课时、放学后,不管孩子的活动多么厉害,也无诊断意义。只有在不该活动的场合,如集中教育活动,如听故事、上课、做作业,而仍约束不住,始终动个不停,才有诊断意义。

其次,如只有活动过度,而无注意力涣散,不能诊断为多动症。相反,若注意力涣散明显,而无活动过度,才应考虑有多动症的可能,因为有的儿童属于所谓"不伴多动的多动症"。在美国,从1979年起,根据多动症最为常见和突出的症状是注意力集中困难,已把"多动症"改称为"注意缺陷症",并分为"注意缺陷伴多动"及"注意缺陷不伴多动"两种,后者也就是"不伴多动的多动症"。

再次,儿童多动及注意缺陷综合征须在7岁以后才能确诊。

(三) 自闭症

自闭症又叫孤独症,是一种先天性的脑功能受损伤而引起的身心发育障碍,也是广泛性发育障碍。起病于婴幼儿期,患儿中男孩显著高于女孩。一般分为安静型和多动型两种,其典型症状是社会交流障碍、语言交流障碍、重复刻板行为、感觉异常、智力异常、自伤自残行为等。

1. 原因

目前病因尚不清楚,国外不少研究认为,此病可能与遗传、家庭特征、社会心理、生理解剖、生物化学等因素有关。

2. 对策

首先,及早介入,持之以恒。2—7岁是自闭症儿童训练最为关键的时期。其次,感受生活,训练患儿基本生活技能,以适应社会。再次,进行积极的心理行为治疗,选择优质的自闭症儿童康复中心进行康复训练。

案例9 四岁男孩多多,长得清秀可爱,就是患有自闭症。爸爸是工程师,妈妈是音乐教师。他从小就不黏妈妈,妈妈在与不在,好像无所谓的样子。他语言发育迟缓,常常鹦鹉学舌,问他:"多多,这是什么?"他回答:"多多,这是什么?"他从小喜欢看家中旋转中的电风扇,喜欢圆形的玩具,喜欢反复看天气预报。但听到钢琴声,就捂耳尖叫,好像非常恐惧的样子。家长带他去西医、中医诊治,似乎没有什么效果。

点评:自闭症属于先天性疾病,目前还没有找到一种有效的治疗方法。自闭症儿童虽然有正常的听觉和视觉,但是不愿意与人交流,也不愿意与人沟通,甚至是自己的父母。有些自闭症的孩子永远都学不会说话,有的只是重复别人的只言片语,或者说一些别人根本听不懂的话。这种情况其实比聋哑儿更糟糕,因为聋哑儿听不见不会说,但会用眼睛去猜别人的意思或用动作去表达自己的需要;可自闭症儿童则不会,因为他根本就没有与别人沟通交流的欲望,总是沉浸在自己的世界里。所以,关爱自闭症儿童,我们要用心与其交流,并且用积极的态度去对待。

补充资料2-9

自闭症康复训练方法[①]

（一）康复中心

艺术康复训练法:即一般所谓的绘画治疗。其目的是借着绘画及其创造性的自由表现活动将潜意识内压抑的感情与冲突呈现出来,并且从绘画过程中获得疏解与满足,而达到诊断与治疗的效果。

行为康复训练法:是自闭症教育治疗中最常采用且有效的方法。它是应用个体自发性的反应行为,及所谓的操作制约,来改善与去除自闭症状与不适应行为或者形成适应行为与日常生活自理及专业技能。

音乐康复训练法:可分为团体治疗与个别治疗,主要的治疗工具为大鼓和铜钹,让自闭症儿童即兴、自由地敲打以达到自我宣泄、解放及自我表现的目的。音乐治疗可协助自闭者集中注意力、培养想象力、稳定情绪、促进社会化与语言互动、发展新的技能与新的兴趣。

（二）家庭

使用简短清晰的指令:当家长与孩子交往提出问题时,首先要确定孩子是在注意自己,然后对他发出简短清晰的指令。

分享控制权:如果孩子有要求想玩某种玩具,家长应该与孩子一起玩,并在玩中谈论与这种玩具相关的事,这样,让孩子在玩耍中学习。但是,他们有时会做出一些重复机械行为或危险行为,在这些情况下,家长不能任由孩子,而应实行必需的控制或转移孩子的注意力和兴趣。

穿插训练新旧技能:家长在训练时的一个重要任务就是为孩子创造成功的机会,保持他们学习的动力并提高自信,并给予奖励。

奖励孩子的合理努力:在训练初期,孩子往往不能达到家长预想的指标,即使孩子有一定进步,他们的技能也存在这样那样的缺陷,为了保持孩子的学习兴趣,并渐进地达到目标,家长要注意不断奖励孩子的合理努力。

运用自然奖励物:也就是使孩子在行为的自然后果中得到奖励。

强调事物的多样形式:任何事物根据它的形状、大小、味道等都具有多种多样的形式,自闭症儿童往往只关注其中一个方面,假若家长在与孩子相处时不强调关于事物的多样性,就白白丢失了许多教育机会。

---

① 资料来源:http://yiyuan. 120ask. com/news/6751/9660804. html 快速问医生问必答网(辽宁省精神卫生防治基地)

本章小结

学龄前期是儿童的行为、性格和智力迅速发展的关键时期,其心理状况的优劣将直接影响到孩子一生的健康成长。本章一方面分析了学前儿童心理卫生、心理健康的含义,描述了儿童心理健康的标准,提出了儿童常见心理行为问题和障碍的基本对策和进行心理健康教育的重要性;另一方面选择了学前儿童常见的9种心理、行为问题及18种心理、行为障碍,分析了产生这些问题和障碍的主要原因,提出了应对策略。旨在让家长和幼儿教师了解学前儿童心理卫生知识,注意幼儿心理过程的发展,在早期发现孩子的心理问题,重视心理卫生工作,为孩子心理健康发展提供必要的帮助。

关键术语

心理卫生　心理健康　心理健康教育　心理行为问题　心理行为障碍　心理行为治疗

讨论与研究

1. 辨析心理卫生、心理健康、学前儿童心理卫生的含义。

2. 简述学前儿童心理健康的标准。

3. 说说对学前儿童开展心理健康教育的重要性。

4. 本书中罗列了哪些常见的儿童心理行为问题?请了解这些心理问题产生的原因及相应的对策。

5. 本书中罗列了哪些常见的儿童心理行为障碍?请了解这些心理障碍产生的原因及相应的对策。

6. 借助见习或实习机会,观察并记录一个有心理、行为问题或障碍儿童的日常表现,了解产生的主要原因,尝试给家长一些意见和建议。

进一步阅读的文献/网站

1. 朱家雄主编. 学前儿童心理卫生与辅导[M]. 长春:东北师范大学出版社,2003年6月第1版.

2. 郑惠连主编. 衣食住行与儿童健康[M]. 重庆:重庆出版社,2005年5月第1版.

3. 张挚,陈静主编. 婴幼儿养育指南[M]. 北京:中国妇女出版社,2006年6月第1版.

4. 网站

http://www.zhipr.org 中国全民健心网

http://edu.pcbaby.com.cn/2012/0222/zt1093152.html 太平洋亲子网(教子百招)

http://www.yaolan.com/topic/temp1/xinli.shtml 摇篮网-专题

http://www.cnfirst.net/中国儿童教育网

http://www.guduzheng.net/中国孤独症支援网

http://www.xinli110.com/zibi/xlzl/201111/265543.html 自闭症治疗网

http://www.babyschool.com.cn/中国育婴网

http://new.060s.com 小精灵网站

第3章　学前儿童的营养与膳食卫生

幼儿食谱 11.28--12.2 第14周

时间 餐点	周一	周二	周三	周四	周五
早餐	花生核桃酥 卤鸡蛋 小白菜龙须面汤	鸳鸯卷 小咸菜 肉末小白菜粥	糖三角 五香鹌鹑蛋 麦片大米粥	葱油卷 酱牛肉 豆沙甜粥	小豆包 咸花生米 多味馄饨
加餐	牛奶	豆奶	牛奶	豆奶	牛奶
午餐	软米饭 虾仁西葫芦 香菇油菜 西红柿蛋花汤	米饭 红烧鸡腿 西红柿炒鸡蛋 瓜片银耳汤	红豆饭 清炖鱼 鸡肉炒三丁 菠菜蛋花汤	二米饭 炸虾片 肉末小白菜豆腐 萝卜丝蛋汤	米饭 猪肉炖海带 番茄圆白菜 香菜紫菜蛋汤
午点	圣女果	苹果	沙糖橘	梨	甜橙
晚餐	烫面蒸饺 八宝米粥	黑芝麻大饼 火腿肉 肉末粉丝炒菠菜 白菜豆腐汤	猪肉包 紫米粥	肉丁炸酱面 白菜胡萝卜菜码	肉笼 南瓜大米粥

　　惠子是一名新入园的小姑娘,每天由奶奶接送。一天,奶奶跟老师沟通时,流露出了对幼儿园饮食的疑问和忧虑。奶奶说在没入园的时候,她每天给惠子吃2只煮鸡蛋。在观察了幼儿园一周食谱后,她发现惠子很少能吃到一只完整的鸡蛋。奶奶认为这样的膳食会造成惠子营养不良,不合理。奶奶的做法和说法对吗?

　　请你在学习本章内容之后,用专业的学前营养学常识和幼儿园合理膳食配置的知识,解答奶奶的疑虑,并争取获得奶奶在家庭中提供合理膳食的配合。

通过本章的学习,你能够

- 了解营养学的基础知识
- 掌握学前儿童的营养需要、膳食特点和膳食要求

- 学会编制学前儿童带量食谱
- 学会对托幼园所的膳食进行评价
- 能够协助做好学前儿童膳食管理

本章内容引导

- 营养学的基础知识
一、营养与营养素的基本概念
二、六大营养素及其功能、食物来源
　　(一) 蛋白质
　　(二) 脂肪
　　(三) 碳水化合物(糖类)
　　(四) 无机盐
　　(五) 维生素
　　(六) 水
三、热能及其食物来源
- 学前儿童的营养需要
一、学前儿童对热能的需要
　　(一) 学前儿童的热能消耗
　　(二) 学前儿童的热能需要量
二、学前儿童对六大营养素的需要
　　(一) 蛋白质的需要量
　　(二) 脂肪的需要量
　　(三) 碳水化合物的需要量
　　(四) 无机盐的需要量
　　(五) 维生素的需要量
　　(六) 水的需要量
三、学前儿童的饮食安排与卫生
- 学前儿童的膳食
一、学前儿童的膳食特点
　　(一) 科学合理
　　(二) 营养均衡

　　(三) 增进食欲
　　(四) 清洁卫生
　　(五) 有利消化
二、学前儿童膳食存在的问题
　　(一) 膳食结构问题
　　(二) 膳食搭配问题
　　(三) 餐次安排问题
　　(四) 零食选择问题
三、学前儿童的平衡膳食
　　(一) 平衡膳食的概念
　　(二) 平衡膳食的要求
　　(三) 平衡膳食的食物选择
- 托幼园所膳食要求与管理
一、托幼园所的食品安全管理
　　(一) 食品选择的卫生要求
　　(二) 食物烹调的卫生要求
　　(三) 食物贮藏的卫生要求
　　(四) 厨房和炊事人员的卫生要求
二、托幼园所膳食配置
　　(一) 3—6 岁学前儿童膳食指南
　　(二) 食谱编制的原则
　　(三) 食谱编制的步骤及举例
三、托幼园所膳食调查与营养评价
　　(一) 膳食调查的方法
　　(二) 营养计算与评价

　　学前儿童生长发育迅速,新陈代谢旺盛,所需的各种营养素和能量相对比成人要多。为了满足学前儿童对各种营养素和能量的需要,必须通过每日膳食向学前儿童提供一定数量和质量的各种营养素,合理配置成符合营养卫生要求的膳食,才能促进学前儿童的生长发育和身心健康。

第1节 营养学的基础知识

一、营养与营养素的基本概念

营养是机体摄取食物,经过消化、吸收、代谢和排泄,利用食物中的营养素和其他对身体有益的成分构建组织器官、调节各种生理功能,维持正常生长、发育和防病保健的过程。

营养素是指食物中可给人体提供能量、机体构成成分和组织修复以及生理调节功能的化学成分。凡是能维持人体健康以及提供生长、发育和劳动所需的各种物质称为营养素。人体所必需的营养素有蛋白质、脂肪、碳水化合物、无机盐、维生素和水等6类。其中蛋白质、脂肪、碳水化合物又称为产能营养素,无机盐、维生素和水又称为非产能营养素。

这6大营养素对人体的作用归纳起来主要包括以下三个方面。

1. 构成机体的成分:营养素是机体的"建筑材料"。组成人体的细胞其基本成分是水、蛋白质、脂肪,其次是少量的碳水化合物、无机盐等,这些物质主要来源于食物中的营养素。

2. 提供人体所需要的热能:人的一生,从初生婴儿到即将离世的老人,每时每刻都需要利用从食物中摄取的能量,以供生长、发育、维持正常生理功能和从事体力活动等的需要。

3. 调节生理机能:人体各组织、器官、系统功能的正常运行,受众多生物化学物质如神经递质、生物酶、内分泌激素等的调节和控制。这些生物化学物质的合成和分泌也有赖于多种营养素的摄入。

二、六大营养素及其功能和食物来源

(一)蛋白质

蛋白质是由20多种氨基酸按照不同顺序和构型所组成的高分子化合物,是生命的物质基础,没有蛋白质就没有生命。

1. 生理功能

构造和修补人体组织 蛋白质是构成一切细胞和组织的基本物质,皮肤、毛发、韧带、血液、肌肉、骨骼、脏器等都是以蛋白质为主要成分的,其中又以肌肉和神经细胞中所含蛋白质成分最多。体内蛋白质的更新需要不断补充蛋白质,人体的组织修补也需要蛋白质。学前儿童正值生长发育时期,各组织器官的生长都需要蛋白质作为基础原料。

调节生理功能 人体内许多具有重要生理作用的物质,如催化生物化学反应的酶、调节代谢过程的激素以及保护机体的抗体均由蛋白质或其衍生物组成。此外,蛋白质还具有维持体内酸碱平衡、参与遗传信息的传递和转运体内各类重要物质等作用。

供给热能 蛋白质是三大产能营养素之一,人体需要的总热量中约14%来源于蛋白质。但提供热能不是蛋白质的主要生理功能,只有在碳水化合物和脂肪供给不足时,体内蛋白质才被分解供能。

补充资料3-1

蛋白质的组成和互补作用

氨基酸是构成蛋白质的基本单位,共有20多种,可分为两类:凡在体内可以合成的氨基酸,称为非必需氨基酸;凡体内不能合成,必须靠食物供给的氨基酸,称为必需氨基酸。学前儿童在生长发育时期需要9种必需氨基酸,它们是赖氨酸、色氨酸、苯丙氨酸、蛋氨酸、苏氨酸、亮氨酸、异亮氨酸、缬氨酸和组氨酸。

不同食物蛋白质中必需氨基酸的比例是不同的,如小麦中缺乏赖氨酸,大米中缺乏赖氨酸和异亮氨酸,而豆类中富含赖氨酸和蛋氨酸,但缺乏苯丙氨酸。因而,若将谷类和豆类混合食用,豆类中的必需氨基酸正好可以补充谷类中的不足,可使混合食物蛋白质的营养价值提高。像这样,两种或两种以上食物中蛋白质混合食用,其中所含的必需氨基酸取长补短,相互补充,从而提高蛋白质的利用率,称为蛋白质的互补作用。

在托幼园所日常膳食中可根据这一原理,定期添加豆饭、豆粥、腊八粥等。此外,植物性食物与动物性食物混合同样可达到这一作用,如菜肉馅包子和饺子等。

2. 食物来源

瘦肉、鱼、蛋、奶四类食物是动物性蛋白质的主要来源,豆类、坚果类和谷类是植物性蛋白质的主要来源。其中以动物性食物的蛋白质与豆类(主要是大豆)蛋白质所含的必需氨基酸比较齐全且比例适当,因此又称之为优质蛋白质。各类食物中的蛋白质含量见表3-1。

表3-1　各类食物的蛋白质含量(%)①

肉鱼类	鲜奶类	蛋类	干豆类	坚果类	谷类	薯类
10—20	1.5—3.8	11—14	20—40	15—30	6—10	2—3

(二) 脂肪

1. 生理功能

构成人体组织细胞　细胞膜具有由磷脂、糖脂和胆固醇组成的类脂层,脑和外周神经组织都含有磷脂和糖脂;胆固醇是体内合成固醇类激素的重要物质。

供应热能　每克脂肪在体内完全氧化能产生9千卡热量,是碳水化合物或蛋白质产生热量的2倍以上,是人体供热的"燃料库"。

提供必需脂肪酸　机体生理需要,但不能合成,必须由食物供给的不饱和脂肪酸称为必需脂肪酸。人体的必需脂肪酸是亚油酸和α-亚麻酸两种。必需脂肪酸参与细胞膜、线粒体的组成、脂质代谢;促进胆固醇在体内的运转;还可保持皮肤微血管的正常通透性,保护皮肤免遭射线照射的损害。脂肪中含有一定量的必需脂肪酸,是机体必需脂肪酸的重要来源。

促进脂溶性维生素的吸收　食物中的脂溶性维生素(维生素 A、D、E、K)必须溶于脂肪后才能被机

---

① 顾荣芳.学前儿童卫生学(第3版)[M].南京:江苏教育出版社,2009:109

体消化吸收。维生素 A 原(即胡萝卜素)的吸收率与膳食中的脂肪也有关。因此,膳食中若长期缺乏脂肪,往往会发生脂溶性维生素缺乏症。另外,脂肪还能促进儿童食欲,增加菜肴美味,维持体温和保护内脏。

2. 食物来源

膳食脂肪主要来源于各种植物油和动物脂肪。一般动物性油脂如牛油、羊油、猪油、鸡鸭油等主要含饱和脂肪酸,营养价值较低,海鱼油除外。植物性油脂如花生油、大豆油、橄榄油、葵花籽油、芝麻油等主要含不饱和脂肪酸,营养价值较高,椰子油、棕榈油、可可油除外。

需要注意的是,机体生命活动必不可缺必需脂肪酸,从表 3-2 可以看出,必需脂肪酸的最好食物来源是植物油类。

表 3-2　常见食物中必需脂肪酸占脂肪酸总量的百分比(%)[①]

食物名称	亚油酸	亚麻酸	食物名称	亚油酸	亚麻酸
豆油	52.2	10.6	鸡肉	24.2	2.2
芝麻油	43.7	2.9	鸡蛋黄	11.6	0.6
花生油	37.6	—	猪肝	15.0	0.6
菜籽油	14.2	7.3	瘦猪肉	13.6	0.2
鸡油	24.7	1.3	羊肉	9.2	1.5
猪油	8.3	0.2	牛肉	5.8	0.7
牛油	3.9	1.3	牛奶	4.4	1.4
羊油	2.0	0.8	鲤鱼	16.4	2.0
奶油	3.6	1.3	鲫鱼	6.9	4.7

(三) 碳水化合物(糖类)

食物中的碳水化合物分成两类:一类是人体可以吸收利用的有效碳水化合物,另一类是不能消化的无效碳水化合物,主要指纤维素。

1. 生理功能

供给热能　碳水化合物是人类从膳食中摄取热能最经济、最主要的来源,在体内能迅速分解供给热能,满足心脏、肌肉、神经等组织器官活动的需要。

构成机体组织　碳水化合物主要以糖脂、黏蛋白等形式参与所有细胞的构成。糖脂是细胞膜的结构成分,也是神经组织的成分;黏蛋白是结缔组织的成分,核糖和脱氧核糖则参与核酸的形成。

促进消化和排泄　碳水化合物中的纤维素也叫膳食纤维,虽不能被人体吸收,但能刺激肠道蠕动,吸收和保留水分,增加粪便体积,缩短粪便和肠内代谢所产生的毒素在肠内停留的时间,利于排便和预防便秘。

解毒作用　摄入充足的碳水化合物可增加肝脏内肝糖原的贮存量,而肝糖原能加强肝脏的解毒作用,增强机体对某些细菌毒素的抵抗力。

2. 食物来源

碳水化合物是为人体提供热能的三种主要的营养素中最廉价的一种,一般来源于植物性食物。富含碳水化合物的食物主要有粮谷类(米、面、粗粮等)、根茎类(薯类、山药等)、蔬菜水果类、食糖等。膳食

[①] 麦少美,高秀欣.学前卫生学[M].上海:复旦大学出版社,2009:73—74.

纤维在蔬菜中含量较丰富。

表3-3　常见食物碳水化合物含量(克/100克)①

食物名称	含量	食物名称	含量	食物名称	含量	食物名称	含量
粉条	83.6	木耳	35.7	葡萄	9.9	番茄	3.5
粳米	77.7	鲜枣	28.6	酸奶	9.3	牛乳	3.4
籼米	77.3	甘薯	23.1	西瓜	7.9	芹菜	3.3
挂面	74.4	香蕉	20.8	杏	7.8	带鱼	3.1
小米	73.5	黄豆	18.6	梨	7.3	白菜	3.1
小麦粉	71.5	柿	17.1	花生仁	5.5	鲜贝	2.5
莜麦面	67.8	马铃薯	16.5	南瓜	4.5	猪肉	2.4
玉米	66.7	苹果	12.3	萝卜	4.0	黄瓜	2.4
方便面	60.9	辣椒	11.0	鲫鱼	4.0	冬瓜	1.9
小豆	55.7	桃	10.9	豆腐	3.8	鸡蛋	1.5
绿豆	55.6	橙	10.5	茄子	3.8	鸡肉	1.3

(四) 无机盐

无机盐是人体不可缺少的营养素,它们是构成机体的组成成分,在人体生理活动中起着重要的调节作用。学前儿童生长发育过程中比较容易缺乏的无机盐有钙、铁、碘、锌等。

1. 钙

钙是构成骨骼和牙齿的主要成分,人体99%的钙存在于骨骼、牙齿中,骨骼以外的钙虽然仅占1%左右,但在体内有着调节神经兴奋性、参与血液凝固、促进某些脂肪酶和蛋白酶的活动等作用。若摄取不足,会引起牙齿发育不良,易患龋齿;也会影响幼儿骨骼的正常发育,易患佝偻病;神经、肌肉兴奋性增强,引起手足搐搦症。

奶及奶制品的钙含量丰富,吸收率高,是学前儿童最理想的钙来源。豆类及其制品、杏仁、花生酱等含钙也较丰富。此外,虾皮、小鱼干、紫菜、海带等海产品中含量也较丰富,比如每100克虾皮含钙达2 000毫克,每100克干海带含钙1 177毫克。

膳食中的钙只有20%—30%被人体吸收,主要原因是食物中的植酸、草酸与钙形成不溶性钙盐,脂肪摄入过多导致游离脂肪酸与钙结合成不溶性的钙皂,膳食纤维过多使食物加速通过肠道,减少钙的吸收。不过,膳食中也有利于钙吸收的因素如维生素D和乳糖,蛋白质供应充足也有利于钙的吸收。

2. 铁

铁是合成血红蛋白的重要原料,参与体内氧的运输和利用。饮食中摄入的铁不足,可致缺铁性贫血。铁缺乏对人体的危害是多方面的,比如影响智力发展、免疫力低下、保持体温恒定的能力弱、增加机体对铅的吸收。

动物性食物含铁丰富,吸收率高,如肝脏、动物血、瘦肉等。植物性食物中含铁较高的有黑木耳、海带、芝麻酱等。

植物性食物中铁的吸收率很低,是因为食物中的植酸和磷酸可与铁形成不溶性铁盐而降低吸收率。但维生素C有助于铁的吸收,肉类、鱼类和禽类等食物也可促进人体对铁的吸收。

---

① 刘迎接,贺永琴.学前营养学[M].上海:复旦大学出版社,2013:40.

3. 碘

碘是人体必需的微量元素之一,成人体内碘总量约为 20—50 毫克,其中 70—80% 存在于甲状腺中。碘主要参与甲状腺激素的合成,可促进人体正常的新陈代谢,促进幼儿的生长发育。学前儿童体内碘严重不足时,会致使幼儿身体发育迟缓或停滞、智力低下(呆小症),故碘有"智力元素"之称。

含碘较高的食物主要是海产品,如海带、紫菜、海鱼、虾、贝类等。碘盐是在食盐中加入了一定的碘化物,食用碘盐也是摄入碘的重要途径。

4. 锌

成人体内含锌约 2 克,在体内分布广泛,几乎所有器官都含锌。锌是 100 多种酶的组成成分,因而与蛋白质的合成、激素的代谢、免疫功能的成熟等有着十分密切的关系。锌缺乏儿童常出现味觉下降、厌食,甚至异食癖、嗜睡、性腺发育不良等,严重者生长迟缓、体格矮小。

锌的食物来源主要是动物性食品,如肉类、鱼类、内脏(肝、肾)、奶、蛋、海产品(虾、蚌、牡蛎)等,尤以瘦肉、鱼及牡蛎含锌量较高,如每 100 克牡蛎含锌 100 毫克以上。蔬菜、面粉、水果中含锌较少。

(五) 维生素

维生素在食物中含量极微,它既不构成身体组织,也不供应热量,但却是维持人体生长发育和调节生理功能的重要成分。维生素可分为水溶性维生素和脂溶性维生素两类。水溶性维生素溶于水,主要包括维生素 B 族(维生素 B_1、B_2、B_6、B_{12},维生素 PP,叶酸等)、维生素 C。脂溶性维生素溶于脂肪,主要包括维生素 A、D、E、K 等。

1. 维生素 B_1

维生素 B_1 又称硫胺素,主要参与维持碳水化合物的正常代谢,维持正常的神经和心脏功能,促进生长发育,对增进食欲也都有重要作用。长期缺乏会引起食欲不振、消化不良、肢体麻木,神经反射迟钝等症状。

维生素 B_1 广泛分布于天然食品中。谷类的胚芽和外皮(糠、麦麸)含维生素 B_1 特别丰富,是维生素 B_1 的主要来源。其次是豆类、动物肝和瘦肉含量也较丰富。

2. 维生素 B_2

维生素 B_2 又称核黄素,主要功能是促进蛋白质、碳水化合物的代谢,是机体中许多重要辅酶的组成成分,参与组织呼吸过程。缺乏时会引起物质代谢紊乱,出现口角炎、舌炎、唇炎以及湿疹。

维生素 B_2 的主要来源是各种动物性食品,特别是动物的内脏和肉,蛋类、乳类、杏仁、豆类和新鲜蔬菜等也含少量。

3. 维生素 PP

维生素 PP 即烟酸,它在体内转化为烟酰胺,烟酰胺是辅酶的组成部分,参与体内脂质代谢、组织呼吸的氧化过程和糖类无氧分解的过程。一般膳食中并不缺乏,只有以玉米为主食的地区易发生烟酸缺乏,缺乏烟酸将引起癞皮病。

烟酸广泛存在于动植物食物中,但多数含量较少。植物性食品中酵母、花生及豆类含量高;动物性食品中肝、肾、瘦肉等含量高。用碱处理玉米,游离烟酸可被释放,并被机体利用,适于以玉米为主食的地区。

4. 叶酸

叶酸在细胞分裂和繁殖中起重要作用。巨幼红细胞性贫血、小儿神经管畸形(无脑儿、脊柱裂)、心血管疾病和肿瘤发生与叶酸匮乏有关。

叶酸广泛存在于普通食物中,尤其是蔬菜如蚕豆、甜菜、莴苣、菠菜、花椰菜、芹菜、芦笋以及水果如鳄梨、柑橘等,动物肝脏、肾脏、鱼、蛋、大豆和全麦制品也是重要来源。

5. 维生素 C

维生素 C 又称抗坏血酸,其主要作用是能促进骨胶原的形成;增进组织生长,促使伤口愈合、止血;增强身体的抵抗能力,有解毒作用;是水溶性抗氧化剂,脂溶性维生素的保护剂;预防和治疗坏血病,对营养性大细胞性贫血也有一定的治疗作用。缺乏时会导致创伤愈合延缓,毛细血管易出血等症状。

维生素 C 主要来源于新鲜的蔬菜和水果中,尤其是绿色蔬菜、番茄和酸味水果中含量较为丰富。某些野果如酸枣、猕猴桃含维生素 C 也很丰富。维生素 C 在烹调和储存过程中易被破坏,所以蔬菜水果应该尽量保持新鲜、生吃。

6. 维生素 A

维生素 A 又名视黄醇,与正常视觉有密切关系。人的视网膜上有两种感光细胞,即视杆细胞和视锥细胞,这两种细胞中都有感光色素,而这些感光色素的形成和生理功能都需要适量的维生素 A。例如,视杆细胞对弱光敏感,使人具有暗适应能力,是因为视杆细胞内含有感光物质视紫红质,而维生素 A 就是构成视紫红质的成分。因此,当维生素 A 不足时,视觉的暗适应能力降低,严重时可导致夜盲症。另外,维生素 A 还可保护上皮组织正常,若缺乏会出现皮肤粗糙、眼球干燥、抵抗力下降。维生素 A 还可维持骨骼正常生长发育,缺乏时生长发育迟缓。

维生素 A 的来源主要是动物性食物,如动物肝、鱼肝油、未脱脂乳和乳制品、禽蛋等。某些植物性食物中含有较丰富的胡萝卜素,胡萝卜素在体内可转化成维生素 A,如胡萝卜、菠菜、油菜、苋菜、柿子等黄绿色蔬菜或水果都含有较多胡萝卜素。

7. 维生素 D

维生素 D 又叫骨化醇,可以促进钙、磷吸收,将钙和磷运送到骨骼内,使骨钙化,促进骨骼和牙齿正常发育。长期缺乏会引起维生素 D 缺乏性佝偻病和低钙性手足抽搐。

动物肝脏、鱼肝油、禽蛋类含维生素 D 丰富。人体大量的维生素 D 是通过内源性获得的,即皮肤中 7-脱氢胆固醇在阳光紫外线下,可转化为维生素 D,因此,晒太阳是最方便、最经济的来源。

(六) 水

水是生命的源泉,是最重要的营养素,人的一切生命现象和生命活动都离不开水。

1. 生理功能

构成细胞核体液的主要成分 水在机体内含量最高,是维持人体正常生理活动的重要物质。机体丢失 20% 水就不能维持生命。婴幼儿体内水的比例随年龄增长而减少,新生儿约占体重 85%,婴儿约占 80%,幼儿约占 75%。

调节体温 当机体内热量过剩,将要发生热量蓄积并影响正常体温时,人体通过排汗有效地防止体内过热,保持体温恒定。

促进物质代谢 水是水溶性物质的溶剂,机体内许多化学反应都需水的参与。

物质吸收、运输及排泄的载体 各种营养物质在体内被消化吸收后,需借助于水的运载,才能进入细胞,发挥其营养作用。代谢产生的废物,也必须以水作为溶剂,经由排泄器官排出体外。

润滑作用 水在体内许多部位常起润滑作用,如眼泪可以防止眼球干燥,唾液有利于吞咽和咽部湿润,关节滑液、胸膜和腹膜的浆液、呼吸道和胃肠道黏液都有良好的润滑作用。

2. 食物来源

饮料、水果、蔬菜等为水的主要食物来源。理想的饮用水应该是符合卫生要求的、价格低廉的白开水。学前儿童应以白开水为主,辅助一些自制饮料如绿豆汤、酸梅汤、稀粥等。

三、热能及其食物来源

热能是维持生命、进行活动和保证正常生长发育所需的能量。这些能量由食物中的产热营养素即蛋白质、脂肪和碳水化合物来提供。蛋白质每克产生热能 4 千卡,脂肪每克产热能 9 千卡,碳水化合物每克产热能 4 千卡。

在学前儿童的膳食中,三种产能营养素在总能量的供给上有一个适当的比例,即每日膳食中蛋白质所供给的热能占 12%—15%,脂肪占 30—35%,碳水化合物占 50%—60%,碳水化合物应作为热能的主要来源。

三种产能营养素普遍存在于食物中。动物性食物一般比植物性食物含更多的蛋白质和脂肪。而植物性食物中,油料作物含有丰富的脂肪,粮食中以碳水化合物和植物蛋白为主,蔬菜水果热能含量较低。

第 2 节 学前儿童的营养需要

一、学前儿童对热能的需要

（一）学前儿童的热能消耗

学前儿童通过摄取食物获得能量,这些能量主要用来参与基础代谢、食物的特殊动力作用、生长发育、从事劳动和活动以及排泄等。

1. 基础代谢

人体在空腹、清醒和安静的状态下,在适宜的气温（20—25℃）环境中维持基本生命活动时的热能需要量称为基础代谢。这些能量的消耗主要用于维持体温、肌肉张力、呼吸、循环及腺体活动等最基本的生理机能。学前儿童基础代谢的需要约占总热能需要量的 60%。

2. 食物的特殊动力作用

机体由于摄取食物而引起体内热能消耗增加的现象,即食物的特殊动力作用。摄取普通混合膳食时,食物的特殊动力作用约为总能量的 5% 左右。

3. 生活活动

学前儿童用于生活活动的热能存在着明显的个体差异。活动量越大,活动时间越长,动作越不熟练,消耗的热能就越多,反之则相对较低。好哭好动的幼儿比同年龄安静的幼儿用于生活活动的热能要高 3—4 倍。

4. 生长发育

这是处于生长发育期的学前儿童特有的能量消耗,其需要量与生长发育的速度成正比。在生长发育期内,如膳食中供给的热量不能满足需要,生长发育就会迟缓甚至停顿。此项所需约占总热能的 25% 左右。

5. 排泄消耗

在正常情况下,每天摄入的食物不能完全被吸收,摄取混合性膳食的幼儿,食物不被吸收部分损失的热能不超过总能量的 10%。

（二）学前儿童对热能的需要量

学前儿童一日总需热能就是基础代谢、生长所需、活动所需、食物的特殊动力作用及排泄的消耗所需要热能的总和。膳食中热能的供给必须满足需要,这样才能保证正常的生长发育和生理活动。学前儿童每日膳食热能推荐摄入量见表3-4。

表3-4 学前儿童每日膳食热能推荐摄入量(千卡)[1]

年龄(岁)		0—	1—	2—	3—	4—	5—	6—
摄入量(kcal)	男	95	1 100	1 200	1 350	1 450	1 600	1 700
	女		1 050	1 150	1 300	1 400	1 500	1 600

一日膳食中热能的供给应与消耗保持平衡。如果较长时间总热能供给不足,可导致儿童发育迟缓、体重减轻,影响蛋白质修复机体组织的新陈代谢作用,抵抗力下降,甚至影响儿童智力和行为的正常发育。但是总热能摄入过多,又会使幼儿患肥胖症。

二、学前儿童对六大营养素的需要

(一) 蛋白质的需要量

学前儿童需要的蛋白质相对较成人多,根据中国营养学会推荐的每日膳食中的营养素摄入量,蛋白质摄入量较高,其中动物性及豆类蛋白质不宜少于每日所需蛋白质总量的50%。

表3-5 学前儿童每日蛋白质推荐摄入量(克)[2]

年龄(岁)	0—	1—	2—	3—	4—	5—	6—	7—
摄入量(g/(kg·d))	1.5—3	35	40	45	50	55	55	60

膳食中若长期缺乏蛋白质,会导致儿童生长发育迟缓、体重减轻、易疲劳、贫血、抵抗力下降、创伤不易愈合等,营养不良性水肿,甚至智力发育障碍。但是,若长期过量供应,会加重肝肾负担,造成便秘及代谢紊乱等。

(二) 脂肪的需要量

根据中国居民膳食营养素参考摄入量,学前儿童每日膳食中脂肪的适宜摄入量见表3-6。其中,必需脂肪酸的摄入量应占每日总热能的2%。

表3-6 学前儿童每日膳食中脂肪的适宜摄入量[3]

年龄(岁)	脂肪占总热能的百分比(%)
0—	45—50
0.5—	35—40
2—6	30—35
7—	25—30

膳食中若长期脂肪摄入不足,可使幼儿体重下降,易发生脂溶性维生素缺乏症;若脂肪摄入过多,超过机体消耗,会在体内堆积,造成肥胖。

① 杨月欣.中国食物成分表(第1版)[M].北京:北京大学医学出版社,2005.
② 杨月欣.中国食物成分表(第1版)[M].北京:北京大学医学出版社,2005.
③ 杨月欣.中国食物成分表(第1版)[M].北京:北京大学医学出版社,2005.

膳食营养素参考摄入量(DRIs)包含的参考值(EAR、RNI、AI、UL)[①]

1. 平均需要量(EAR):是某一特定性别、年龄及生理状况群体中对某营养素需要量的平均值。膳食营养素摄入量达到 EAR 水平时可满足群体中 50% 个体的需要。

2. 推荐摄入量(RNI):是可以满足某一特定性别、年龄及生理状况群体中绝大多数(97—98%)个体的需要。长期摄入 RNI 水平,可以维持组织中有适当的储备。

3. 适宜摄入量(AI):是通过观察或是实验获得的健康人群某种营养素的摄入量,如纯母乳喂养的足月产健康婴儿,从出生到 4—6 个月,其营养素全部来自母乳,故摄入母乳中的营养素量即婴儿的 AI。与 RNI 的区别在于准确性不如 RNI,可能高于 RNI。

4. 可耐受最高摄入量(UL):是平均每日可以摄入某种营养素的最高量。这个量对一般人群中的几乎所有个体都不至于损害健康。

(三) 碳水化合物的需要量

学前儿童每日膳食中碳水化合物的适宜摄入量按三大产能营养素供给热能的比例来考虑。根据中国居民膳食营养素参考摄入量,推荐学前儿童每日每千克体重约需碳水化合物 15 克,应提供 50—60% 的膳食能量。

碳水化合物的摄取量应适当。若摄取过多,则大量葡萄糖转化为脂肪堆积在体内,导致肥胖;若摄取不足,则体内蛋白质消耗增加,体重减轻,易导致营养不良。

(四) 无机盐的需要量

根据中国居民膳食营养素参考摄入量标准,学前儿童每日膳食中几种主要无机盐的适宜摄入量如表 3-7。学前儿童膳食中若长期缺乏这些无机盐,会影响到学前儿童的正常生长发育,并导致多种疾病。但是,某些无机盐摄入过多,也会带来不良后果,比如锌过量摄入,会引起铜的继发性缺乏,损害免疫器官和免疫功能,影响中性粒细胞及巨噬细胞活力。

表 3-7 学前儿童几种无机盐每日适宜摄入量[②]

年龄(岁)	0—	0.5—	1—	4—	7—
钙(毫克)	300	400	600	800	800
铁(毫克)	0.3	10	12	12	12
碘(毫克)	50	50	50	90	90
锌(微克)	1.5	8.0	9.0	12.0	13.5

---

① 资料来源:http://baike.so.com/doc/3118244.htm360 百科
② 杨月欣.中国食物成分表(第 1 版)[M].北京:北京大学医学出版社,2005.

（五）维生素的需要量

根据中国居民膳食营养素参考摄入量标准,学前儿童每日膳食中几种主要维生素的适宜摄入量如表3-8。虽然维生素是人体所必需的营养素,但一次性过量服用或长期过量摄取也会给幼儿带来不良影响。例如,一次口服维生素C过量可能会出现腹泻、腹胀;一次性超过推荐量20倍摄入维生素A,会出现恶心、呕吐、眩晕、囟门凸起等急性中毒症状;每日摄入维生素D超过推荐量5倍,会出现食欲不振、恶心、血钙过高、组织钙化等中毒症状。因此,无论哪种维生素的摄入,并不是多多益善,要注意适量。

表3-8　学前儿童几种维生素每日推荐摄入量[①]

年龄(岁)	0—	0.5—	1—	4—	7—
维生素A(微克)	400(AI)	400(AI)	500	600	700
维生素B1(毫克)	0.2(AI)	0.3(AI)	0.6	0.7	1.0
维生素B2(毫克)	0.4(AI)	0.5(AI)	0.6	0.7	1.0
维生素C(毫克)	40	50	60	70	80
维生素D(微克)	10	10	10	10	10
叶酸(微克)	65(AI)	80(AI)	150	200	200
维生素PP(毫克)	2	3	6	7	7

（六）水的需要量

学前儿童对水的需要量主要取决于幼儿活动量的大小、外界气温的高低、食物的性质与量的多少等。通常气温越高,活动量越大,幼儿出汗就会越多,对水的需要量就会增加。而摄入蛋白质、无机盐较多,排泄这些物质时需要水较多,机体对水的需要量也会增大。此外,幼儿年龄不同对水的需要量也有所不同。

表3-9　学前儿童每日每千克体重水的需要量(毫升)[②]

年龄(岁)	0—	1—3	4—6	7—12
需要量	110—155	100—150	90—110	70—85

水摄入不足或丢失过多,可引起体内失水即脱水,导致水和电解质紊乱,严重者可危及生命。学前儿童饮水量应充足,尤其是大量出汗、腹泻、呕吐后,机体丢失大量水分,应及时补充水分,以防脱水。

三、学前儿童的饮食安排与卫生

1. 饮食次数和间隔时间

两餐之间的时间间隔以3.5—4小时为宜。进食次数可根据年龄不同而异,托幼园所的饮食次数一般安排三餐一点或三餐两点。

2. 食物的分配

为了满足儿童上午的活动和游戏需要,早餐应给营养丰富的高蛋白食物,脂肪及碳水化合物应稍多

---

① 杨月欣.中国食物成分表(第1版)[M].北京:北京大学医学出版社,2005.
② 朱家雄,汪乃铭,戈柔.学前儿童卫生学(第2版)[M].上海:华东师范大学出版社,2006.

一些。午餐午点应吃含有较丰富蛋白质、脂肪和碳水化合物的食物。晚餐应吃清淡易于消化的食物,脂肪含量不应过高。

3. 进食环境

用餐场所应整齐清洁,空气流通,温度适宜,桌椅高低适合身材,餐具简单便于使用。保教人员要给与关心爱护,对进餐有困难的幼儿要给以帮助,能使幼儿心情愉快地进餐。环境嘈杂,秩序紊乱,情绪兴奋或紧张,均会抑制食物中枢,影响食欲和消化吸收。

4. 饮食习惯

饮食习惯的好坏,将影响着儿童的营养状况,所以应从小培养良好的饮食习惯。要定时定点,防止边吃边玩;不吃零食、不贪食、不偏食、不剩饭洒饭。

第3节 学前儿童的膳食

学前儿童所需的各种营养素都需要通过日常食用各种食物来实现。人类的食物是多种多样的,每一种食物所含的营养素成分也不尽相同,各有其营养特点。为了保持身体健康,就必须将膳食中的食物进行合理选择和搭配。

一、学前儿童的膳食特点[①]

儿童的膳食应具备科学合理、营养平衡、增进食欲、清洁卫生、容易消化的特点。

(一)科学合理

学前儿童在家庭里的膳食,受家长的饮食习惯、家庭经济条件、家庭教养方式等条件的影响,带有较大的随意性。而托幼机构则有专门人员负责膳食计划的制定、营养素的科学搭配和餐点的制备,避免了家庭膳食中的一些不科学因素。

(二)营养平衡

膳食的营养平衡是指膳食中不仅含有满足人体需要的各种营养素,而且营养素的数量和相互比例合适。营养素过多、过少或比例失调,都可能影响学前儿童的身心健康。

营养平衡的膳食还应做到食物多样化,发挥食物之间营养素的互补作用,其中较为重要的是产热能营养素之间的比例要恰当,动物蛋白质和豆类蛋白质摄入要均衡。食物多样化还有利于矫治学前儿童在家庭中养成的偏食等不良习惯。

(三)增进食欲

食物对机体引起兴奋即为食欲。食物进入口腔,接触消化器官,引起消化液的分泌,称为"化学相"分泌。在此非条件反射基础上,食物的色、香、味、形、温度等刺激可产生条件反射,人们只要看到或嗅到,甚至想到所喜爱的食物,就会分泌大量的消化液,这种食物还未到口就分泌消化液的现象,称为"反射相"分泌。"化学相"分泌和"反射相"分泌的结合就能引起旺盛的食欲,旺盛的食欲是食物被充分消化的基础。托幼机构的膳食要能增进和保持幼儿食欲应该做到:

---

① 朱家雄,汪乃铭,戈柔. 学前儿童卫生学[M]. 上海:华东师范大学出版社,2006.

1. 食物多样化,讲究色、香、味、形

食物多样化有利于营养平衡外,还可增进食欲。应从婴儿喂养开始逐渐增加食物的品种,并注意食物的色、香、味、形,培养儿童对多种食物的喜爱和适应能力。

2. 创造良好的进餐环境

餐厅光线充足,空气流通,温度适宜。桌椅餐具干净整洁,都能使学前儿童就餐时保持兴奋而引起食欲。

3. 养成良好的饮食习惯

儿童不吃零食,用餐定时、定量,有利于增进食欲。

4. 保持愉快的情绪

餐前和进餐时不训斥、惩罚儿童,不强迫儿童进食,让儿童在轻松愉快的情绪状态下用餐。

(四)清洁卫生

托幼园所的膳食必须保证清洁卫生,新鲜良好。从采购、加工到成品都必须进行严格的卫生监控,做到万无一失。

(五)容易消化

托幼机构要根据幼儿消化系统发育不完善的特点,在烹调制备时既要尽力保持食物中的各种营养素,又要注意食物要煮熟、烧透,避免油腻、辛辣、刺激性的食物,有利于幼儿的消化,做到碎、细、软、烂。

二、学前儿童膳食存在的问题

(一)膳食结构问题

调查显示,现代家庭膳食中过于重视蛋白质的供给,尤其是优质蛋白质的供应过高,而谷物、粗粮、豆类及豆制品摄入不足,而且,碳水化合物提供的能量不足,没有达到推荐量。

(二)膳食搭配问题

往往摄入过多肉类,蔬菜较少,酸碱搭配不合理;精白米面因口感好而选用多,粗粮选用较少,粗细粮搭配不合理。另外,水果代替蔬菜、饮料代替水的情况也比比皆是,使得儿童营养单一、不全面,影响正常生理功能。

(三)餐次安排问题

三餐安排不合理,如早餐一点点,晚餐大鱼大肉。餐次过多或过少,有的家庭孩子一日三餐,外加3次点心;有的家庭孩子仅一日三餐,和大人吃的一样,没有考虑幼儿的生理特点,使得幼儿营养不良或造成孩子积食,没有食欲。

(四)零食选择问题

零食是指非正餐时间食用的各种少量的食物和饮料。从营养与健康的角度,学前儿童的食物摄入要以正餐为主,上下午两次点心为辅,零食不可以代替正餐。根据有关调查,现在学前儿童的零食过多选用虾条、薯片等膨化食品,造成幼儿偏食、厌食,甚至营养不良。另外,零食的进食时间也不合理,饭前睡前吃零食现象较普遍。

三、学前儿童的平衡膳食

(一) 平衡膳食的概念

平衡膳食是指根据学前儿童对热能和营养素的需要及各类食物的营养价值,通过合理的食物调配,供给食物种类和营养素齐全、数量充足和比例适当的膳食,从而使人体的营养需要与膳食供给之间建立平衡关系,达到合理营养。简而言之,是指能够为学前儿童提供全面、均衡营养的膳食。

(二) 平衡膳食的要求

为了保证儿童能够得到平衡膳食,必须注意以下几个问题。

1. 三餐的热能分配要合理,供给要充足

一般来说,供给幼儿热量和营养素可根据经济状况作调整和提高,但不低于营养学会所提出的供给量标准,寄宿制托幼园所幼儿每天热量不低于供给量标准的 90%,整日制托幼园所幼儿不低于 80%。各餐热量的分配以早餐(含早点)占 30%,午餐(含午点)占 40%,晚餐占 30% 为宜。

2. 合理搭配产热能营养素

儿童热能食物的选择以粮谷为好,其他可选用动物性食品、坚果类食品。一般建议,幼儿每日膳食中蛋白质所供给的热能应占总热能的 12%—15%,脂肪占 30%—35%,碳水化合物占 50%—60%。

3. 科学搭配食品,提高膳食的营养效益

各种营养素之间有着许多的互补作用,同时食用可更有效地吸收营养。如饭后吃点维生素 C 食物(一杯橙汁、山楂饮料),就可以提高铁质的吸收率。因此,在进食或加工食品时,应提供品种更多的营养素,增大它们之间的互补机会,达到提高膳食营养效益的目的。

4. 膳食的酸碱要平衡

常见的动物食品、粮谷食品均属酸性,蔬菜和水果等属碱性。目前,膳食中动物食品增多、主食中谷物较多,导致酸性食物占主导地位。人体血液偏酸性后,容易形成酸中毒,诱发各种疾病。在酸、碱性食物搭配过程中,尤其应该控制酸性食物的比例,保持儿童生理上的酸碱平衡,同时也有利于食物中各种营养成分的充分利用,以提高食物的营养价值。

5. 科学地进行食品加工和掌握烹调方法

食物经过烹调加工,可以减小体积,改变形状,增加美味,使食物色香味形符合幼儿的感官要求,增进食欲。但如果烹调加工中没有掌握食物的营养特性,则会使营养遭到损失和破坏。所以,注意科学的加工是幼儿膳食的重要要求。例如按科学的方法切洗蔬菜,掌握好烹调的火候,这样才能最大限度地保存营养素。

(三) 平衡膳食的食物选择[①]

学前儿童已经完成以奶类食物为主到谷类食物为主的过渡,食物种类与成人食物种类逐渐接近,无论是集体还是散居儿童,都应按以下推荐选择食物。

1. 谷类

精加工碾磨谷类的维生素、无机盐、纤维素大多丢失。粗制面粉、大米是每天最基本的食物,能够为儿童提供大部分能量、维生素 B_1 和烟酸。每周有 2—3 餐以豆类、燕麦等代替部分大米和面粉,有利于蛋白质、B 族维生素的补充。高脂食品如炸土豆片、高糖和高油的风味小吃应限制。

---

① 金扣千. 学前保健学[M]. 上海:复旦大学出版社,2011:74—75.

2. 动物性食物

适量的鱼、禽、蛋、肉等动物性食物主要提供优质蛋白质、维生素、无机盐。鱼类蛋白软滑细嫩易于消化,鱼类脂肪中还含有DHA;蛋类提供优质易于消化的蛋白质、维生素A、维生素B_2以及有利于儿童脑组织发育的卵磷脂;奶类及其制品提供优质易于消化的蛋白质、维生素A、维生素B_2及丰富的优质钙。

3. 大豆及其制品

大豆蛋白质富含赖氨酸,大豆脂肪含有必需脂肪酸亚油酸和α-亚油酸,能在人体内分别合成花生四烯酸和DHA。应充分利用大豆资源来解决儿童蛋白质营养问题,尤其在较贫困的农村。

4. 蔬菜和水果

蔬菜和水果是维生素、无机盐和膳食纤维的主要来源,可供选择的蔬菜包括花椰菜、小白菜、胡萝卜、黄瓜、鲜豌豆、番茄、黄绿辣椒等。可供选择的水果不限。

5. 烹调油

学前儿童烹调用油应是植物油,尤其应选用含有必需脂肪酸亚油酸和亚麻酸的油脂,如大豆油、低芥酸菜籽油等。

表3-10 不同年龄学前儿童各类食物的每日参考摄入量[1]

食物种类	1—3 岁	3—6 岁
谷类	100—150 克	180—260 克
蔬菜类	150—200 克	200—250 克
水果类	150—200 克	150—300 克
鱼虾类		40—50 克
禽畜肉类	100 克	30—40 克
蛋类		60 克
液态奶	350—500 毫升	300—400 毫升
大豆及豆制品	—	25 克
烹调油	20—25 克	25—30 克

第4节 托幼园所膳食要求与管理

一、托幼园所的食品安全管理

托幼园所食品卫生的科学管理是保证幼儿膳食安全的重要保障,主要表现在食品选购、贮存、烹调等各个环节中保证食物的新鲜卫生,同时还要加强保教人员和炊事人员的卫生监督,确保幼儿身体健康。

(一) 食品选购的卫生要求

托幼园所选购食品,除了要根据幼儿需要选择营养丰富、保证热能供给而又容易消化吸收的食物外,还必须确保食物的卫生和新鲜,不被致病微生物和有毒有害物质污染。必须禁止选购下列食物:

---

[1] 中国营养学会妇幼分会.中国孕期、哺乳期妇女和0—6岁儿童膳食指南,2010.

1. 腐烂或霉变的食物

食物在被细菌污染而腐烂变质后,不但其营养素被大量破坏,失去了食用价值,而且食用后可使人致病。如腐烂的肉类和鱼类中有大量的普通变形杆菌、大肠杆菌,能使蛋白质和脂肪分解而产生有害物质;粮食霉变产生的黄曲霉素是非常典型的致癌物质。

2. 含亚硝胺和多环芳烃的食品

已经证实,亚硝胺和多环芳烃都具有强烈的致癌性,在腌腊制品、烘烤和熏制的肉类食品中含量较高,经常食用会导致肝癌、食道癌、胃癌等。

3. 天然有毒食物

发绿发芽的马铃薯含有天然毒素龙葵素,食用后会引起恶心、呕吐、腹痛、腹泻、脱水等中毒症状。一些菌类含有天然毒素,食用后可导致神经麻痹、胃肠道等的中毒症状。

4. 被农药、化肥等污染的食物

农药残留量大的蔬菜、水果,食用后会发生农药中毒,应选购无公害的绿色食品。

5. 无生产许可证、无保质期的食物

无食品卫生生产许可证的企业生产的熟食、点心、饮料等;超过保质期的食品;使用不符合国家卫生标准的食品添加剂、食品防腐剂的食品。

补充资料 3-3

宝宝爱喝甘蔗汁须谨防中毒[①]

多多四岁了,最近很爱甘蔗汁,爷爷奶奶宠孙子,经常给多多榨甘蔗汁喝,有时候也会买甘蔗汁给多多喝,一般会兑 3 倍的水。最近多多妈听说吃发霉的甘蔗汁会中毒,很担心,就这个问题,咨询了相关育儿专家。

专家回答:霉变甘蔗中含有神经毒素 3-硝基丙酸,会刺激胃肠道黏膜,损害颅脑神经。潜伏期为 15 分钟至 7 小时,多数在 2—5 小时内发病。中毒最初症状为恶心、呕吐、腹泻,继而头晕、头疼、视力障碍,进而出现眼球偏侧凝视、复视、阵发性抽搐、大小便失禁,严重者呼吸衰竭甚至死亡。质量好的甘蔗肉清白、味甘甜,含有丰富的蔗糖,而且甜度大,孩子都喜欢吃。但是甘蔗收割后如果储藏不当会发生霉变,霉变的甘蔗外皮失去光泽,质地较软,瓤部颜色比正常甘蔗深,一般呈酒糟味或酸霉味。如果进食了霉变甘蔗的汁就容易引起中毒。

(二) 食物烹调的卫生要求

1. 尽量保存食物中的营养素

米经过淘洗,维生素 B_1 的损失率可达到 40%—60%,蛋白质、脂肪、无机盐也都有损失。因此淘米时要用冷水,不要用力搓米,次数要少,尽量减少营养素的流失。做饭、烧粥时不要放碱,制作面食时,尽量减少油炸,以免 B 族维生素受损。

蔬菜要先洗后切,否则维生素 C 会大量损失,切后在水中浸洗时间越长,维生素 C 损失越多。蔬菜

---

① 资料来源:http://www.ci123.com/article.php/33023 育儿网。

要切后就炒,急火快炒。煮菜要少放水,水沸后放菜,以缩短煮菜的时间。加工动物性食物要尽量切得细、薄,急火快炒,可拌少量淀粉,使表面凝结,以减少维生素的损失。

使用不同材料的炊具也会影响食物中营养素保存。如用铝锅烹调食品维生素 C 损失最少,约为 0%—12%,用铁锅损失为 0%—30.7%,而用铜锅损失可达 30%—80%。

2. 要避免有害物质的产生或去除有毒有害物质

托幼园所烹调制备食物要避免采用烘烤、烟熏的方法。这类方法会使食物中的蛋白质、脂肪和碳水化合物焦化,产生变性氨基酸和其他致癌物质。

生豆浆含有皂素、抗胰蛋白酶等有害物质,对胃肠道有刺激性,可引起恶心、呕吐、腹泻等症状。生豆浆加热到 80℃ 左右时可出现"假沸"现象,虽有泡沫,但是有害物质并未被破坏。因此,在煮豆浆时,当泡沫上溢时可改用小火煮,煮开煮透后方可饮用。四季豆也含皂素、抗胰蛋白酶等,食用前应用清水浸泡,然后烧熟煮透,使有毒物质被破坏掉。

要避免用铁锅煮酸性食物或用铁器盛醋、酸梅汤、山楂汁等食物,因为酸会溶解出大量的铁,食用后可导致呕吐、腹痛、腹泻等中毒症状。

3. 要使食品具有良好的感官性状,增进食欲

由于幼儿对食物的色、香、味、形都比较敏感,因此,要通过对食物的烹调加工,使食品具有良好的感官性状,增进婴幼儿食欲。在烹调时,应充分考虑婴幼儿消化器官的特点,制备的食品要煮熟、烧透,做到碎、细、软、烂,如豆类可烧煮成泥状,鸡、鸭、排骨去骨,鱼去刺,枣去核。不要让幼儿食用辛辣等有刺激性的食品,更不宜让他们经常食用过分油腻的食品和油炸食品。

(三) 食物贮存的卫生要求

食物贮存的处理措施主要有:低温,去除水分和添加防腐剂等。

目前市场上各类食品的供应都非常充足,托幼园所的膳食供应所需的粮食、肉类、禽蛋、蔬菜、水果等,一般都能随时采购到,因此,除了少数交通不便的园所外,都应选购新鲜卫生的食品,减少贮存量,缩短贮存期,以保证学前儿童膳食的质量。

(四) 对厨房和炊事人员的卫生要求

1. 厨房卫生

托幼园所的食堂要接受当地卫生主管部门的卫生监督,申领《卫生许可证》。

托幼园所的厨房应有合乎卫生要求的工作面积,厨房各室的安排要适合工作程序。厨房应有排烟、排气、防尘、防蝇、防鼠、防蟑螂的设备,应有提供清洁水源和排除污水的设施。生熟食品要分开存放,生熟刀案要严格分开。厨房应有消毒设备,食具每餐用后洗净消毒,煮沸消毒时水要浸过食具,水开后要煮 5 分钟。用流动蒸汽消毒,送蒸汽后应蒸 20 分钟,温度应达到 95℃ 以上。厨房应有垃圾和污物处理的设施,能及时处理废物,防止害虫孳生和臭气产生。

2. 对炊事人员的卫生要求

炊事人员每年要进行 1—2 次体格检查,接受卫生知识培训,凭卫生防疫部门颁发的合格证持证上岗。如发现炊事人员患有传染病(如肝炎、肺结核、皮肤病等)应立即调离炊事员岗位,痊愈后经体检合格才能恢复工作。炊事人员家属中有患传染病的,该炊事员也应暂时离开厨房工作,直至检疫隔离期满才能上岗。

厨房炊事人员工作时必须穿工作服,工作帽要能包盖头发,戴好口罩。炊事人员要注意保持个人卫生、勤洗头、勤换衣服和勤剪指甲。上班前、大小便前后要洗手,入厕前要脱去工作服。在烧菜、分菜时

不直接从食具中取食物尝味,也不要对着食物咳嗽、打喷嚏或说话。

二、托幼园所膳食配置

(一) 3—6 岁学前儿童膳食指南

2011 年修订的《中国居民膳食指南》中特别提到学前儿童膳食指南,包括以下内容,学前儿童膳食配置应在此指导下进行。

1. 食物多样,谷物为主。

2. 多吃新鲜蔬菜和水果。

3. 经常吃适量鱼、禽、蛋、瘦肉。

4. 每日饮奶,常吃大豆及其制品。

5. 膳食清淡少盐,正确选择零食,少喝含糖量高的饮料。

6. 食量与体力活动要平衡,保持正常体重增长。

7. 不挑食、不偏食,培养良好饮食习惯。

8. 吃清洁卫生、未变质的食物。

(二) 食谱编制的原则

1. 首先应满足儿童需要的能量、蛋白质、脂肪和碳水化合物的需要。

2. 各营养素之间的比例要适宜。

3. 食物的搭配要合理。注意主食与副食、粗粮与细粮、荤与素等食物的平衡搭配。

4. 膳食制度要合理。学前儿童以 3 餐 2 点制为宜。早餐早点共占 30%,午餐加午点占 40% 左右,晚餐占 30%。

5. 注意制作和烹调方法。学前儿童咀嚼和消化能力仍低于成人,他们不能进食一般家庭膳食和成人膳食。此外,家庭膳食中过多的调味品也不宜儿童食用。食物烹调注意色香味形,讲究烹调技术,尽可能保存食物中的营养素,减少维生素损失。

6. 根据季节变化,冬季可多用高热能的食物,夏季应多用清爽爽口的食物。

(三) 食谱编制步骤及举例[①]

以 5 岁男童为例。

1. 确定全日能量需要

根据儿童性别、年龄查阅《中国居民膳食营养素参考摄入量》,5 岁男童能量参考摄入量为 1 600 千卡。

2. 确定全日三大营养素需要量

蛋白质全日需要量:5 岁男童蛋白质的参考摄入量为 55 克,供能比为 12%—15%。

脂肪全日需要量(克) = 全日能量参考摄入量(千卡) × 脂肪占总能量比重(30%—35%) ÷ 脂肪的产能系数 9(千卡) = 1 600 × 30% ÷ 9 = 53 克。

碳水化合物全日需要量(克) = 全日能量参考摄入量(千卡) × 碳水化合物占总能量比重(50—60%) ÷ 碳水化合物的产能系数 4(千卡) = 1 600 × 550% ÷ 4 = 220 克。

由于儿童处于生长发育阶段,需要足量的优质蛋白质,因此,蛋白质占总能量的比重取最大值,脂肪

---

① 史慧静. 学前儿童卫生与保育[M]. 上海:复旦大学出版社,2013:128—133.

和碳水化合物取中间值。

3. 根据餐次比计算每餐三大营养素目标

学前儿童餐次比以早餐早点 30％、午餐午点 40％、晚餐 30％ 计算。

早餐早点：能量 ＝ 全日能量参考摄入量 ×30％ ＝ 1 600×30％ ＝ 480 千卡

蛋白质目标摄入量 ＝ 全日蛋白质参考摄入量 ×30％ ＝ 55×30％ ＝ 16.5 克

脂肪目标摄入量 ＝ 全日脂肪参考摄入量 ×30％ ＝ 53×30％ ＝ 15.9 克

碳水化合物目标摄入量 ＝ 全日碳水化合物参考摄入量 ×30％ ＝ 220×30％ ＝ 66 克

午餐午点：能量 ＝ 全日能量参考摄入量 ×40％ ＝ 1 600×40％ ＝ 640 千卡

蛋白质目标摄入量 ＝ 全日蛋白质参考摄入量 ×40％ ＝ 55×40％ ＝ 22.0 克

脂肪目标摄入量 ＝ 全日脂肪参考摄入量 ×40％ ＝ 53×40％ ＝ 21.2 克

碳水化合物目标摄入量 ＝ 全日碳水化合物参考摄入量 ×40％ ＝ 220×40％ ＝ 88 克

晚餐：能量 ＝ 全日能量参考摄入量 ×30％ ＝ 1 600×30％ ＝ 480 千卡

蛋白质目标摄入量 ＝ 全日蛋白质参考摄入量 ×30％ ＝ 55×30％ ＝ 16.5 克

脂肪目标摄入量 ＝ 全日脂肪参考摄入量 ×30％ ＝ 53×30％ ＝ 15.9 克

碳水化合物目标摄入量 ＝ 全日碳水化合物参考摄入量 ×30％ ＝ 220×30％ ＝ 66 克

4. 确定主食品种和数量

已知能量和三大营养素的膳食目标，根据食物成分表食物含量的多少，就可以确定主食的品种和数量了。由于粮谷类是碳水化合物的主要来源，因此主食的数量主要根据主食原料中碳水化合物的含量确定。

根据上面的计算，早餐早点中应含有碳水化合物 66 克，若以小米粥和馒头为主食，并分别提供 20％ 和 80％ 的碳水化合物。查阅食物成分表得知，每 100 克小米含碳水化合物 77.7 克，每 100 克富强粉含碳水化合物 74.9 克，则

所需小米质量 ＝ 66 g×20％ ÷77.7×100 ＝ 17 克

所需富强粉质量 ＝ 66 g×80％ ÷74.9×100 ＝ 70.5 克

5. 确定副食的品种和数量

蛋白质广泛存在于动植物性食物中，除了谷类食物提供的蛋白质，各类动物性食物和豆制品是优质蛋白质的主要来源。因此副食品种和数量的确定应在确定主食用量的基础上，依据副食应提供的蛋白质数量来确定。

首先计算出主食中提供的蛋白质数量。前述已知该 5 岁男童午餐午点含蛋白质 22.0 克、脂肪 21.2 克、碳水化合物 88 克。假设以米饭为主食，查阅食物成分表得知，每 100 克粳米含碳水化合物 78.1 克，可算得米饭所需粳米质量 ＝ 88÷77.7×100 ＝ 114 克。100 克粳米含蛋白质 6.4 克，即可计算出主食中蛋白质提供量 ＝ 114 克 ×6.4÷100 ＝ 7.3 克。

接下来，用蛋白质摄入目标量减去主食中蛋白质数量，即为副食应提供的蛋白质量。副食应提供的蛋白质量 ＝ 22.0 克 －7.3 克 ＝ 14.7 克。

设定副食中蛋白质的 2/3 由动物性食物供给，1/3 由豆制品供给。其中动物性食品由瘦猪肉供给，查阅食物成分表，每 100 克猪肉含蛋白质 20.7 克，每 100 克豆腐含蛋白质 9.2 克，则

瘦猪肉数量 ＝ 14.7×2/3÷20.7×100 ＝ 47.3 克

豆腐数量 ＝ 14.7×1/3÷9.2×100 ＝ 53.3 克

6. 确定蔬菜量

在设计蔬菜的品种和数量时,要考虑重要微量营养素的含量。可根据不同季节市场的蔬菜供应情况,以及与动物性食物和豆制品配菜的需要来考虑。

7. 油和盐

首先要考虑以上食品已经含有多少脂肪,如查阅食物成分表得知午餐中 100 克瘦猪肉含脂肪 6.4 克,100 克豆腐含脂肪 8.1 克,100 克粳米含脂肪 1.2 克。植物油的计算方法如下,早餐、晚餐以此类推。

$$植物油 = 21.2 - 114 \times 1.2 \div 100 - 53.3 \times 8.1 \div 1\,000 - 47.3 \times 6.4 \div 100 = 12.5 \text{ 克}$$

8. 设计一日食谱及用料

根据计算的每日每餐的饭菜用量,编制一日食谱,具体见表 3-11。

表 3-11　该名男童一日食谱[1]

餐次	食物名称	可食部分用量
早餐	小米粥	小米 20 克
	面包	面包 40 克
	韭菜炒蛋	韭菜 50 克
		鸡蛋 30 克
		植物油 5 毫升
早点	牛奶	牛奶 200 毫升
	饼干	饼干 15 克
午餐	米饭	粳米 75 克
	番茄豆腐	番茄 50 克
		豆腐 30 克
		植物油 7 毫升
	肉片炒鲜蘑菇	瘦猪肉 30 克
		鲜蘑菇 50 克
		油菜 50 克
		植物油 5 毫升
	玉米稀粥	玉米 10 克
午点	蜜桃	蜜桃 100 克
	面包	面包 50 克
晚餐	馒头	特一粉 75 克
	红烧带鱼	带鱼 50 克
	蚝油西兰花	西兰花 75 克
	莴苣蛋花汤	莴苣 25 克
		鸡蛋 10 克
		植物油 10 毫升

---

[1] 史慧静.学前儿童卫生与保育[M].上海:复旦大学出版社,2013:131.

9. 食谱能量和营养素的分析计算

从食物成分表中查出每100克食物中所含营养素的量,计算出每种食物所含营养素的量,计算公式:食物中某种营养素含量 = 食物量(克)×可食部分比例×100 食物营养素含量÷100。将所用食物中的各种营养素分别累计相加,计算出一日食谱中各种营养素的量和产生的热能,一日摄入总热能也可以这样计算:蛋白质摄入量×4＋脂肪摄入量×9＋碳水化合物摄入量×4(表3-12)。然后计算出三餐热量比以及三大营养素热量比(表3-13和表3-14)。

表3-12 膳食能量及三大营养素计算[①]

餐次	名称	可食部分用量	能量(千卡)	蛋白质(克)	脂肪(克)	碳水化合物(克)
早餐	小米	20克	71.0	1.8	0.6	15.5
	面包	40克	113.2	3.3	2.1	20.4
	韭菜	50克	9.0	1.2	0.2	2.3
	鸡蛋	30克	45.3	3.6	3.2	0.03
	植物油	5毫升	45.0	0	5.0	0.01
早点	牛奶	200毫升	120.0	5.8	6.4	9.8
	饼干	15克	67.4	0.9	2.4	11.3
午餐	粳米	75克	252.8	4.8	0.9	58.6
	番茄	50克	5.5	0.5	0.1	1.7
	豆腐	30克	33.3	2.8	2.4	0.9
	植物油	7毫升	63.0	0	7.0	0.01
	瘦猪肉	30克	42.0	6.2	1.9	0
	鲜蘑菇	50克	14.0	1.8	0.2	1.9
	油菜	50克	5.0	0.7	0.3	1.0
	植物油	5毫升	45.0	0	5.0	0.01
	玉米面(黄)	10克	33.9	0.9	0.2	7.8
午点	蜜桃	100克	45.0	0.6	0.1	11.0
	面包	50克	141.5	4.2	2.6	25.6
晚餐	特一粉	75克	270.8	9.2	1.1	56.2
	带鱼	50克	50.4	8.8	2.1	0
	西兰花	75克	14.3	2.6	0.5	2.8
	莴苣	50克	6.0	0.5	0.1	1.5
	鸡蛋(红壳)	10克	14.3	1.2	1.1	0.0
	植物油	10毫升	90.0	0	10.0	0.01
	合计		1 597.8	61.4	55.5	228.3
	RNI		1 600.0	55.0	53.0	220.0
	百分比(%)		100	111	100	104

---

① 史慧静.学前儿童卫生与保育[M].上海:复旦大学出版社,2013:132.

表 3 - 13　餐次热量比①

餐次	能量(千卡)	占一日总热能的百分比(%)
早餐早点	471	29.5
午餐午点	681	42.6
晚餐	445.8	27.9
合计	1 597.8	100.0

表 3 - 14　三大营养素热量比(%)②

餐次	蛋白质	脂肪	碳水化合物
早餐早点	4.2	11.2	14.8
午餐午点	5.6	11.7	27.2
晚餐	5.6	8.4	15.1
合计	15.4	31.3	57.1

10. 食谱的检查和调整

根据以上程序设计出营养食谱后,还应对食谱进行核对,确定编制的食谱是否科学合理。参照食物成分表初步核算该食谱提供的能量和各种营养素的含量;参照中国居民膳食营养素参考摄入量 RNI 或 AI 数值,按允许的变化范围增减或变换食品的种类或数量。值得注意的是,制定食谱时,不严格要求每份营养食谱的能量和各类营养素均与营养目标保持严格一致,保持一段时间平衡,并检查体重变化等评价即可。

一日食谱确定后,可根据食用者饮食习惯、市场供应情况等因素在同一类食物中更换品种和烹调方法,编制一周食谱。

三、托幼园所膳食调查与营养评价

要了解学前儿童在托幼园所的营养状况,了解儿童通过该膳食所摄取的热能和各种营养素的数量和质量,是否满足和有利于儿童的生长发育,就需要在膳食调查的基础上对托幼园所的膳食进行评价计算,以便及时发现膳食中存在的问题并调整。

(一) 膳食调查的方法

常用的膳食调查方法有以下几种。

1. 称量法

应用称量法作膳食调查所需时间至少要 7 天,虽然较麻烦,但获得的数据较准确。首先,将被调查的托幼机构一日中每餐各种食物在烹调前的生重、可食物品重、烹调后的熟重以及幼儿吃剩的重量都做称重记录。然后,将此 7 天之内各项所消耗的食物加以分类和综合,求得每人每日的食物消耗量。具体算法是:实际吃量 = 熟重 - 剩余量、生熟比值 = 可食物品重量 / 熟重、总摄取量 = 实吃量×生熟比值、平均每人净食量 = 总摄取量 / 就餐人数×500 克。最后,查食物成分表就能得出 7 天内平均每人每日所

---

① 史慧静. 学前儿童卫生与保育[M]. 上海:复旦大学出版社,2013:132.
② 史慧静. 学前儿童卫生与保育[M]. 上海:复旦大学出版社,2013:132.

摄取的各种营养素含量和热量。

2. 记账法

此法简便、快速，但不够精确。方法是先查阅过去一段时间托幼机构食堂的食物消耗总量，根据这期间的进餐人数，计算每人每日各种食物的摄入量，再按照食物成分表计算这些食物所供给的营养素和热量。

(二) 营养计算与评价

食谱质量的好坏可以通过观察食谱、儿童对食物的反应作粗略了解，也可以通过定期测量幼儿身高、体重、血色素等指标反映膳食情况，但是最科学、准确的评价莫过于进行营养计算。营养计算的主要指标有各营养素的摄入量、一日总热能、优质蛋白质占蛋白质总量的比例、蛋白质脂肪碳水化合物的供热比例、三餐热量比例。

1. 计算每人每日各种营养素的摄入量

在进行称重法、记账法等调查方法计算出儿童每日各种食物的摄入量基础上，查阅食物成分表即可得出每人每日摄入的各种营养素，再与参考摄入量标准进行比较。

例如，调查得知每名幼儿每日消耗大米 125 克，食物成分表中每 100 克大米含蛋白质 6.9 克，则 125 克大米中蛋白质为：$125 \times 6.9/100 = 8.625$ 克。其他营养素也可用同样方法计算。待各种食物的各种营养素和热能计算完毕后，将同类营养素和热能相加，即可求得每名幼儿每日各种营养素和热能的摄入量。

儿童蛋白质平均摄入量全日制托幼机构应该达到参考摄入量的 80% 以上，寄宿制托幼机构应当达到参考摄入量的 90% 以上。维生素 A、B_1、B_2、C 及无机盐钙、铁、锌等应当达到参考摄入量的 80% 以上。

2. 计算一日总热能

一日摄入总热能 ＝ 蛋白质摄入量(克)×4 ＋ 脂肪摄入量(克)×9 ＋ 碳水化合物摄入量(克)×4

一般寄宿制幼儿要达到参考摄入量的 90% 以上。全日制幼儿达到参考摄入量的 80% 以上。

3. 计算蛋白质、脂肪、碳水化合物的供热比例

将每日每人摄入的蛋白质、脂肪、碳水化合物的量分别相加，然后分别乘以蛋白质、脂肪、碳水化合物的生热系数，再除以摄入的总热量，所得结果乘以 100%。蛋白质、脂肪、碳水化合物的生热系数分别是 4 千卡、9 千卡和 4 千卡。一般认为儿童热量来源于蛋白质、脂肪、碳水化合物的比例分别为 12%—15%、30%—35%、50%—60%。

蛋白质的供热比例 ＝ 蛋白质摄入量(克)×4/ 热量摄入量(千卡)×100%
脂肪的供热比例 ＝ 脂肪摄入量(克)×9/ 热量摄入量(千卡)×100%
碳水化合物的供热比例 ＝ 碳水化合物摄入量(克)×9/ 热量摄入量(千卡)×100%

4. 计算优质蛋白质占总蛋白质的比例

将动物性蛋白质总量与豆类及其制品的蛋白质总量相加，得出优质蛋白质总量，再除以一日食物中获得的总蛋白质量，乘以 100%，即可计算出优质蛋白质占总蛋白质的比例。优质蛋白质一般应不低于蛋白质总量的 50%。

优质蛋白质所占比例 ＝ 动物蛋白摄入量 ＋ 大豆蛋白摄入量 / 蛋白质总量×100%

5. 计算三餐热量比

每餐所摄入的热能除以一日总热能，即得各餐热能所占比例。与三餐应占一日总热量的百分比进

行比较。每日早餐(含早点)、午餐(含午点)、晚餐热量分配比例为 30%、40% 和 30%。

托幼园所对学前儿童膳食中营养素和热能的计算,主要可用以评价膳食供给的状况能否符合学前儿童的实际需要。在利用所得到的数据进行评价时,除了与热能和营养素的参考摄入量标准、各种产热营养素的供热比例和优质蛋白质占总蛋白质的比例等标准进行比较外,还应结合儿童在生长发育中的个体差异、体格检查情况、心理发育状况以及平时的进餐情况等进行综合分析,并根据具体情况对膳食作出相应调整。

本章小结

平衡膳食是保障学前儿童健康成长的重要因素。本章介绍了六大营养素的基本功能和食物来源,重点强调了学前儿童各种营养素的摄入需要量。在介绍学前儿童平衡膳食的特点和要求的基础上,详细介绍了学前儿童带量食谱的编制和膳食营养评价的方法。强调了做好托幼园所膳食管理工作的重要意义及卫生要求。

关键术语

营养 营养素 平衡膳食 膳食指南 带量食谱 膳食评价

讨论与研究

1. 简述六大营养素的主要生理功能和食物来源。
2. 请试着为幼儿园中班编制一份秋季一日带量食谱,并对该食谱进行营养学评价。
3. 学前儿童膳食的特点和常见的膳食问题有哪些?
4. 请尝试调查一所幼儿园的膳食卫生情况,并提出合理建议。

进一步阅读的文献/网站

1. 刘迎接,贺永琴. 学前营养学[M]. 上海:复旦大学出版社,2010.

2. 中国疾病预防控制中心营养与食品安全所. 中国儿童青少年零食消费指南[M]. 北京:科学出版社,2008.

3. 朱家雄,汪乃铭,戈柔. 学前儿童卫生学[M]. 上海:华东师范大学出版社,2006.

3. 杨月欣. 中国食物成分表(第 1 版)[M]. 北京:北京大学医学出版社,2005.

4. 金扣千. 学前保健学[M]. 上海:复旦大学出版社,2011.

5. 网站

http://www.cnsece.com/中国学前教育研究会

http://baby.sina.com.cn/xueqian/新浪育儿

http://www.06edu.net/学前网

第4章　学前儿童的疾病预防

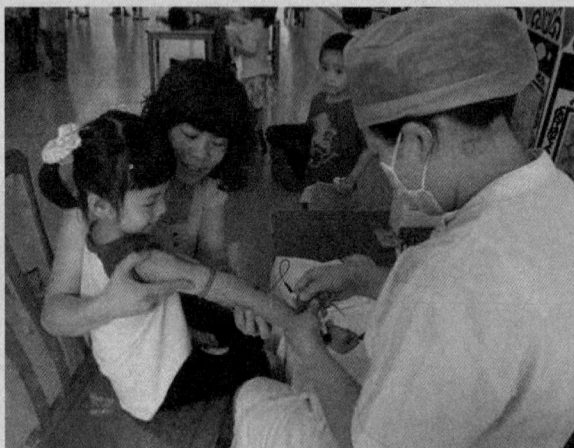

　　明明是某幼儿园中班的孩子,他的妈妈一直不明白为什么孩子入园前要进行体检,入园后还要定期进行健康体检。明明入园时检查了营养状况,有无传染性、营养性疾病以往病史,是否是过敏体质;进行了血色素、视力、听力、智力筛查以及预防接种等。除此之外,医生还会看看孩子的扁桃体、淋巴结有没有肿大、发炎等现象,心肝脾肺以及骨骼、皮肤和外生殖器等发育情况,以及孩子的眼睛有无斜视等。入园以后还要每半年测一次身高、体重,每年体检一次,检测是否营养不良、贫血、中度以上肥胖、佝偻病等。

　　国家颁布的《托儿所幼儿园卫生保健管理办法》(1994年)中明确规定,儿童入园必须要到当地妇幼保健机构或当地卫生行政部门指定的医疗卫生机构进行健康检查。托幼园所也必须遵守相应的健康检查制度,这对于每一个孩子来说都是必要的、负责任的做法。

　　请你在学习本章内容之后,用所学的知识,帮助家长了解儿童常见病和传染病的特点,争取家长对幼儿园健康检查和疾病预防等工作的理解和配合。

通过本章的学习,你能够

- 了解疾病的基础知识
- 掌握学前儿童的常见疾病和传染病
- 学会根据学前儿童常见疾病的症状作出初步判断,做到早发现、早治疗
- 能够协助做好托幼园所传染病的预防工作

本章内容引导

● 疾病的一般知识

一、疾病含义及分类

二、传染病的基本知识

  （一）传染病的含义

  （二）传染病的流行过程

  （三）传染病的一般特征

  （四）传染病的临床特点

  （五）传染病的预防

三、儿科病的常见症状

四、儿科疾病的护理与保健原则

● 新生儿常见病

一、新生儿黄疸

二、新生儿败血症

● 学前儿童的常见病

一、呼吸系统常见病

  （一）急性上呼吸道感染

  （二）婴幼儿肺炎

二、消化系统常见病

  （一）婴幼儿腹泻

  （二）便秘

三、营养障碍性疾病

  （一）蛋白质—热量营养不良症

  （二）缺铁性贫血

  （三）维生素 D 缺乏性佝偻病

  （四）儿童肥胖症

四、泌尿生殖系统疾病

  （一）泌尿道感染

  （二）急性肾小球肾炎

  （三）婴幼儿外阴阴道炎

  （四）儿童遗尿症

五、五官系统疾病

  （一）鼻炎

  （二）斜视

  （三）结膜炎

  （四）龋病

  （五）中耳炎

● 学前儿童的传染病

一、以空气飞沫传播为主的疾病

  （一）流行性感冒

  （二）麻疹

  （三）风疹

  （四）水痘

  （五）流行性腮腺炎

  （六）猩红热

  （七）流行性脑脊髓膜炎

二、以饮食传播为主的疾病

  （一）甲型肝炎

  （二）细菌性痢疾

三、以密切接触传播为主的疾病——手足口病

四、以血源传播为主的疾病——乙型肝炎

五、以虫媒传播为主的疾病——乙型脑炎

伴随着婴儿的呱呱坠地，一声响亮的啼哭代表着一个新的生命历程的开始。在人的一生中，学龄前期是个很特殊的阶段，由于此期机体的外观形态和内脏器官都处于不断变化过程中，免疫防御功能相对较差，易受各种不良因素影响而导致各种疾病的发生。"保障儿童健康，提高生命质量"是现代儿科学的宗旨，更是家长和幼儿教师的责任。《幼儿园教育指导纲要(2001)》健康领域中也强调"教师应该把保护幼儿的生命和促进幼儿的健康放在教育工作的首要位置"。作为幼儿教师，必须学习和了解学前儿童常见疾病和传染性疾病的一般特征，掌握其相应的预防保健措施、护理原则，从而做好托幼园所传染病的预防工作。

第 1 节　疾病的一般知识

一、疾病的含义及分类

从字体的结构看,"疾",疾中有"矢",而"矢"意为"箭",就是告诉我们,那些从外而来侵害我们身体的东西,就像射向我们的冷箭,快速而防不胜防,比如,感冒、风寒、传染病等这些外来因素引起的不适就叫"疾";"病"中有"丙","丙"在中国文化当中是"火"的意思,在五脏内,"丙"又代表心,所以,心里有火,人就会生病[①]。

关于疾病的含义,从不同角度考查可以给出不同的定义。通常我们认为疾病是人体正常形态与功能的偏离。现代医学一般认为疾病是在一定条件和致病因素作用下,机体调节功能紊乱发生的一系列形态结构、功能代谢的变化,表现为症状、体征和行为的异常。实际上,临床上疾病和健康并没有明显的分界线,而是一个动态连续变化的过程,健康和疾病在同一机体可以是共存的。如很多时候孩子描述的浑身无力,可能是过度活动后暂时的肌肉酸困不适,也可能是很多疾病的前期症状。由于孩子有依赖性强及爱撒娇的特性,会在需要特殊心理安慰时表现出不同的类患病状态,要及时和疾病的症状相鉴别。

疾病分类属于疾病分类学范畴,一般根据发病原因、病变性质和主要病变部位,把疾病分成若干类组并加以编列。疾病的分类和命名反映了当时医学科学水平,最早的疾病分类是按器官病理解剖定位原则划分的。由于细菌学的成就,疾病开始按病因学原则分类。所以,根据婴幼儿疾病的病因,我们将儿科疾病分为感染性疾病和非感染性疾病。如缺铁性贫血、维生素 D 缺乏性佝偻病、肥胖症等属于非感染性疾病;如上呼吸道感染、泌尿道感染、手足口病、肝炎、水痘、猩红热等属于由病毒或细菌感染引起的疾病,是感染性疾病。但感染性疾病不一定有传染性,有传染性的疾病才称为传染病。

感染性疾病和非感染性疾病可以在同一机体同时发生,也可由一种疾病引发另一种疾病。如腹泻迁延不愈时可出现营养代谢不良性疾病症状。

二、传染病的基本知识

(一) 传染病的含义

传染病是指由病原体引起的,能在人与人、人与动物、动物与动物之间进行传播的疾病。病原体是指可造成人或动物感染疾病的微生物,包括细菌、病毒、立克次氏体、寄生虫(原虫和蠕虫等)、真菌或其他媒介(微生物重组体包括杂交体或突变体)。

补充资料 4-1

传染病的分类[②]

《中华人民共和国传染病防治法》将传染病分为甲、乙、丙三类。

甲类传染病:鼠疫、霍乱。

[①] 徐时仪. 也谈"疾"与"病"[J]. 辞书研究. 1999(5):149—152.
[②] 中华人民共和国主席令第 17 号《中华人民共和国传染病防治法》(2004-8)

乙类传染病：传染性非典型肺炎、艾滋病、病毒性肝炎、人感染高致病禽流感、细菌性和阿米巴痢疾、伤寒和副伤寒、淋病、梅毒、脊髓灰质炎、麻疹、百日咳、白喉、流行性脑脊髓膜炎、猩红热、流行性出血热、狂犬病、钩端螺旋体病、布氏菌病、炭疽、流行性乙型脑炎、血吸虫病、疟疾、登革热、肺结核、新生儿破伤风。

丙类传染病：丝虫病、包虫病、麻风病、流行性感冒、流行性腮腺炎、风疹、流行性和地方性斑疹伤寒、黑热病、急性出血性结膜炎、除霍乱、细菌性和阿米巴痢疾、伤寒和副伤寒以外的感染性腹泻病。

（二）传染病的流行过程

传染病发生和流行必须具备三个基本条件即传染源、传播途径及易感人群。

1. 传染源

指体内有病原体生存、繁殖并能将病原体带出体外的人和动物,包括患者、病原携带者及受感染的动物。病原携带者一般包括健康携带者、潜伏期携带者和病后携带者。

2. 传播途径

指病原体从传染源到达易感者的途径,包括空气飞沫传播、饮食传播、日常生活接触传播、血液及体液传播、虫媒传播、母婴传播等。

3. 易感人群

对某种传染病缺乏特异免疫力的人群称易感人群,如儿童、老人及成年人免疫力低下时对传染性疾病普遍易感。若人群中对某种传染病易感者较多,就容易造成该种传染病的流行。

（三）传染病的一般特征

1. 有病原体

每一种传染病都是由特异性病原体所引起的,包括微生物和寄生虫。如伤寒由伤寒杆菌引起。

2. 有传染性

病原体能通过各种途径感染他人,传染病病人有传染性的时期称为传染期,在每一种传染病中都相对固定,可成为隔离病人的依据之一。

3. 有流行病学特征

根据一种传染病的流行过程、流行区域、流行季节、流行人群可总结出该病的流行病学特征。如血吸虫病高发于某些特定地区。

4. 有感染后免疫

人体感染某种病原体后可针对该病原体及其产物产生特异性免疫。一部分为终生免疫,如麻疹、水痘;一种为暂时性免疫,如感冒、菌痢;蠕虫感染后不产生保护性免疫,因此往往产生重复感染,如钩虫病、蛔虫病。

（四）传染病的临床特点

1. 疾病发展的阶段性

（1）潜伏期:从病原体侵入人体至开始出现临床症状为止的时间称为潜伏期。

（2）前驱期:从起病到症状明显开始为止的时期称为前驱期。

（3）症状明显期：指急性传染病前驱期过后各种症状和体征充分表现的时期。

（4）恢复期：机体免疫力增长到一定程度，体内病理生理过程基本终止，患者症状和体征基本消失称为恢复期。

2. 常见的症状及体征

（1）发热：有感染性和非感染性发热。

（2）发疹：包括皮疹和黏膜疹，其形态可表现为斑丘疹、出血疹、疱疹、脓疱疹或荨麻疹。

（3）毒血症状：病原体的代谢产物可引起发热以外的全身症状，如疲乏全身不适、肌肉关节酸痛，严重者出现意识障碍、谵妄昏迷、呼吸循环衰竭等表现。

（4）单核-吞噬细胞系统反应：临床表现为肝、脾、淋巴结肿大等。

3. 临床类型：根据传染病临床过程的长短、轻重及临床特征，可分为急性、亚急性、慢性、轻型、中型、重型、爆发型、典型及非典型等。

（五）传染病的预防

1. 管理传染源：早期发现传染源并及时管理、分类上报，对传染病接触者采取密切观察措施，必要时应用药物预防，对病原携带者随访观察治疗。

2. 切断传播途径：将传染病病人和疑似传染病病人在特定的场所单独护理治疗。采用物理和化学方法对具有传染性的排泄物、食物、玩具、蚊虫及寄生虫进行处理，包括消毒和灭菌。

3. 保护易感人群：经常锻炼身体提高自身免疫能力，均衡营养，加强各种营养素的摄入。对高危人群采取一定的预防措施，对易感者接种疫苗、菌苗、类毒素使机体对特异疾病产生主动免疫，接种抗毒素、丙种球蛋白及高滴度免疫球蛋白对疾病产生被动免疫。

补充资料 4-2

免疫的种类及我国儿童计划免疫程序[①]

1. 免疫的种类

一般我们将免疫分为特异性免疫和非特异性免疫两类。

非特异性免疫，又叫先天免疫或天然免疫，是生来就具有的免疫力，可以遗传给后代，是人类在种系的发育和进化中，长期同病原微生物斗争而逐渐建立起来的。免疫作用没有针对性，不是针对某一病原微生物，而是对多种病原微生物都有防御作用，主要靠机体组织、解剖结构以及正常的生理功能来实现。比如，完整的皮肤和健康黏膜的保护作用、白细胞的吞噬作用、溶菌酶的杀菌作用等等。

特异性免疫，又叫后天免疫或获得免疫，是出生后才产生的。它产生的先决条件是必须与侵入的微生物相接触，免疫作用具有很强的针对性，即某种病原微生物所激发的免疫作用，只对这种微生物有效，对其他微生物则无效。

获得免疫一般可分为自然获得免疫和人工获得免疫两类。自然获得免疫又可分为自然自

---

① 康松玲.学前儿童卫生保健[M].武汉:华中师范大学出版社,2013(4):106—108.

动获得免疫(感染后、病后获得)和自然被动获得免疫(经胎盘或初乳获得);人工获得免疫又可分为人工自动获得免疫(注射疫苗、类毒素后获得)和人工被动获得免疫(注射抗毒素、免疫血清获得)。

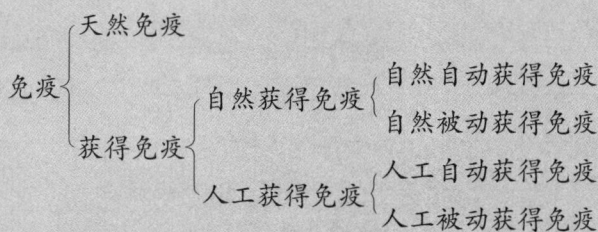

```
        ┌ 天然免疫
        │          ┌ 自然获得免疫 ┌ 自然自动获得免疫
  免疫 ─┤          │              └ 自然被动获得免疫
        │          │
        └ 获得免疫 ┤
                   │              ┌ 人工自动获得免疫
                   └ 人工获得免疫 ┤
                                  └ 人工被动获得免疫
```

2. 我国儿童计划免疫程序

按照国家规定,儿童出生后要有计划地接种一些疫苗,称为计划免疫,以预防相应传染病的发生。它是预防传染病最经济、最有效、最方便的手段,也是增加儿童抵抗力、保护儿童健康的一项重要措施。《中华人民共和国传染病防治法》明确规定:国家实行有计划的预防接种制度;中华人民共和国境内的任何人均应按照有关规定接受预防接种。

表4-1 我国儿童免疫规划疫苗与预防疾病

	疫苗种类		预防传染病种类	说明
1	乙肝疫苗	1	病毒性乙型肝炎	原免疫规划疫苗
2	卡介苗	2	肺结核	原免疫规划疫苗
3	脊灰疫苗	3	脊髓灰质炎	原免疫规划疫苗
4	无细胞百白破疫苗	4	百日咳	替换疫苗
		5	白喉	
5	白破疫苗	6	破伤风	
6	麻疹疫苗	7	麻疹	原免疫规划疫苗
7	麻腮风疫苗	8	风疹	新加入疫苗
	麻腮疫苗	9	流行性腮腺炎	
8	乙脑疫苗	10	流行性乙型脑炎	扩大覆盖范围
9	A群流脑疫苗	11	流行性脑脊髓膜炎	扩大覆盖范围
10	A+C群流脑疫苗			新加入疫苗
11	甲肝疫苗	12	病毒性甲型肝炎	新加入疫苗

表4-2 国家免疫规划疫苗免疫程序(以天津市为例,供参考)

	卡介苗 BCG	乙肝疫苗 HBV	脊灰疫苗 OPV	百白破疫苗 DPT	麻疹疫苗 MV	麻腮风疫苗 MMR	流脑疫苗 MPV	乙脑疫苗 JEV	甲肝疫苗 HAV
出生	●	●							
1月龄		●							
2月龄			●						
3月龄			●	●					
4月龄			●	●					
5月龄				●					

	卡介苗 BCG	乙肝疫苗 HBV	脊灰疫苗 OPV	百白破疫苗 DPT	麻疹疫苗 MV	麻腮风疫苗 MMR	流脑疫苗 MPV	乙脑疫苗 JEV	甲肝疫苗 HAV
6 月龄		●					●		
8 月龄					●		间隔 3 个月	●	●
18 月龄				●		●		●	●
2 岁									与首剂间隔 6—12 月
3 岁									
4 岁			●						
5 岁						●			
6 岁				●白破			●A+C	●	
12 岁		●							
18 岁						●			

三、儿科疾病的常见症状

1. 发热

体温超过正常范围即称为发热，是机体正常的免疫反应。儿童常测腋下温度，正常体温 36—37℃ 左右，在 24 小时内波动不超过 1℃。按发热的高低分为四度：低热 37.3—38℃，中等度热 38.1—39℃，高热 39.1—41℃，超高热 41℃以上。新生儿大脑体温调节功能发育不成熟，体温 37.5℃以下 仍为正常。

2. 咳嗽

咳嗽是人体一种保护性反射动作，通过咳嗽可以清除呼吸道分泌物及气管异物。多数咳嗽伴有上 感症状，患支气管炎、咽喉炎、肺炎时咳嗽症状明显，突然出现的呛咳伴呼吸困难是气管异物的典型症 状，要及时到医院就诊。

3. 流涕

是指鼻腔分泌物过多不自觉流出。患上感、过敏性鼻炎、鼻窦炎、鼻腔内异物时常出现此症状。

4. 头痛

是指额、顶、颞及枕部的疼痛，有时可牵扯到面部及颈部。伴发热、流涕、咳嗽症状者为上感所致，肺 炎时也可引起轻微头痛，鼻炎、鼻窦炎、脑膜炎、颅骨肿瘤等均可引起不同程度头痛。

5. 腹痛

腹痛平常称"肚子痛"，可由饮食不洁及腹部脏器疾病引起。根据腹痛性质分为急性腹痛如阑尾炎、 肠套叠等，慢性腹痛如慢性胃炎、蛔虫症等。

6. 腹泻

是由多种病原体、多种原因引起大便次数增多和大便性状改变为特点的胃肠功能紊乱综合症。根 据病因分为感染性和非感染性腹泻，患菌痢、急性胃肠炎时的腹泻为感染性腹泻，由饮食不当、胃肠道菌 群失调等引起的腹泻为非感染性腹泻。

7. 呕吐

是指通过食管、胃、小肠的逆蠕动伴腹肌膈肌强烈收缩迫使胃或部分小肠的内容物经食管、口腔而排出体外的现象。常见于胃肠道先天或后天疾病如幽门梗阻、急性胃肠炎,脑部病变急性脑膜炎、脑瘤等,新生儿由于特殊解剖位置原因,吃奶后出现溢乳不属于病理现象。

8. 便秘

是指排便周期延长、排便次数减少或粪便干结难解,和平素排便习惯有较大不同的一种症状。多由于饮食不当引起,也可见于肠道疾病如先天性巨结肠等。

9. 尿频、尿急及尿痛

尿频是单位时间内排尿次数增多。尿急是指有尿意即难以控制而迫不及待需要排尿。尿痛是指患者排尿时及排尿后感觉会阴部和尿道内疼痛或烧灼感。尿频、尿急、尿痛合称为尿道刺激症,多见于泌尿系感染。

10. 水肿

是指组织间积聚过多液体使组织肿胀的现象。可见于全身性疾病如蛋白质热能营养不良、急性肾炎等。

11. 黄疸

是指体内胆红素增多引起的皮肤、黏膜黄染,多见于肝脏疾病及胆管阻塞时。新生儿时期的黄疸多为生理性黄疸,胆红素数值在一定范围内不需要特殊治疗。

补充资料4-3

家长健康育儿保健知识之一:孩子哪些情况下暂不送幼儿园

孩子在出现以下症状时不送幼儿园而应到正规医院就诊:(1)持续发热。许多疾病的早期会出现发热现象,如上感、麻疹、腮腺炎等,少数孩子在疫苗接种后也可出现发热症状,服用退热药物后体温仍超过37.5℃时要及时到医院观察。(2)咳嗽。咳嗽是许多疾病的症状之一,如肺炎、支气管炎、支气管异物等,在不能明确原因时要及时就诊以免延误病情。(3)呕吐及腹泻。呕吐及腹泻与很多疾病有关,如食物中毒、急性胃肠炎、痢疾等,严重的呕吐及腹泻可引起水电解质紊乱而出现精神神经症状。(4)出疹。很多传染性疾病早期都有出疹的现象,如风疹、手足口病、猩红热等,在此期间确诊可及时隔离治疗,有效预防易感儿之间传播。(5)传染性疾病的恢复期。如甲肝、水痘、手足口病等恢复期仍有传染性,要在家隔离观察。

四、儿科疾病护理与保健原则

俗话说三分治疗,七分护理。对婴幼儿患者来说,正确的护理及保健不但可以加快疾病的痊愈,而且还可以对儿童的心理健康起到积极的促进作用。

1. 细心观察

孩子在患病早期,许多症状不典型,有的很细微,对患儿细致的观察和分析,可分辨出孩子出现的症状是正常的生理反应或是异常的病理体征。

2. 精心呵护

孩子身心未成熟，依赖性较强，患病后往往不能（或不会）准确表达自己的感受，要用爱心取得孩子的信任，及时准确了解孩子的不适及需求，给孩子以心理安慰，对疾病做到早期预防、及时发现和正确处理。按孩子年龄的不同、所患疾病性质及轻重的不同给予灵活多变的护理方法，给孩子创造一个安静、整洁、舒适的生活及治疗环境，认真观察及护理，确保孩子正常的进食及睡眠。

3. 合理膳食

根据孩子所患疾病不同选择适当的饮食配合治疗，对不能进食的疾病要严格禁食，采取流质、清淡、少渣、低盐、高（或低）蛋白、高（或低）热量、高维生素、高纤维素及特殊饮食有助于加快孩子疾病的康复。

4. 家园配合

家长要用心了解孩子所患疾病的基本知识及护理常识，和教师一起积极配合大夫的治疗，预防孩子之间交叉感染，防止因护理不当给孩子造成意外的伤害。

第2节 新生儿常见病

一、新生儿黄疸

新生儿黄疸是指在新生儿期体内胆红素达到一定数量后出现的皮肤、黏膜黄染，是新生儿期常见的症状之一。

1. 病因

新生儿期红细胞破坏过多产生大量胆红素，血浆白蛋白联结胆红素力量不足，肝脏摄取和处理胆红素能力较差，早期新生儿肠蠕动较慢导致胎便排出不畅，胆红素在体内的肝肠循环增加均可使新生儿体内非结合胆红素升高出现皮肤、黏膜黄染现象。

2. 临床表现

临床上把黄疸分为生理性黄疸和病理性黄疸。生理性黄疸足月儿在出生后2—3天出现，4—6天达到高峰，7—10天消退，最迟不超过2周；早产儿持续时间稍长，一般无临床症状，极少部分新生儿有轻微嗜睡及食欲不振等症状。若生后24小时即出现黄疸，足月儿2—3周、早产儿超过4周黄疸仍不消退，甚至继续加深、加重或消退后重复出现即为病理性黄疸。严重时出现精神神经症状，形成胆红素脑病（核黄疸），对新生儿造成永久性脑神经损坏。

3. 诊断

血清胆红素值测定是诊断新生儿黄疸的重要指标，足月儿>12.9毫克/分升，早产儿>15毫克/分升即有诊断价值。可先经皮作无创测定，数值异常时测定血清胆红素值，特殊患儿进行B超检查排除先天性胆道发育异常性疾病。

4. 治疗

生理性黄疸是正常新生儿的特殊生理现象，可自然消退不需治疗，也可适当喂食葡萄糖水，使尿量增加以快速排出胆红素。病理性黄疸可采用光照疗法、换血疗法、服用肝酶诱导剂及中药茵栀黄、清肝利胆口服液等均可有效降低血清胆红素。

5. 预防

母体在孕期尽量少食用刺激性食物，新生儿出生后仔细观察皮肤、黏膜颜色，一旦出现黄疸要观察黄疸色泽、分布及消退情况，出现黄疸加深加重、嗜睡、食欲不振等精神神经症状时要及时治疗。

二、新生儿败血症

新生儿败血症是指细菌侵入血液循环生长繁殖并产生毒素造成的全身性炎症反应,其早期临床表现不典型,但病情进展迅速,发病率和死亡率均较高。

1. 病因

新生儿尤其是早产儿皮肤、黏膜、呼吸道等屏障功能差,淋巴结发育不健全,特异及非特异性免疫功能不全,发生感染后易导致败血症。常见病原菌为细菌,如金黄色葡萄球菌、大肠杆菌,也可见于霉菌、病毒及原虫等,可因产前宫内感染,产时细菌上行感染,产后经皮肤、脐部、呼吸道、消化道及医源性感染而发病。

2. 临床表现

临床上按发病时间分为早发型和晚发型。早发型在出生7天内发病,感染发生于产前或产时;晚发型在出生7天后发病,感染发生于产时或产后。发病早期症状不典型,常表现为食欲欠佳,哭声微弱,发热或体温不升、体重增长缓慢或下降等。若病情发展迅速,出现精神萎靡、嗜睡,皮肤大理石花纹样改变,皮下瘀点、瘀斑等出血表现。肝脾肿大,持续黄疸不消退等症状时应高度怀疑败血症。如出现不能用其他原因解释的黄疸进行性加重,有时是败血症的唯一表现。可伴有呕吐、腹泻、中毒性肠麻痹等消化道症状。也可合并肺炎、脑膜炎、坏死性小肠结肠炎等。

3. 诊断

根据母体产前及产时高危因素,患儿出现精神、食欲体温改变,或黄疸加深、皮肤瘀斑、肝脾肿大时应高度怀疑败血症可能。实验室检查白细胞计数 $<5.0\times10^9$/升或 $>20\times10^9$/升,伴随血小板减少即有诊断价值。血 C-反应蛋白明显升高,血细菌培养可检出致病菌。

4. 治疗

(1) 抗菌治疗:早期、联合、足量及足疗程的抗生素治疗原则。常用青霉素和三代头孢联合应用。

(2) 支持疗法:注意保温,给足量热量和液体,必要时应用免疫球蛋白、新鲜血液或血浆。

(3) 对症治疗:及时清除局部感染灶,纠正酸中毒及低氧血症,周围循环衰竭时扩容治疗。

5. 预防

做好围产期保健,孕晚期母体出现感染性疾病时应用可通过胎盘屏障的广谱抗生素治疗。分娩过程中应严格执行无菌操作,对胎膜早破、宫内窘迫或产程过长新生儿预防性应用抗生素治疗。普及新生儿保健常识,正确清洗皮肤皱褶及黏膜处,保持口腔卫生及脐部的干燥清洁。注意观察新生儿特别是早产儿皮肤颜色、吮奶状况及体温变化,发现异常情况及时就诊。

第3节　学前儿童的常见病

一、呼吸系统常见病

由于婴幼儿期呼吸道发育的特殊性,易受各种病毒、细菌、支原体侵袭及其他各种因素影响而引发各种疾病。若侵犯鼻咽部,通常会患急性呼吸道感染;若侵犯支气管、肺泡,会引发各种类型的肺炎。

(一) 急性上呼吸道感染

急性上呼吸道感染俗称"感冒",是由各种原因引起的上呼吸道急性炎症,致病菌主要侵犯鼻咽部,是小儿常见疾病,一年四季均可发病。

1. 病因

多由病毒及细菌感染引起,其中90％为病毒感染,包括鼻病毒、呼吸道合胞病毒、流感病毒、副流感病毒等。少部分为细菌或肺炎支原体感染,最常见细菌为溶血性链球菌。婴幼儿因呼吸道黏膜柔嫩,抵抗力低下,在营养障碍、气候及环境突然改变时易发病。

2. 临床表现

（1）一般类型的上呼吸道感染

患病早期常出现鼻塞、流涕、打喷嚏、咽部不适、干咳等症状,继之出现发热、痰多,表现为精神不振、烦躁、乏力等,部分患儿有食欲不振等消化系统症状。1岁以内婴儿起病急,主诉不清,哭闹、拒食、呕吐、腹泻往往为主要临床表现,常伴有发热,体温39—40℃,严重时可出现惊厥。2—4岁患儿往往表现为食欲不振、发热、咳嗽、咯痰等症状,体检时可见咽部充血,扁桃体肿大或表面有脓苔,肺部听诊无明显异常。较大儿童合并细菌感染时可出现咽痛,下颌和颈部淋巴结肿大。如不及时治疗可引发中耳炎、鼻炎、急性肾小球肾炎等并发症。

（2）特殊类型急性上呼吸道感染

疱疹性咽峡炎:由感染柯萨奇病毒A引起,患儿急性起病,表现为高热、咽痛、流涎、厌食、呕吐等症状,体检可见咽峡部灰白色疱疹,常发于夏季,病程约1周。

眼结合膜炎:由感染腺病毒引起,以发热、咽痛、眼部刺痛为主要临床表现,体检咽部充血有白色点块状分泌物。一侧或双侧滤泡性眼结合膜炎,常发于夏季,病程约1—2周。

3. 诊断

典型鼻塞、流涕、打喷嚏、发热、干咳等症状及咽部充血扁桃体肿大体征可确诊。病毒感染时外周血白细胞正常或偏低,以淋巴细胞升高为主。血清学检查可分离出病毒。细菌感染时外周血白细胞及中性粒细胞均升高,血C-反应蛋白升高,患儿咽拭子可检出致病菌。

4. 治疗

（1）一般治疗。注意休息,保持室内空气清新,温度适宜,多饮水,清淡饮食,注意呼吸道隔离,预防并发症。

（2）抗感染治疗。抗病毒药物常选用利巴韦林(病毒唑),口服或静脉滴注,部分中药制剂如小儿抗病毒口服液、清热解毒口服液等有一定的疗效。合并细菌感染症状或实验室检查白细胞及中性粒细胞升高时应用抗生素治疗,抗菌药物常选用青霉素类、头孢菌素类或大环内酯类。

（3）对症治疗。高热可选用乙酰氨基酚或布洛芬,或采用物理降温,如冷敷或温水浴;发生高热惊厥者可予镇静、止惊等处理。鼻塞者可用滴鼻药物减轻鼻黏膜充血,咽痛者可给予咽喉含片。

5. 预防

加强体格锻炼增强抵抗力,养成良好卫生习惯,营养均衡不偏食,居住环境保持干燥通风,避免去空气质量差的公共场所,季节交替时注意保暖防寒。

补充资料4-4

家长健康育儿保健知识之二:如何理解"春捂秋冻"

俗话说春捂秋冻,不生杂病。春季气温的上升和秋季气温的下降都是一个渐进的过程,衣物的增减要根据气温的变化进行调整。春季刚刚转暖,肌体表皮汗腺及毛孔逐渐开放,但忽冷忽热的温度变化对其有较强的刺激作用,过早脱掉棉衣容易受凉引起感冒。秋天可逐渐添加衣物,让身体以微寒状态逐渐适应渐冷的温度,为寒冷的冬天作准备,无形中提高了孩子身体的耐寒能力。但凡事皆有度,如果孩子穿得过暖,稍稍活动即出汗仍然会有感冒的可能。而体质较差的孩子对冷空气比较敏感,最好不要乱冻。一般3岁以前的孩子体温调节功能较差,对冷热的反应只是面部颜色的变化,如寒冷时口唇发青紫,燥热时面部潮红,情绪的变化如烦躁和哭闹不止,家长可以通过抚摸孩子的手脚温度了解孩子的冷暖需求。3岁以后的孩子和成年人穿衣一样多,但活动量和成年人有很大区别,适量的活动可以促进机体代谢、保持体温而防寒,但剧烈运动后出汗过多时要让孩子短暂休息,不可过多减少衣物,防止感冒。

(二)婴幼儿肺炎

是指由不同病原体或其他因素引起的肺部炎症。一年四季均可发病,以冬春季节气候变化时发病率最高。以发热、咳嗽、气促、呼吸困难、肺部固定湿性啰音为主要临床表现,重症患儿可累及循环、神经及消化系统而出现相应的临床症状。肺炎是我国重点防治的小儿四病之一。临床上以支气管肺炎最常见。

肺炎的分类[①]

1. 病理分类:大叶性肺炎、小叶性肺炎、支气管肺炎和间质性肺炎。

2. 病因分类:(1)病毒性肺炎;(2)细菌性肺炎;(3)支原体肺炎;(4)衣原体肺炎;(5)原虫性肺炎;(6)真菌性肺炎;(7)非感染性肺炎:吸入性肺炎、坠积性肺炎、过敏性肺炎等。

3. 病程分类:急性肺炎、迁延性肺炎、慢性肺炎。

4. 病情分类:轻型肺炎、重症肺炎。

5. 临床表现典型与否分类:典型肺炎、非典型肺炎。

6. 肺炎发生的地点分类:社区获得性肺炎、医院获得性肺炎。

支气管肺炎

是病原体经呼吸道侵犯气管壁及肺泡后出现的气管、支气管、肺组织的急性炎性病变。一年四季均可发病,好发于冬春季节。

1. 病因

最常见为细菌和(或)病毒感染。病毒包括呼吸道合胞病毒、腺病毒、流感病毒等,细菌感染以肺炎链球菌多见,亦有支原体、衣原体和流感嗜血杆菌感染发病。居住环境空气质量差、全身营养不良、合并先心、免疫缺陷者易患本病。

2. 临床表现

患儿多急性发病,首先出现鼻塞、流涕等上呼吸道道感染症状,继而出现发热,表现为弛张或稽留热型。频繁咳嗽,早期干咳,恢复期有痰。患儿精神较差,食欲减退,偶有腹泻或呕吐。常表现为呼吸加快,达40—50次/分,呼吸费力,呈吸气性三凹征,口周或鼻周发绀。肺部可闻及粗重呼吸音及干湿性啰音。重症患儿可出现呼吸衰竭、心力衰竭、休克、嗜睡及昏迷等神经系统症状。

3. 诊断

患儿有典型咳嗽、发热、呼吸急促症状,肺部听诊可闻及湿啰音,X线检查肺部沿肺纹理可见小斑片

状阴影即可确诊。外周血检查细菌感染白细胞升高,病毒感染白细胞不高或降低。分泌物病原体检测致病菌可进一步明确诊断。

4. 治疗

(1) 一般治疗:室内通风,温度适宜,给予营养丰富饮食,重症患者可肠道外营养。卧床患儿经常变换体位,轻拍背部促进痰液排出。注意呼吸道隔离,预防交叉感染。

(2) 抗感染治疗:细菌感染的支气管肺炎可应用青霉素或阿莫西林肌注或静滴,病毒性肺炎常用利巴韦林注射液或雾化吸入,支原体肺炎可口服或静滴阿奇霉素治疗。

(3) 对症治疗:面罩或鼻导管氧疗改善发绀症状。高热时可给予对乙酰氨基酚或布洛芬,或采用物理降温,如冷敷或温水浴。烦躁不安者可给予镇静药物水合氯醛等。

(4) 重症患儿糖皮质激素地塞米松和氢化可的松的应用。

(5) 并发症心力衰竭的治疗。

5. 预防

积极锻炼身体增强对疾病免疫力,保持房间通风及空气清新,平时多户外活动,多晒太阳;在沙尘暴及雾霾天气尽量不要外出,避免有害物质刺激呼吸道;正确洗手,保持手部清洁卫生,远离病患者,防止易感儿之间交叉感染;合理膳食,均衡营养,多食用富含维生素的水果、蔬菜等可有效预防本病的发生。

病例1 三岁的姗姗是个早产儿,出生后她在医院的保温箱里度过了她的新生儿期,后来一直是人工喂养,家人都很溺爱,妈妈和奶奶认为吃面包和牛奶最有营养,所以姗姗的主食是"西餐",还会经常吃一些"很好吃的"零食和饮用"有味道的"儿童饮料。一到冬季,妈妈怕冻着她都会把她裹成粽子一般,并且从不让出门玩耍。这样的姗姗变成了医院的常客,只要遇天气冷热变换,她都会出现鼻塞、流涕、咳嗽,继而出现高烧、呼吸困难的症状,吸氧、输液成了她的家常便饭。

分析:上呼吸道感染、肺炎的发病和日常生活习惯有很大的关系,正确的生活及饮食习惯是预防呼吸道疾病的关键。

补充资料4-5

小儿四病

卫生部规定的小儿四大防治疾病:营养性缺铁性贫血、维生素D缺乏性佝偻病、婴幼儿腹泻、小儿肺炎,简称"小儿四病"。这四种疾病,是危害婴幼儿健康的常见病,因其发病率高,严重影响孩子的生长发育、健康和生命,是全国儿童保健工作者共同开展防治工作研究的主要疾病。1986年我国卫生部颁发了《小儿四病防治方案》白皮书,成为婴幼儿期重点防治的四病。不过,随着人类疾病谱的变化,儿童意外伤害、肥胖、儿童期铅中毒等也应列为我国儿童保健工作重点防治的疾病。

二、消化系统常见疾病

婴幼儿期的消化系统发育不完善,局部对细菌及病毒防御功能较差,各种消化液功能较弱,容易受各种外在因素影响发生胃肠功能紊乱,引发各种腹泻及便秘等疾病。

(一)婴幼儿腹泻

俗称"拉肚子",又称婴幼儿消化不良,是由多种病原体、多种原因引起的呕吐、大便次数增多和大便性状改变为特点的胃肠功能紊乱综合征。腹泻是造成儿童营养不良、生长发育障碍的主要原因之一。临床上把腹泻分为感染性和非感染性两大类。

1. 病因

(1)感染性腹泻:因肠道感染病毒、细菌、真菌及寄生虫而发病。秋冬季节腹泻多为病毒感染引起,最常见为轮状病毒;细菌感染主要是由致病性大肠杆菌引起,其他如感染白色念珠菌、阿米巴虫、肠道外感染性疾病等均可引发腹泻。

(2)非感染性腹泻:可因饮食不当而发病;特殊体质儿童出现食物过敏、环境及冷热突然改变、滥用抗生素造成肠道菌群失调等均可引起发病。

2. 临床表现

(1)轻型腹泻主要以胃肠道症状为主,表现为食欲不振、呕吐、大便次数增多呈稀薄水样,无脱水及全身中毒症状,可在数日内痊愈。

(2)重型腹泻除有较重的胃肠道症状外,还有明显的脱水、电解质紊乱和全身中毒症状,如发热或体温不升,精神烦躁或萎靡、嗜睡、意识模糊甚至昏迷休克,如不及时治疗可因循环衰竭而死亡。

(3)轮状病毒性腹泻主要临床特点为起病急骤,有恶心、呕吐、腹泻、腹痛等消化系统症状,多为先吐后泻,水样、黄绿色或蛋花汤样稀便,无黏液脓血,腹泻每天十数次以上,部分患儿发病前有上感症状。一般患儿病程1—2周,重症患儿可因严重脱水、酸中毒及电解质紊乱导致循环及多器官功能衰竭而死亡。

3. 诊断

根据患儿食欲不振、呕吐、大便次数增多等典型症状可诊断。大便镜检可区分感染性和非感染性腹泻,大便培养可分离出致病菌。

4. 治疗

(1)一般治疗:轻症患儿可根据平时饮食习惯及进水量合理搭配,采取由少到多、由稀到稠、清淡易消化吸收食物,重症患儿应禁食8—24小时。

(2)药物治疗:轻症患儿口服补液,重症患儿静脉补液;细菌感染患儿可给予抗生素氨苄西林、头孢菌素等;病毒感染给予利巴韦林;肠道菌群失调患儿给予双歧杆菌、乳酸菌素等;吐泻严重者给予止吐药物胃复安;明显腹痛者给予山莨菪碱;消化不良给予助消化药物胃酶合剂、多酶片等。

5. 预防

锻炼身体提高疾病抵抗力,养成良好的卫生习惯,饭前便后正确洗手。饮食合理搭配,营养均衡,冷热均匀,不暴饮暴食,天气冷热变换时要及时添加衣物。

病例2 三岁的宁宁是个活泼好动的孩子,每天从幼儿园回到家都是灰头土脸的,饭前洗手也都是草草应付了事,平时患的最多的疾病是拉肚子。这一次又是一天三到四次的稀便,又腥又臭,妈妈忙带她到附近的诊所服用消炎药治疗,已经两天了还是不见好转,第三天拉得更厉害了,眼窝变得很大,体温达到了38℃,一点精神也没有,妈妈忙带她到医院就诊,大夫查了大便后怀疑是感染病毒引起腹泻,所以服用消炎药无效,需住院继续检查病因,观察治疗。

分析:腹泻是由多种原因引起,不洁的卫生生活习惯是感染病原体的主要原因,孩子一旦出现腹泻症状后要及时到正规医院就诊治疗。

(二) 便秘

指由于各种原因导致儿童大肠传导功能失常,出现大便秘结、排便周期延长、排便次数减少或粪便干结难解,和平时排便习惯有较大不同的一种症状。

1. 病因

儿童规律生活被打破,饮食不足或饮食习惯突然改变,食物成分不当,患慢性疾病如甲状腺功能减退、营养不良等导致胃肠功能紊乱,肠道疾病如先天性巨结肠等均可引起便秘。

2. 临床表现

患儿平常排便规律改变,排便周期延长,次数减少,排便时有困难和肛门疼痛感。低龄儿童可表现为烦躁,哭闹,食欲降低。腹部体征可表现为腹胀,左下腹和肛周可触及粗而坚硬的粪块。

3. 诊断

根据患儿排便周期延长、次数减少,大便又干又硬排出困难即可诊断。

4. 治疗

(1) 一般治疗:积极治疗原发病,改善饮食内容和习惯,食用水果、高纤维素食物如红薯、胡萝卜及蔬菜,定时排便养成良好的排便习惯。

(2) 药物治疗:甘油栓、开塞露肛门注入,小剂量肥皂水灌肠;食用果导片或液体石蜡导泻。

5. 预防

培养良好的饮食习惯,营养均衡,不挑食偏食,多吃蔬菜、水果、粗粮等高纤维素食物。保证正常的作息时间,养成定时排便的习惯。低龄儿童如排便间隔时间延长可按顺时针方向做腹部抚触按摩促进排便。

三、营养障碍性疾病

广义的营养障碍包括营养不足或缺乏及营养过剩两个方面,表现为一种或多种营养物质的供给不足、过剩或比例不当,是由于各种社会因素、疾病、中毒、缺氧等导致营养物质代谢障碍而发生的机体外观形态和器官功能的变化。如果食物缺乏或喂养不当,导致热能、蛋白质或微量元素缺乏,会造成各种营养不良、缺铁性贫血、维生素 D 缺乏性佝偻病等;如营养过剩,会造成小儿肥胖等。

(一) 蛋白质—热量营养不良症

是由于蛋白质或能量缺乏所致的一种程度不同的营养缺乏综合症。我国目前儿童营养不良多是因为喂养不当导致的各种营养素及微量元素的缺乏。比如,在 2003 年的安徽阜阳农村,因食用一些营养成分严重不足,尤其是蛋白质严重不足的伪劣奶粉,也叫空壳奶粉,导致众多婴儿变成了头脸胖大、四肢细短,嘴小、浮肿的大头儿童,严重者甚至导致儿童死亡。

1. 病因

(1) 原发性蛋白质-热能营养不良:长期膳食营养供给不足,如因贫穷而食物短缺,营养知识缺乏致喂养不当,长期不良饮食习惯如偏食、挑食等。

(2) 继发性蛋白质-热能营养不良:消化系统疾病影响食物的消化和吸收,慢性消耗性疾病造成营养相对缺乏,能量消耗量过大等。

2. 临床表现

患儿早期症状为体重不增,表现为精神萎靡、活动减少、食欲差。随着病情发展可出现体重减轻,皮下脂肪逐渐减少以致消失,全身消瘦,发育迟缓,身材矮小,皮肤毛发干燥无光泽。患儿可因蛋白质、多种维生素及微量元素缺乏出现贫血、低血压、腹泻、精神抑郁等并发症。由于免疫功能全面低下,极易并发多种感染性疾病。

临床上分为蛋白质、能量同时摄入不足的干瘦型,热量基本满足需要、蛋白质严重缺乏为主的水肿型,介于两种表现之间的混合型。

干瘦型:其特点是全身皮肤松弛,皮下脂肪减少变薄无弹性,头发枯黄,大便频而少量黏液,动作及智能有不同程度迟缓。轻症患儿体重低于平均值15%以上,严重者体重可低于平均值40%以上。

水肿型:其特点是身体虚弱、生长迟缓、全身浮肿,皮肤发亮、发红。轻症患者仅有皮下水肿,重症者体重可突然增加,生殖器、上肢、腹部及面部凹陷性水肿,严重时可破溃、感染形成慢性溃疡。

混合型介于干瘦型和浮肿型之间,各种症状均有不同程度的表现。

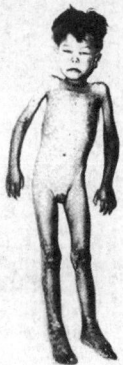

图4-1　干瘦型和水肿型营养不良　　　图4-2　蛋白质缺乏病　　　图4-3　大头娃娃

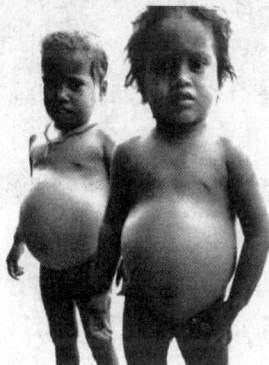

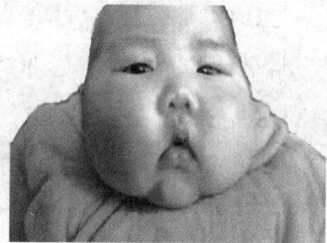

3. 诊断

根据患儿典型症状和体征可初步诊断,按患儿年龄、身高、体重和正常儿童的标准差分为轻度、中度和重度营养不良,实验室检查血糖、血红蛋白、血浆总蛋白、白蛋白、各种维生素及微量元素等均有不同程度降低。

4. 治疗

(1)一般治疗:积极治疗原发病,改善喂养方法,加强护理,预防并发症发生。

(2)饮食治疗:采取由少到多、由稀到稠、由单一到多样化循序渐进的方法来进行。合理安排膳食,消瘦型多补充能量,水肿型多补充蛋白质,同时补充多种维生素和矿物质,经口摄入困难时可采用鼻饲方法喂养。

(3)药物治疗:轻症患者给予助消化药物多酶片、乳酶生或中成药健脾丸、肥儿丸等,重症营养不良患儿给与蛋白同化激素如苯丙酸诺龙、胰岛素等。

5. 预防

重视婴幼儿体格锻炼,纠正不良饮食及卫生习惯,防治各种传染性疾病,积极矫治消化道先天畸形。加强婴幼儿期营养指导,合理搭配膳食,注意肉、蛋、豆制品及蔬菜的补充。

劣质奶粉吞噬生命之花——阜阳农村婴儿"大头怪病"追踪(摘录)[①]

1. 重度营养不良的畸形"大头娃娃"们

3月21日,阜阳市人民医院小儿科住院部病房里,临泉县谢集乡农民陈一道的老伴,抱着他们6个月的孙子李看哽咽难语:"娃这么小就受这么大的罪,他妈都急成精神病了。"小李看出生时8斤半重,是个健健康康的胖小子,而现在,体重比刚生下还要轻半斤多,嘴唇青紫、头脸胖大、四肢细短,比例明显失调,成了畸形的"大头娃娃"。

据阜阳市人民医院郭玉淮大夫介绍,一年多来,仅他们医院就收治了60多个得"大头怪病"的娃娃,有时候一来就好几个,而且基本上在6个月以下、来自农村。因为严重缺乏营养,这些婴儿多已停止生长,有的甚至越长越轻、越小。阜南新村镇陈娃3个月时7.5公斤重,到7个月时锐减到6公斤,头发脱落,不吃不喝,头脸肥大,全身水肿;利辛县马店镇王宝成,出生时4公斤重,3个月后却减至3公斤,全身浮肿、低烧不退、时常呕吐。

"大头怪病"正吞噬着农村娃娃嫩芽般的生命。赵永医生告诉记者,前些天一位婴儿全身浮肿得特别厉害,感觉积水要从皮肤向外渗,后医治无效,不幸身亡。

2. 劣质奶粉成了"婴儿杀手"

令人震惊、愤慨的是,摧残、扼杀这些幼小生命的"元凶",正是蛋白质等营养指标严重低于国家标准的劣质婴儿奶粉。

据阜阳市疾病预防控制中心食品监督科齐勇、王倩君介绍,去年以来共有13位患婴家长送检了佳浓牌婴幼儿配方奶粉、健康牌婴幼儿铁锌钙奶粉、金宝宝牌黄金搭档2段幼儿奶粉等13种品牌的奶粉,经检测全部是不合格产品。按国家卫生标准,婴儿一段奶粉蛋白质含量应不低于18%,二段、三段是12%—18%,而这些奶粉蛋白质含量低的只有0.37%、0.45%,大多数只有2%、3%,钙、磷、锌、铁等含量也普遍不合格。齐勇说:"像这样的奶粉基本上没有营养可言了,比米汤还要差,婴儿吃了哪能不出事!"

患婴年龄绝大多数都在6个月以下,这是他们一生中发育最迅速、最关键的阶段。医生们指出,重度营养不良恢复起来非常慢,而且即使后期营养跟上了,也可能产生后遗症,因为大脑和内脏发育已经受损,会影响婴儿将来的智力和体格、体质,特别是免疫力。

(二) 缺铁性贫血

缺铁性贫血是我国重点预防的小儿四病之一,近年来由于各种宣教预防措施得当,城市儿童典型的缺铁性贫血已很少见,而在生活条件较差的偏远农村,因留守儿童增多,老人对多种营养素缺乏的后果认识不足,还常有病例散发。

该病是由于各种原因引起体内储存铁缺乏,影响细胞的血红素合成而发生的贫血,临床上以小细胞低色素性贫血、血清铁蛋白减少和铁剂治疗有效为特点的贫血症。以婴幼儿发病率最高,严重影响儿童的健康。

---

① 资料来源:http://www.sina.com.cn 2004-4-19半月谈。

1. 病因

先天储存不足,如早产儿及母体贫血;铁的摄入不足,如辅食添加不及时,挑食偏食等;生长发育过快对铁的需要量增加;铁的吸收障碍,如慢性腹泻患儿易导致铁的吸收不良;铁的丢失过多如肠息肉、钩虫病等慢性失血均可引起发病。

2. 临床表现

患儿早期常有食欲减退、呕吐、腹泻等消化系统症状,少数患儿有异食癖。常表现为贫血状外貌,皮肤黏膜逐渐苍白,皮肤干燥皱缩,毛发干枯易脱落,指甲平薄不光滑,易碎裂,甚至呈匙状甲。日常生活中表现为精神萎靡不振,易疲乏,精神不集中,记忆力减退,不爱活动。长时间严重贫血患儿体检可见心率增快,严重时心脏增大甚至发生心力衰竭症状,肝脾有不同程度肿大。因免疫力低下常合并各种感染。

3. 诊断

根据患儿病史、临床表现及实验室检查外周血血红蛋白<110克/升,红细胞<$4.0×10^{12}$/升可初步诊断。骨髓象各期红细胞数目均减少、中晚幼红细胞增生活跃,铁的生化检查血清铁减少可确诊。

4. 治疗

主要原则为去除病因和补充铁剂。

(1)一般治疗:去除病因,及时治疗原发病。加强营养,纠正不良饮食习惯,根据患儿消化吸收能力及时添加辅食,加强护理,预防感染。

(2)药物治疗:应用铁剂口服硫酸亚铁、富马酸亚铁、葡萄糖酸亚铁及琥珀酸亚铁,同时加服维生素C促进铁的吸收;口服铁剂无效,胃肠道反应严重,胃肠道手术后不能口服者可注射铁剂山梨醇枸橼酸铁复合物、右旋糖酐铁复合物等。

(3)严重贫血合并感染或急需手术患儿可输注浓缩红细胞改善贫血。

5. 预防

做好儿童保健工作,提倡母乳喂养,合理添加辅食,婴幼儿食品适当加入铁剂强化补铁;饮食中及时添加含铁丰富食物如鱼肉、动物肝脏、紫菜、海带、木耳等,多吃新鲜蔬菜及水果补充维生素C促进铁的吸收。早产儿及低体重儿早期适量补充铁剂可有效预防疾病的发生。

(三)维生素D缺乏性佝偻病

俗称缺钙,又叫骨软化症,是因为体内维生素D缺乏导致体内钙磷代谢紊乱,致新形成的骨基质矿化不全、骨骼钙化不良的一种疾病。因发病缓慢不易引起重视,对儿童生长发育造成一定影响,因此要早期防治。

1. 病因

患儿多有日光照射不足,饮食中维生素D缺乏或不足,生长过快对维生素D需要量大等病史,慢性胃肠道及肝胆疾病也可影响维生素D的吸收。

2. 临床表现

主要临床表现为骨骼改变、肌肉松弛及非特异的精神神经症状。婴儿期表现为多汗、夜惊、睡眠不安、烦躁易激惹、因多汗刺激头皮而摇头等精神神经症状,可出现明显的枕秃;如不及时治疗可渐出现骨骼改变及运动机能发育迟缓,临床上表现为头颅骨骼软化、方颅、前囟迟闭、乳牙萌迟,胸部出现肋串珠、肋膈沟、鸡胸或漏斗胸,四肢手腕及足踝部亦可出现钝圆形环状隆起称"手镯"、"脚镯"样改变;由于骨质软化与肌肉松弛,小儿行走无力易跌倒,双腿可因负重出现"X"或"O"型腿,脊柱后凹或侧弯,易发生骨折;大脑皮质功能异常,条件反射形成缓慢,免疫力低下,易并发感染及贫血。以上症状经治疗及日光照射后逐渐减轻或消失,严重佝偻病患儿可残留不同程度骨骼畸形。

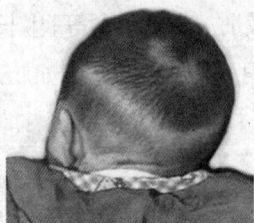
图4-4 枕秃

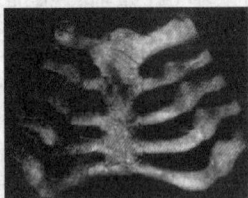
图4-5 串珠肋

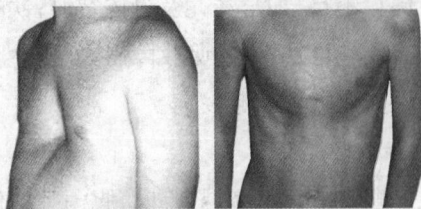
图4-6 漏斗胸与鸡胸

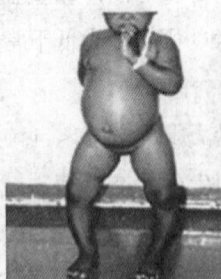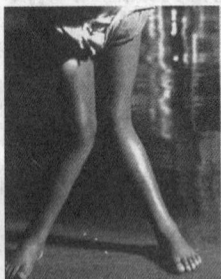
图4-7 "X"与"O"型腿

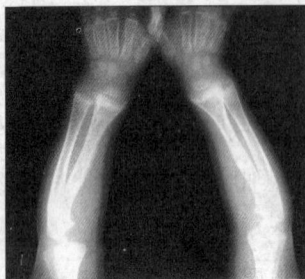
图4-8 "手镯"

3. 诊断

根据维生素D缺乏的病因及临床表现可诊断。血清生化检查维生素D_3降低，X线检查骨骼发育异常可确诊。

4. 治疗

（1）一般治疗：孕妇妊娠中晚期多食用含钙磷食物，坚持母乳喂养婴儿，儿童饮食中注意添加富含维生素D的食物如肝类、牛奶、蛋黄、鱼卵等，多晒太阳，多户外运动。

（2）药物治疗：维生素D浓缩剂鱼肝油口服治疗，维生素D_3肌肉注射，同时服用钙剂。

（3）采取主动及被动方法矫正骨骼畸形。

5. 预防

婴儿多采取母乳喂养，乳母要食用含钙丰富食物，多户外运动晒太阳；人工喂养孩子要适时增服鱼肝油，儿童饮食中要富含维生素D和钙的食物如蛋黄、奶豆、虾皮等，少吃油脂类食品；定期体检，进行微量元素检测，做到早发现早治疗。

（四）儿童肥胖症

是指体内脂肪集聚过多，是常见的营养障碍性疾病之一。可见于任何年龄，以1岁内、5—6岁和青春期多发。

1. 病因

儿童肥胖多为单纯性肥胖。单纯性肥胖是指无明显内分泌及代谢性疾病，由于脂肪或糖类摄入过多，营养过剩，又缺乏适宜的体育锻炼，使摄入的热量超过消耗的热量，剩余的热量就转化成脂肪堆积在体内引起的肥胖。不合理的膳食结构，不良的生活方式是造成单纯性肥胖的主要原因。

2. 临床表现

患儿常表现为食欲旺盛，喜食甜食和高脂肪食物；体征上表现为皮下脂肪丰富，全身分布均匀，尤以腹部膨隆下垂。体重超过同龄儿童，活动时常有疲劳感，严重肥胖患儿活动时因换气不足而至气促缺氧，长期可致心脏扩大及充血性心力衰竭，因肥胖患儿体型异常可表现有自卑、孤独等心理障碍。

3. 诊断

2 岁以上儿童肥胖诊断标准有两种：一种是年龄的体质指数（身体质量指数,简称体质指数。英文为 Body Mass Index,简称 BMI）,BMI 是指体重（千克）/身长的平方（米²）,0—6 岁儿童参照标准,BMI＞18 为超重、BMI＞20 为轻度肥胖、BMI＞22 为中度肥胖、BMI＞25 为重度肥胖[1]；另一种方法是身高标准体重法（又称身高别体重法）,是评价青春期前（10 岁以下）儿童肥胖的最好指标[2]。超过该标准体重的 20％—29％为轻度肥胖,30％—49％为中度肥胖,50％以上为重度肥胖。目前使用较多的参考标准有 1985 年世界卫生组织推荐的身高标准体重和 1995 年我国九市城区儿童身高标准体重。

4. 治疗

（1）饮食疗法：可给患儿低脂肪、低糖、高蛋白、高维生素与适量膳食纤维食谱,萝卜、胡萝卜、青菜、苹果、柑橘都可选择。

（2）运动疗法：鼓励患儿选择喜欢和有效、能坚持的运动如晨间跑步,散步、做操等,坚持每天至少 30 分钟以上。

（3）行为疗法：有规律的生活作息,帮助患儿消除消极情绪,正确看待肥胖,乐观地学习生活,自我检测记录每日体重、饮食及环境因素等情况,定期总结评价。

（4）药物治疗：苯丙胺类和马吲哚类等食欲抑制剂,但不建议儿童使用。

5. 预防

保持良好的生活习惯,注意膳食平衡,不暴饮暴食；家长要让孩子了解运动的重要性,自小养成坚持运动的好习惯,早期预防肥胖的发生。

病例 3 今年 4 岁的天天出生时就很胖,妈妈给起了个小名"棒棒"。他从小食欲都很好,没有偏食及挑食的习惯,即使是已经吃得很饱了,看见爱吃的零食也要再吃一点。现在天天的饭量已经和妈妈一样多了,他的小肚子明显鼓了起来,四肢也变得粗壮。同学们给他起了个外号叫"大胖墩",为此没少和小朋友闹矛盾。很多熟人看见他就会告诉妈妈：你的孩子太胖了需要减肥。天天放学回家就窝在家里看电视不出门,渐渐地越来越不爱活动了。现在测量体重达到了 35 千克。大夫告诉妈妈孩子是由于过度饮食且活动较少患上了单纯性肥胖症,并且孩子已经有轻微的自卑心理,如不及时治疗将会出现各种并发症。

分析：学前儿童肥胖的病因和先天发育有一定关系,不良的饮食习惯及生活方式会增加患病的机会。合理的膳食结构和坚持适宜的锻炼对肥胖的治疗可起到一定的作用。

补充资料 4—7

家长健康育儿保健知识之三：若要孩子身体好,吃饭吃到七分饱

中医认为"若要小儿安,常带三分饥和寒"。关于"寒"前面已经说明,这里主要说说"饥"。

婴幼儿时期消化系统的发育及消化酶的功能不健全,过量的饮食会增加胃肠道负担,造成消化

---

① 康松玲. 学前儿童卫生保健[M]. 武汉：华中师范大学出版社,2013(4)：63.

② 资料来源：http://www.zaojiao.com/2010/0702/196703.html 中国早教网.

不良及腹泻,营养吸收过剩还会引起肥胖等疾病。家长一定要了解婴幼儿时期的生长发育规律,改变传统观念,不要认为孩子吃得饱长得胖就是健康,不要经常给孩子吃高糖、高热量食物。适量饮食,不偏食挑食,食物粗细搭配合理,多食用水果蔬菜,少吃零食和饮料对孩子的健康非常重要。孩子一年四季的饮食有很大不同,春季孩子的发育需要较高的营养支持,可多食用高蛋白食品,如牛奶、鱼、肉类等,各类蔬菜都是必须添加的。夏季由于气温较高,孩子饮食会受影响,食量相应减少,可以让孩子多补充水分,吃一些西瓜、新鲜蔬菜及水果,而不是用各种乳饮料及果汁代替水分的补充;不要过多食用冷饮及冷藏食品,要进食高能量易消化食物如鸡蛋、豆类、鱼、肉等。秋季气候干燥,孩子的消耗量减少,食欲增加,可多食用瓜果蔬菜,少吃一些辛辣食物。冬季以增加热能为主,多食用含蛋白质较高的食物如瘦肉、鸡蛋、鱼类及豆制品,还可食用富含蛋白质及维生素的坚果类及蔬菜如黄豆、核桃、花生、萝卜等。

四、泌尿生殖系统疾病

婴幼儿期泌尿生殖系统发育不完善,对各种病原体抵抗力较差,加上许多家长对孩子生殖系统防护的重要性认识不足及防护不当,易导致各种致病菌侵犯孩子机体,引发各种泌尿生殖系统疾病。本节主要介绍泌尿道感染、急性肾炎、外阴炎、遗尿症等。

(一)泌尿道感染

是指病原体直接侵入尿路、在尿液中生长繁殖并侵犯尿路黏膜或组织而引起的炎症。按病原体侵袭部位不同,分为上、下尿路感染。上尿路感染即肾盂肾炎,膀胱炎及尿道炎合称下尿路感染。多发于2岁以下婴幼儿,由于男女解剖学的差别,女孩发病率远高于男孩(婴儿期男孩发病率高于女孩)。

1. 病因

病原菌由尿道口上行并进入膀胱称上行感染,为主要感染途径。常见致病菌有大肠埃希菌、变形杆菌等;也可经血行感染发病如感染金黄色葡萄球菌;淋巴及临近组织感染直接蔓延也可引起发病。少数患儿为医源性即尿路先天畸形引起。

2. 临床表现

急性尿路感染多以尿频、尿急、尿痛、发热为特征,根据年龄不同可有不同全身症状。婴幼儿以发热症状较突出,呕吐、腹泻、寒颤、腹痛等全身症状也较明显,部分患儿可出现嗜睡、烦躁惊厥等神经系统症状。年长儿以发热、寒颤、腹痛等全身症状较明显,有腰痛和肾区叩击痛,可出现尿频、尿急、尿痛、尿液浑浊等症状,偶见有血尿。病情迁延或反复发作超过6个月以上称慢性尿路感染,可引起不同程度的肾功能受损。

3. 诊断

根据病史及临床表现可诊断,尿检可发现脓球和白细胞,尿液细菌培养及菌落计数是诊断尿路感染的重要依据,影像学检查可排除泌尿道畸形。

4. 治疗原则

(1)一般治疗:急性期多卧床休息,保持外阴清洁,多饮水增加尿量,勤排尿。进食高热量、高营养、富含维生素食物以增强抵抗力。

(2)药物治疗:上行感染首选磺胺类药物如复方新诺明,发热症状明显时可选用青霉素类、头孢类药物头孢唑林或头孢拉定等肾毒性小的广谱抗生素。

（3）对症治疗：口服碳酸氢钠碱化尿液，高热头痛、腰疼不适时可口服解热镇痛药布洛芬或乙酰水杨酸等。

（4）积极矫正尿路畸形。

（5）慢性尿路感染：进行尿细菌培养后选用抗生素联合应用，按疗程规范治疗。

5. 预防

加强体格锻炼增强抗病能力，注意个人卫生，经常保持会阴部清洁，不穿紧身内裤；不憋尿，养成定时排尿的习惯；及时矫正尿路畸形，对男孩包茎做到适时处理。

（二）急性肾小球肾炎

简称急性肾炎，又称急性出血性肾小球肾炎，是急性感染不同病原体后引起的免疫反应性弥漫性肾小球炎性病变，临床上分为急性链球菌感染后肾炎和非链球菌感染后肾炎。以血尿、蛋白尿、水肿和高血压为主要临床表现。以5岁以上儿童多见。

1. 病因

大多为链球菌感染所致，常继发于呼吸道感染之后。少部分为细菌、病毒、寄生虫或肺炎支原体感染所引起，儿童抵抗力低下时可发病。

2. 临床表现

患儿多有上呼吸道感染、扁桃体感染病史，多于前驱感染1—3周后发病。急性期常有发热、头痛、全身不适、食欲不振等症状。发病初期有晨起眼睑或下肢轻度凹陷性水肿，少数患儿水肿波及全身。大部分患儿出现一过性轻中度高血压。发病早期尿量减少，少数患者无尿，几乎所有病例都可出现血尿症状，少数为肉眼血尿。可表现为轻度氮质血症肾功能受损症状。重症病例可继发出现严重循环充血致烦躁不安、呼吸困难、心脏扩大，甚至出现奔马律。因脑血管痉挛可致高血压脑病，出现头痛、头晕、恶心、呕吐、复视或一过性失明等脑神经症状，严重者出现惊厥、昏迷。

3. 诊断

根据患者链球菌感染病史及临床症状可诊断。尿镜检可发现血尿及蛋白尿，肾功能受损时血肌酐升高。

4. 治疗

（1）一般治疗：急性期卧床休息2—3周，水肿及血压正常后逐步恢复活动量。急性期低盐饮食，严重水肿及高血压时无盐饮食，肾功能受损时低蛋白饮食，明显少尿时限制液体入量。

（2）药物治疗：有感染灶时应用抗感染药物青霉素及氨苄西林钠，水肿应用利尿剂，高血压服用降压药硝苯地平片。

（3）严重循环充血、高血压脑病及急性肾衰的治疗。

5. 预防

加强个人卫生及防护意识，积极锻炼身体增强体质以提高机体抗病能力；气候变化时及时增减衣服，出现上感及扁桃体炎时积极治疗，反复发作扁桃体炎适时行扁桃体摘除术可有效降低此病发病率。

（三）婴幼儿外阴阴道炎

指幼女所患的外阴阴道炎症，是每个女孩在婴幼儿期常规预防的疾病，也是每个女孩妈妈必须掌握的功课。因为居住条件和人群卫生意识的差别，该病农村发病率远远高于城镇。近年来由于农村留守儿童增多，个人卫生防护能力较差，该病发病率呈逐渐增高趋势。

1. 病因

幼女外阴发育差、体内缺乏雌激素致阴道抵抗力低下,可通过密切接触患病的妈妈及保育员的手、污染的玩具而感染各种细菌,最常见的病原体有大肠埃希菌、葡萄球菌、链球菌、滴虫或念珠菌等,也可见于阴道异物、外阴损伤、蛲虫感染时。

2. 临床表现

幼儿主要表现为精神烦躁不安、哭闹不止,或用手抓挠外阴。检查可见外阴红肿,尿道口及阴道口黏膜充血、水肿,并有脓性分泌物自阴道流出,内裤上有脓性干痂,或有稀水样痕迹。如不及时治疗可发展为小阴唇粘连、尿流变细,甚至出现外阴部皮肤剥脱。

3. 诊断

根据典型病史及症状可诊断,棉拭子取外阴阴道分泌物涂片可检出致病菌。

4. 治疗

(1)一般治疗:用温开水或1∶5 000高锰酸钾清洗外阴,保持外阴干燥,局部减少摩擦。

(2)药物治疗:局部应用抗炎软膏黄连素软膏、红霉素软膏、紫草油加乙烯雌酚软膏涂抹;阴道分泌物较多时针对病因应用相对应抗生素,一般用导尿管注入阴道冲洗。

(3)对症治疗:外阴小阴唇处有粘连者行粘连分离术,术后局部涂抹抗生素软膏;蛲虫感染时及时治疗蛲虫病,阴道有异物及时取出。

5. 预防

广泛普及生殖健康常识,不给孩子穿紧身衣裤及化纤内裤,大小便后及时清洁外阴部,经常保持外阴部清洁。儿童浴盆、毛巾要专用,避免交叉感染。发现孩子出现异常症状时及时就诊治疗。

病例4 一位表情惶恐的妈妈带着1岁的女儿来医院就诊了,说最近发现孩子排小便时和别人不一样,邻居大娘说孩子是自身发育不正常,是"石女"。大夫仔细检查后询问孩子平素的卫生保健方法,妈妈说自己太忙,农村的孩子又很"皮实",所以从来没有每天清洗外阴的习惯,两个月前曾经有一段时间发现孩子老用手抓挠下身,发现外阴有点发红,就用清水洗了几次,症状减轻后就没有再继续观察治疗,根本不知道什么时候开始出现不正常的状况。大夫告诉妈妈由于孩子患病时间较长,已经由外阴阴道炎发展为小阴唇粘连,需要在麻醉下手术分离治疗。

分析:幼儿期孩子外生殖器处于发育阶段,自身防御能力较差,家长必须了解正常的护理常识,在发现异常情况时及时就诊治疗。

(四) 儿童遗尿症

遗尿,俗称尿床,指小儿不自觉睡中出尿,按发病原因分为原发性遗尿和继发性遗尿。临床上大部分为原发性遗尿。

1. 病因

儿童神经系统发育迟缓导致排尿反射延迟、环境改变及遗传等因素可引起原发性遗尿。蛲虫感染、尿路感染、下尿道梗阻可引起继发性遗尿。

2. 临床表现

患儿表现为夜间睡眠过深,难以唤醒,不能控制对排尿的反射,睡眠中将尿液排在床上而自己不知道,该症状每周两次持续半年以上。原发遗尿患儿多无特殊体征,少数患儿可有包茎或包皮过长;继发遗尿多伴有原发病症状。

3. 诊断

儿童由于大脑发育不成熟,在1岁左右可逐渐建立排尿反射,如果5岁以上仍不能控制排尿,每周两次并持续半年以上即可确诊。体格检查排除生殖器畸形及神经系统疾病,实验室检查排除尿路感染、慢性肾病等。

4. 治疗

(1)一般治疗:积极治疗原发病,养成良好的作息制度和排尿习惯,避免过劳,对患儿进行心理疏导,消除紧张及害羞恐惧心理,鼓励孩子有战胜疾病的信心。

(2)行为疗法:排尿中断训练、忍尿训练、定时排尿习惯。

(3)药物治疗:丙咪嗪可减轻睡眠深度,奥昔布宁可减轻膀胱内压,麻黄素可增加膀胱颈部及后尿道收缩力,去氨加压素适用于夜间多尿的治疗。

5. 预防

培养孩子养成良好的卫生生活习惯,避免白天过劳,睡前少饮水,排空膀胱,夜间按时排尿。平时少食用辛辣刺激性食物,食用具有补肾缩尿的食物如羊肉、莲子、山药等可有效预防遗尿症。

五、五官系统疾病

在学龄前期五官系统疾病中,不良的卫生生活习惯是发病的主要因素。其中斜视的发病与不良用眼习惯及先天遗传有关,龋病的发生发展与饮食及生活习惯密切相关,鼻炎、中耳炎、结膜炎三种疾病可以通过保持良好的卫生习惯积极地预防而有效降低发病率。

(一)鼻炎

鼻炎是各种因素引起的鼻腔黏膜的炎症,临床上分为急性鼻炎、慢性鼻炎、变应性鼻炎、药物性鼻炎、萎缩性鼻炎等。婴幼儿最常见为急、慢性鼻炎。

1. 病因

因病毒或细菌侵犯鼻黏膜而引起,最常见是鼻病毒,其次是流感病毒和副流感病毒。全身营养不良或抵抗力低下时可患上感引发急性鼻炎,如治疗不彻底导致反复发作、迁延不愈即成慢性鼻炎。

2. 临床表现

急性鼻炎:潜伏期1—3天,初期表现为鼻内干燥、灼热感或鼻痒和喷嚏,继而出现鼻塞、黏膜充血水肿、水样鼻涕和闭塞性鼻音。继发感染后可出现黏液脓性鼻涕,可表现为全身不适,头痛和高热,体温达39℃以上,也可出现呕吐、腹泻等消化道症状,整个病程约7—10天。

慢性鼻炎:表现为慢性单纯性鼻炎和慢性肥厚性鼻炎。单纯性鼻炎表现为交替出现的鼻塞、多涕,可见鼻黏膜充血,下鼻甲肿胀,鼻甲表面光滑柔软有弹性,对减充血剂较敏感,分泌物黏稠。肥厚性鼻炎是指单侧或双侧持续性鼻塞,无交替性,可见下鼻甲肥厚,鼻甲骨肥大,黏膜表面不平,对减充血剂不敏感,分泌物为脓性黏液。

3. 诊断

根据致病原因及鼻塞交替性或间歇性出现的特点,鼻黏膜充血、水肿,水样或黏液脓样分泌物等可诊断,鼻腔分泌物涂片检测可发现致病菌。

4. 治疗

以支持和对症治疗为主,同时注意预防并发症。

（1）一般治疗：保持室内清洁卫生及通风干燥，注意休息，进清淡、多汁、易消化饮食。

（2）药物治疗：急性期服用解热镇痛药、中药抗病毒口服液等，合并感染时全身应用抗生素治疗。急慢性鼻炎应用生理盐水冲洗鼻腔改善鼻腔通气，盐酸羟甲唑啉喷雾剂可减轻鼻内充血，减轻鼻塞症状，穴位按压迎香穴、鼻通穴可减轻鼻塞加快鼻腔通气。

（3）手术治疗：幼儿鼻炎很少采取手术治疗，少数慢性肥厚性鼻炎可采取下鼻甲部分切除术、下鼻甲移位术等手术治疗。

5. 预防

加强体格锻炼及耐寒锻炼，增强机体免疫力，养成良好卫生习惯，营养均衡不挑食、偏食，少食用刺激性食物，居住环境保持干燥通风，避免去空气质量差的公共场所，季节交替时注意保暖防寒，有效预防感冒避免引发鼻炎。

病例 5 强强 3 岁时候有次患感冒，间断治疗了很长时间才好。从那以后每次感冒强强都会流鼻涕很长时间，渐渐地不感冒的强强也鼻涕不断，多次就诊的结果是因为感冒没有彻底治疗患了鼻炎。大夫说最好的治疗方法是平常多锻炼身体，多喝水，均衡营养增加抵抗力，症状较轻时教孩子自己用流水清洗鼻腔，抵抗力加强以后鼻炎会慢慢好转。

分析： 临床上幼儿鼻炎的原因多是因为感冒后未彻底治疗而继发的，有效预防感冒可减少鼻炎患病率。

（二）斜视

在幼儿园或者大街上，有时会见到很小的孩子戴着奇怪的眼镜：一侧镜片是厚厚的双层或是黑色的镜片，这是治疗斜视的一种方法。

斜视俗称"斜眼"或"对眼"，是儿童中的常见病和多发病，是指两眼中任何一眼视轴偏离，不能同时注视目标，属眼外肌疾病。斜视不仅影响美观，也严重影响视力，还会造成孤独、自信心不足等心理疾病。

1. 病因

是因为婴幼儿单视功能发育不完善，不能很好地协调眼外肌，长期不良的用眼习惯及外伤、惊吓等任何不稳定因素都能促使斜视的发生。少数为先天眼外肌发育异常引起，还可能与遗传因素有关。

2. 临床表现

斜视的患儿大多同时存在弱视症状。患儿一侧眼睛注视一个物体时，另一侧眼睛因斜视类型不同可偏斜向不同方向。临床上分为内、外斜视及上、下斜视，最常见为内、外斜视。少数患病早期有视觉疲劳现象，可间歇出现对眼症状，如不及时治疗可出现歪头视物，户外或阳光下闭上一只眼睛的现象。

3. 诊断

根据患者临床症状，可行眼外观、眼视力及屈光检查、眼球运动及眼视角检查即可诊断，单眼遮盖试验可对斜视进行定性检查。

4. 治疗

在确诊后早期治疗，一般儿童两岁左右进行矫正疗效较好。

（1）非手术治疗：正位视物训练，配戴双光眼镜、三棱眼镜、戴眼罩遮盖等。

（2）手术治疗：以手术方法调整眼外肌的强度与附着点的位置，使眼位趋于正常。

5. 预防

饮食上注意均衡营养,多吃蔬菜及新鲜水果,忌食用刺激性食物。婴幼儿期注意观察眼睛变化及双眼的协调功能,发现异常及时到医院就诊。学龄前儿童注意眼部卫生及用眼习惯,避免长时间看电视。有斜视家族史儿童要在两岁前到医院常规检查,如有异常及时矫正。

(三) 结膜炎

如果孩子出现眼皮肿胀,眼睛发红,爱用手揉眼症状,一定要引起重视,可能是孩子患了急性结膜炎,就是俗话说的"红眼病"。此病是眼结膜组织在外界和机体自身因素的作用下发生急性炎症反应的统称,是眼科最常见的疾病之一。大多数患儿及时治疗后不留后遗症,少数患儿因病情迁延不愈可形成慢性结膜炎,如病变继续发展侵犯眼角膜,会对视力产生不同程度影响。

1. 病因

最常见原因有微生物(细菌、病毒)感染、物理刺激、化学损伤,也可因临近组织如角膜、虹膜、眼睑等炎症蔓延引起。儿童结膜炎多因感染细菌、病毒及接触过敏原后急性发病。

2. 临床表现

结膜充血和分泌物增多是各种病因所引起结膜炎的共同特点。急性结膜炎可表现为单眼或双眼同时或先后发病,患者常感患眼异物感、烧灼感、眼痒、畏光、流泪和眼睑沉重,检查可见结膜充血水肿,渗出物增多,滤泡形成,真膜和伪膜等,严重的结膜炎可出现点状或片状的球结膜下出血,病毒性结膜炎可触及耳前肿大的淋巴结。慢性结膜炎主要临床表现为不同程度的眼睑水肿和轻度结膜充血,可有少量不同性状分泌物。

3. 诊断

根据患儿的基本症状和体征如结膜充血、分泌物增多、眼睑肿胀等可诊断,病原学检查可鉴别细菌或真菌感染。

4. 治疗

针对病因治疗,以局部治疗为主,必要时全身用药,急性期忌包扎患眼。

(1) 滴眼剂点眼:选用敏感抗炎或抗病毒滴眼液氯霉素眼药水、利巴韦林滴眼液。

(2) 眼膏涂眼:红霉素眼膏,可保留较长时间,一般睡前涂用。

(3) 冲洗结膜囊:分泌物过多时应用生理盐水或百分之三硼酸盐水冲洗。

(4) 全身用药:严重的结膜炎如淋球菌结膜炎和衣原体结膜炎需全身用药。

5. 预防

养成良好的卫生习惯,不共用脸盆、毛巾,教孩子正确的洗手方法;对传染性较强的结膜炎患者采取有效隔离,防止交叉感染,对学校、托幼机构等公共场所用品加强管理,定期消毒。

(四) 龋病

又叫龋齿,俗称"虫牙",是小儿多发病和常见病。早期影响美观及牙齿发育,后期可因咀嚼功能受损,营养及吸收障碍影响儿童正常发育,严重时可有关节心脏并发症。

1. 病因

是由于牙龈表面被口腔内细菌分解产物侵蚀所致的牙龈组织进行性病损,口腔环境改变,如喜食甜食使产酸增加,可加快牙菌斑形成,唾液中乳酸量增加也利于龋病的发生。

2. 临床表现

细菌和食物残渣唾液形成牙菌斑粘附于牙龈表面,溶解牙釉质,患牙的色泽、形状、牙质可发生

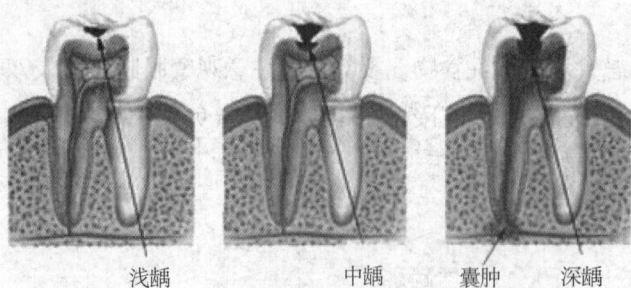

图 4-9　龋齿的三个阶段

浅龋　　中龋　囊肿　深龋

进行性的缓慢变化和患牙的感觉异常。根据釉坏程度不同分三个阶段(图 4-9)。浅龋：牙釉质表面有黄褐色斑点，无明显龋洞，无自觉症状；中龋：牙龈上有明显龋洞，可有探疼，对外界冷热酸甜可出现疼痛反应，刺激源去除后疼痛立即消失；深龋：龋坏达牙质深层，表现为大而深的龋洞，对外界刺激较中龋为重，刺激源去除后疼痛消失，无自发痛；极少数特殊体质患儿在短期内出现全口或多个牙齿同时患龋称为猛性龋。

3. 诊断

牙齿表面深黄色或黑色病损及有(无)明显刺激性疼痛可诊断，必要时可配合 X 光牙片确诊。

4. 治疗

(1) 一般治疗：保持口腔清洁，少食用刺激性食物，疼痛明显时应用止痛药。

(2) 对龋坏组织较广泛患牙采取龋坏组织磨除法。

(3) 药物治疗：浅龋期患牙用氨硝酸银及氟化钠涂擦可抑制龋病的发展。

(4) 对已形成龋洞的牙齿应用多种龋洞填充术。

(5) 应用金属或其他材料制成与牙洞符合的复合体镶嵌在牙洞里。

5. 预防

养成良好的卫生习惯，早晚刷牙，少吃酸性食物，睡前不吃零食，少吃含糖过高及过硬食物，多食用含钙、无机盐、粗纤维等营养食物，定期体检检查，发现牙齿异常及时处理。

补充资料 4-8

儿童龋齿预防五招①

儿童中最常见的口腔疾病是龋齿(虫牙)，据统计，我国儿童龋病发病率高达 90%，严重危害孩子的身心健康。家长们应该关注孩子口腔卫生，帮孩子防治龋齿。

改变孩子饮食结构　儿童长虫牙的重要原因之一，是儿童的各种饮食中含丰富的糖类与碳水化合物，因此提供了容易患龋齿的环境。家长应特别注意改善饮食结构，平衡膳食，给孩子提供不同类食物，如水果、乳制品、谷物、蔬菜、肉、蛋类等富含维生素、钙、磷、氟的食物，少提供含糖量高的食物。

改变认识误区　在实际生活中，多数人对儿童蛀牙的认识存在误区，认为儿童的乳牙终归要换成新牙，蛀掉了没关系。其实不然，乳牙要引导新牙正确发育，一旦蛀牙形成，容易造成牙齿不齐，而且儿童蛀牙也容易引起牙根感染。

给孩子做示范　利用儿童的模仿天性对儿童进行训练。例如：每天早晨，家长应和孩子一起洗脸刷牙，家长可以一边刷牙，一边给孩子做示范，这不仅能够培养孩子刷牙的兴趣，让孩子了解刷牙的技巧，也能让孩子学会正确刷牙。

---

① 资料来源:《新晚报》数字版，2013-6-5 第 C16 版。

选择适当的保健品　婴幼儿家长可选用软纱布或指套给孩子及时清理口腔中的垃圾,并按摩牙龈。另外,对于不会刷牙的婴幼儿,可以选择护牙素预防小儿龋齿,因为它是从牛奶中提炼出来的,完全没有副作用(适用于任何人群),睡前可涂在牙齿表面。

带孩子看医生　窝沟封闭剂是预防龋齿的有效用具。当孩子牙齿萌出后,可去医院用窝沟封闭剂涂于牙面上保护牙齿。另外,家长应定期带孩子去口腔医院进行口腔检查,半年为宜。

预防儿童龋齿的方法多种多样,应根据自己的情况选择相应的方法,有效预防儿童龋齿,让孩子自然健康地成长。

(五) 中耳炎

是累及中耳全部或部分结构的炎症,婴幼儿以急性化脓性中耳炎最常见。根据病因不同分为化脓性中耳炎和非化脓性中耳炎。非化脓性中耳炎常见为分泌性中耳炎。

1. 病因

急性化脓性中耳炎主要由细菌感染引起,常见致病菌为肺炎球菌、流感嗜血杆菌,儿童营养不良免疫力低下、患感冒、麻疹等疾病时病变累及咽鼓管,婴儿喂奶时姿势不正确乳汁进入中耳,洗头、洗澡时污水进入中耳,挖耳朵时损伤耳部黏膜均可诱发中耳炎。急性中耳炎处理不当继续发展引发急性乳突炎。其病程超过6—8周,病变发展侵及中耳黏膜、骨膜或骨质形成慢性中耳乳突炎。

2. 临床表现

以耳痛、耳流脓、听力下降及耳鸣为主要临床表现。1岁以下婴儿多表现为烦躁不安、夜间间断哭闹、耳部不让碰触及搔耳现象,家长多因发现外耳道有脓性分泌物流出而就诊;少数患儿有畏寒、高热、惊厥等全身中毒症状及恶心、呕吐等消化道症状;由于中耳黏膜与硬脑膜之间淋巴血运丰富,极少数患儿可因累及临近硬脑膜出现脑膜刺激征症状称假性脑膜炎。慢性中耳炎主要表现为间断反复出现外耳道脓性分泌物流出,一般无全身症状,久而久之可出现耳膜穿孔,有不同程度的听力下降及耳鸣症状。

3. 诊断

根据病史及典型症状可诊断,耳镜检查可见鼓管病理改变。

4. 治疗

以祛除病因、控制感染、保持中耳通畅引流为治疗原则。

(1)全身治疗:早期足量应用非耳毒性敏感抗生素控制感染,如青霉素类、头孢类等。患儿病情严重时可采用支持疗法提高身体抵抗力。

(2)局部治疗:鼓膜穿孔前局部应用1%酚甘油滴耳,起到消炎止痛作用。鼓膜穿孔后先用双氧水清洁耳道,然后滴入3%氧氟沙星滴耳液。

(3)手术治疗:慢性中耳炎局部治疗无效时可行乳突根治术。

(4)对症治疗:高热给与解热镇痛药,恶心呕吐不能进食者给予静脉补液。

5. 预防

加强锻炼提高身体免疫力,养成良好的卫生及饮食习惯,营养均衡不挑食,避免过量食入刺激性食物;婴儿喂奶时母亲要采取正确喂奶姿势,给孩子洗头洗澡时注意不要让脏水进入耳道;教给孩子正确擤鼻涕方法,预防感冒,患感冒后要及时治疗。

第4节　学前儿童的传染病

由于学龄前儿童机体免疫防护机能较差及各种社会因素的综合影响,导致该期传染病高发的特性。按照不同的传播途径,本节主要讲述以空气飞沫传播为主的呼吸系统的传染病流感、麻疹、风疹、水痘、流脑、腮腺炎、猩红热;以饮食传播为主的消化系统的传染病甲型肝炎、细菌性痢疾;以血源传播为主的乙型肝炎;以密切生活接触传播为主的手足口病和以虫媒传播为主的乙型脑炎。

一、以空气飞沫传播为主的传染病

(一) 流行性感冒

即流感,是由流感病毒引起的急性呼吸道传染性疾病,以高热、乏力、头痛、全身肌肉酸痛为主要临床表现,咳嗽、咯痰等呼吸道症状较轻微。

1. 病因

临床上按流感病毒感染的对象分为人、猪、马及禽流感病毒等,根据人感染流感病毒的抗原性分为甲、乙、丙三型。甲型流感病毒抗原变异频繁,传染性强,常引起大流行。患者和隐性感染者为主要传染源,经空气飞沫传播,人群普遍易感。一年四季均可发病,以秋冬季节多发。

2. 临床表现

患者常有1—3天潜伏期,轻型流感仅有轻度发热及呼吸道症状,2—3天可自愈。重型流感起病即有乏力、高热、寒战、头痛全身酸痛等全身中毒症状,可有流涕、咽痛、干咳等上感症状,结膜充血,肺部可闻及干啰音,一般病程4—7天。婴幼儿发病多为肺炎性流感,发病初期有类流感症状,可迅速出现高热、咳嗽、呼吸困难及发绀,两肺布满湿啰音。可有心、肝、肾等重要器官功能衰竭。抗生素治疗无效,可出现呼吸循环衰竭而危及生命。

3. 诊断

秋冬季节同一地区、同一时间内有大量呼吸道感染发生可考虑为流感。分泌物检查可分离出病毒,血清学抗体检测可辅助诊断。

4. 治疗

(1) 一般治疗:卧床休息,多饮水,进清淡、流质易消化饮食。

(2) 对症治疗:高热、头痛给予解热镇痛药,咳痰给予止咳祛痰药。

(3) 抗流感病毒治疗:金刚烷胺可抑制病毒复制,奥司他韦可抑制病毒的释放,减少病毒的传播。

(4) 重症患儿呼吸循环衰竭的治疗。

5. 预防

保持良好卫生生活习惯,锻炼身体提高身体抵抗力;流感流行期间尽量不到空气流通不良的公共场所。对流感患者早期隔离治疗,对易感人群适量服用金刚烷胺可预防甲型流感,服用奥司他韦可预防甲、乙型流感,接种流感疫苗可有效预防流感的发生。

(二) 麻疹

经呼吸道传播的疾病中,麻疹是病程较长、全身症状较重的一种传染病,该病以发热、上呼吸道炎症、结膜炎、麻疹黏膜斑(又称柯氏斑)、全身斑丘疹及退疹后糠麸样脱屑并留有棕色色素沉着为特征性表现,病后可获得持久免疫力。麻疹疫苗的普遍应用有效降低了发病率,减轻了临床症状,对麻疹的预防、治疗和预后起着重要作用。

1. 病因

是由麻疹病毒引起的一种具有高度传染性的急性出疹性呼吸道传染病,麻疹患者为唯一传染源,主要通过空气飞沫传播,也可经密切接触被病毒污染的手传播,人群普遍易感,婴幼儿及免疫力低下者多发。全年均可发病,以冬春季节多见。

2. 临床表现:

典型麻疹可分为四期:

(1) 潜伏期:患儿发病前大都有6—18天潜伏期,可无任何不适。

(2) 前驱期:在出疹的前3—4天易出现不规则发热,同时可出现咳嗽、喷嚏、咽部充血等上感症状,以眼部症状突出,结膜充血、眼睑水肿、流泪、畏光、下眼睑边缘有一条明显充血横线,对诊断麻疹极有帮助。出疹前1—2天在下磨牙相对的颊黏膜上出现直径约0.5—1厘米的灰白色小点,周围有红晕,可累及整个颊黏膜,称麻疹黏膜斑,是麻疹早期的特异性体征,于出疹后1—2天消失,可伴有呕吐腹泻等消化系统症状。

(3) 出疹期:发热后3—4天渐出现皮疹,体温突然升高,可达40—40.5℃,皮疹最先出现在额头及耳后,呈红色斑点,24小时内可遍及全身,可融合成暗红色片状,全身有淋巴结肿大和脾肿大。肠系膜淋巴结肿可引起腹痛腹泻和呕吐,阑尾黏膜的麻疹病理改变可引起阑尾炎症状,高热时常有烦躁、谵妄、嗜睡等全身中毒症状,肺部可出现干湿性啰音,X线检查肺纹理增粗。

(4) 恢复期:如无并发症,出疹3—4天后发热开始减退,食欲精神等症状也随之好转,退疹后皮肤有糠麸样脱屑及棕色色素沉着,一般7—10天后痊愈。

3. 诊断

轻型患者根据患儿血清学检查确诊,典型患者根据症状即可确诊。

4. 治疗

(1) 一般治疗:患儿尽量和正常孩子隔离,卧床休息,进流质饮食,多补充水分,保持皮肤眼睛口鼻腔清洁。

(2) 药物治疗:以抗病毒治疗为主,常用药物有利巴韦林、阿昔洛韦等,出现高热时(体温39℃以上)给予退热药对氨基水杨酸、布洛芬,烦躁时给予镇静药水合氯醛灌肠,剧咳时给予镇咳药,有细菌感染症状时给予抗生素治疗,在出疹期用中药制剂清解透表汤可减轻全身症状。

5. 预防

注意环境卫生和个人卫生,居住环境要温度适宜,通风良好;饮食要多样营养丰富,多补充水分及维生素;在该病流行期间尽量不到公共场所去,减少个人感染机会;对麻疹病人严格隔离治疗;预防接种麻疹减毒活疫苗可起到有效预防作用。

病例6 4岁的涵涵出现发热、咳嗽症状已经五天了,体温一直在38℃左右,附近诊所大夫按普通上感给予解热药布洛芬、抗病毒口服液、小儿止咳化痰颗粒服用,病情一直无明显好转。近两天细心的妈妈发现孩子的腰身上逐渐零星出现了红色斑点,口腔黏膜处也有灰白色斑点,体温逐渐上升到39℃以上,头面部及全身红色斑点越来越多。医院大夫检查后初步诊断为麻疹出疹期,需要住院观察治疗。

分析:麻疹病例早期症状不典型,常常误诊为上感,发现孩子有出疹现象时要及时到医院就诊。

(三) 风疹

是一种症状较轻的急性发疹性呼吸道传染病,以 1—5 岁多见,其又称"风痧",因其发病快,去得也快,如一阵风而得名。

1. 病因

是由于感染风疹病毒所引起,风疹患者及健康带疹者为传染源,经空气飞沫传播,一年四季均可发病,好发于冬春季节,儿童抵抗力低下时可发病。

2. 临床表现

该病潜伏期 10—21 天,前驱期较短,常有鼻塞、流涕、打喷嚏、咽喉不适、咳嗽、发热等类上感症状,24 小时左右出现由面部而及颈部由上而下及全身皮肤斑丘疹,手掌及足部大多无疹,皮疹呈充血性淡红色斑丘疹,个别有瘙痒感,部分融合,耳后、枕后及颈部淋巴结可触及肿大。1—2 天后发热渐消退,皮疹渐消失,消退后少数皮肤脱屑但无色素沉着。

3. 诊断

根据患儿上感症状伴全身皮肤斑丘疹即可诊断。口鼻腔分泌物可分离出风疹病毒。

4. 治疗

(1) 一般治疗:轻症患者一般不需特殊治疗,症状较重时可卧床休息,保持五官卫生清洁。进流质饮食,多补充水分及维生素。

(2) 药物治疗:高热时应用退热药对乙酰氨基芬,咳嗽应用镇咳药止咳糖浆,头痛时应用镇静药水合氯醛。抗病毒药物利巴韦林、干扰素等。

5. 预防

孕妇怀孕期间尽量避免与风疹患儿接触,如证实胎儿已受感染易并发畸形要尽量引产;风疹患儿要隔离观察治疗,避免到公共场所变成传染源;易感人群接种风疹减毒活疫苗可起到预防作用。

(四) 水痘

水痘是儿童期常见急性出疹性疾病,临床上以皮肤黏膜分批和相继出现斑疹、丘疹、疱疹、结痂等各期皮疹同时存在为特点,全身症状轻微。传染性较强,为自限性疾病,感染后可获得永久性免疫。

1. 病因

由水痘—带状疱疹病毒初次感染而引起,水痘患者为本病传染源,经空气飞沫传播,也可通过接触患者疱疹浆液或被污染的用具而传染。好发于冬春季节,儿童抵抗力低下时可发病,以 2—4 岁多发。孕妇分娩前感染水痘病毒可感染新生儿。

2. 临床表现

患儿常有水痘病患接触史,发病初期症状较轻,常有低热、烦躁、食欲下降等前驱症状。皮疹在发病后 1—2 天内出现,首发于头、面和躯干,继而扩散到四肢,末端较少,呈向心性分布。初为红色斑丘疹和皮疹,24 小时左右可变为绿豆大小水泡,周围有红晕,疱疹水样透明。1—2 天后疱疹开始干燥,中间塌陷,结痂并将好转。在同一时期斑疹、丘疹、疱疹、结痂皮疹分批出现,此起彼伏。口腔黏膜及鼻咽部黏膜亦有疱疹存在,可并发皮肤感染,皮疹结痂后常不留瘢痕。重症水痘可出现持续高热及全身中毒症状。母亲妊娠早期感染水痘可导致新生儿畸形,晚期分娩前感染水痘可导致新生儿水痘。

3. 诊断

根据水痘患者接触病史及典型症状可诊断。水痘疱疹液可分离出病毒,血清学检查水痘病毒特异性 IgM 抗体阳性。

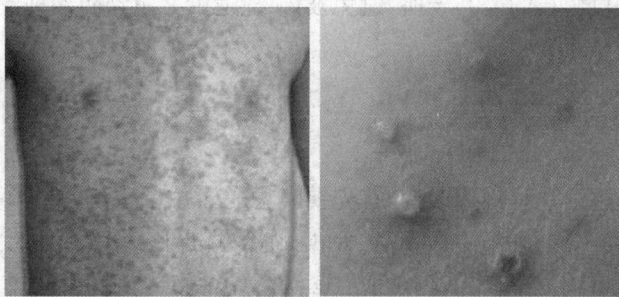

图 4-10　麻疹"疹子"与水痘的"疱疹"区别

4. 治疗

（1）一般治疗：可卧床休息，加强护理，勤换内衣，给患儿剪指甲，带防护手套防抓破痘体防感染等，瘙痒明显时给予炉甘石洗剂外用，必要时给与镇静剂。

（2）药物治疗：抗病毒药物阿昔洛韦，在皮疹出现的 48 小时内早期使用。继发感染时给与抗生素应用，如莫皮罗星软膏或中药青黛散调油外敷。

5. 预防

积极锻炼身体提高机体免疫力，居室要保持干燥、空气流通；加强儿童个人防护，该病流行期间尽量不到人口密集的公共场所；水痘患儿要隔离治疗 5—6 天，防止在易感儿之间传播；预防接种水痘减毒活疫苗能有效预防易感儿发病。

（五）流行性腮腺炎

俗称"痄腮"，简称流腮或腮腺炎，以腮腺肿痛为临床特征。本病传染性较强，多在学校和幼儿园流行，一次感染可获得终身免疫力。

1. 病因

由腮腺炎病毒引起的一种儿童急性呼吸道传染病，腮腺炎患者和健康病毒携带者为主要传染源，主要通过空气飞沫传播，亦可通过唾液及污染玩具直接接触而传播，好发于冬春季节。

2. 临床表现

患儿发病前 2—3 周有流行性腮腺炎接触史。潜伏期 14—25 天，发病前无前驱症状，常以耳垂为中心的腮腺肿大和疼痛为首发体征。轻症患者低热，恶寒，一侧腮腺肿痛，1—4 天后累及对侧腮腺，颌下腺或舌下腺也可同时累及。严重患儿可出现高热，两侧腮腺和周围组织出现重度水肿使容貌变形，并可出现吞咽困难。腮腺肿大 1—3 天达高峰，持续 4—5 天渐消退恢复正常，全程约 10—14 天。由于腮腺炎病毒有嗜腺体和嗜神经性，常侵犯中枢神经系统和其他腺体、器官，其并发症有睾丸炎、胰腺炎、卵巢炎、心肌炎、脑炎等。

3. 诊断

根据患儿典型症状和体征可诊断，可疑患者可行血清学检查及病毒分离实验。

4. 治疗

（1）一般治疗：隔离患儿，卧床休息，注意患儿口腔清洁，多饮水，进流质饮食，忌食酸性食物。

（2）药物治疗：抗病毒药物利巴韦林，中药青黛散调醋外敷，肾上腺皮质激素强的松应用，重症患儿给予干扰素应用。

（3）并发症治疗：睾丸炎、胰腺炎、卵巢炎、心肌炎、脑炎的治疗。

5. 预防

积极锻炼身体提高免疫力，保持室内空气流通，养成良好的卫生生活习惯；患病儿童要隔离治疗；在本病流行季节尽量不到人口密集的公共场所，避免被传染；适龄儿童预防接种流行性腮腺炎疫苗可起到有效防护作用。

（六）猩红热

如果发现患儿的皮疹逐渐呈猩红样改变，首先要考虑是否患了猩红热。在经空气飞沫传播的疾病中，猩红热在早期很难得到确诊，其前驱期头痛、发热、咽痛等类上感症状临床上很容易误诊，疾病痊愈后回顾性诊断率较高。因有咽喉肿烂症状，中医又称为"烂喉痧"。

1. 病因

由一种 A 组乙型溶血性链球菌所致的急性出疹性呼吸道传染病，猩红热病人为重要传染源，经空气飞沫传播，一年四季均可发病，好发于冬春季，多见于幼儿。

2. 临床表现

患儿多有猩红热病人接触史，根据发病规律，可分为前驱期、出疹期、恢复期三个阶段。一般潜伏期1—7 天，前驱期有发热、头痛、咽痛、全身不适等症状，1—2 天后全身弥漫性猩红色皮疹出现，压之褪色，肘弯部及大腿根部等皮肤皱折处形成鲜红色"帕氏线"；面部充血潮红无皮疹，口周苍白，称"环口苍白圈"；咽部及扁桃体充血水肿，白苔脱落后舌面呈肉红色，舌乳头突起称"杨梅舌"；软腭处可见大小不等出血点或红疹称"黏膜疹"；皮疹一般于出疹后 3—4 天内消退，病程 1 周末开始脱屑，由面部开始，呈"手套、袜套"状，一般 2—4 周脱净。大部分患儿可获得终身免疫，仅有少数患儿由于感染细菌种类不同而发生二次猩红热。少数患儿在预后可出现变态反应性心肾并发症。

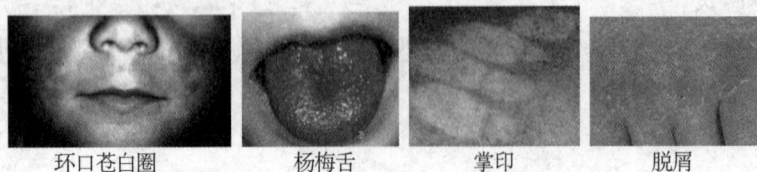

环口苍白圈　　杨梅舌　　掌印　　脱屑

图 4 - 11　猩红热的疹子症状

3. 诊断

多有猩红热病人接触史，症状不典型轻型患儿早期诊断困难，多于愈后回顾性诊断。典型患儿根据杨梅舌、帕氏线、环口苍白及手套袜套样脱屑可诊断，咽拭子培养可发现致病菌。

4. 治疗

（1）一般治疗：急性期卧床休息，饮食以流质或半流质清淡饮食为主，不能进食者给予静脉补液。保持皮肤及口腔卫生，可用淡盐水漱口，皮肤瘙痒时不可抓挠，防止皮肤破溃后继发感染。

（2）药物治疗：早期足量应用青霉素抗感染治疗，中药清开灵、炎琥宁起到清热解毒作用。咽喉腐烂时可用中药冰硼散吹喉外用，皮肤瘙痒在脱屑期应用炉甘石洗剂涂抹。

5. 预防

积极锻炼身体提高机体免疫力，保持室内通风；养成良好的卫生生活习惯，注意孩子皮肤和口腔卫生；对患病儿童及疑似猩红热患儿要隔离治疗，在猩红热流行期间尽量不到空气流通不良的公共场所避免被传染。

（七）流行性脑脊髓膜炎

简称流脑，致病菌由鼻咽部侵入血循环，形成败血症，最后局限于脑膜及脊髓，形成化脓性脑脊髓膜病变。主要症状有发热、头痛、呕吐、皮肤瘀点及颈项强直等脑膜刺激症状，脑脊液呈化脓性改变。

1. 病因

是由脑膜炎奈瑟菌引起的化脓性炎症,健康带菌者和流脑病人是本病的传染源。感染后病菌寄生于正常人咽鼻部,咳嗽或打喷嚏时通过空气飞沫传播,好发于冬春季节,儿童全身免疫力低下时可发病。

2. 临床表现:临床上分为轻型流脑、普通型流脑及爆发型。

轻型:多见于流脑流行,临床病变轻微,表现为低热、轻微头痛咽痛等上呼吸道感染症状,皮肤可有少数细小出血点和脑膜刺激症,脑脊液多无明显变化,咽拭子培养可有病原菌。

普通型:最常见,根据临床表现分为四期。

(1) 前驱期:约有1—2天,低热、咽痛咳嗽等上感症状,多数病人无此表现。

(2) 败血症期:前驱期后或突发寒战及高热,伴头痛,食欲减退精神萎靡等毒血症症状,幼儿表现为拒抱、哭闹不安及惊厥等。多数病患眼结膜及口腔黏膜可出现大小不一皮疹或瘀斑,初为鲜红色,后变为紫色,严重者瘀斑扩大形成坏死。多数病患在12—24小时发展至脑膜炎期。

(3) 脑膜炎期:一般脑膜炎期症状和败血症期症状同时出现,患儿多表现为剧烈头痛烦躁、喷射性呕吐等脑膜刺激症,严重者可出现谵妄、抽搐及昏迷而危及生命。

(4) 恢复期:脑膜炎期后2—5天进入恢复期,体温可恢复正常,皮肤瘀点及瘀斑消失,症状逐渐好转渐恢复正常。1—3周内痊愈。

爆发型:少数患儿起病急骤,病情发展迅速,极短时间内可出现败血症、循环衰竭、休克及重度脑水肿、脑实质损坏、昏迷等症状,如得不到及时治疗可在24小时内死亡。

3. 诊断

根据典型病史及脑膜刺激症可诊断。脑脊液检查外观呈浑浊或脓样,蛋白含量及细胞数增高。血液细菌培养可检出致病菌。

4. 治疗

(1) 一般治疗:对病人进行隔离,保持病房安静,进流质饮食,保持皮肤及口腔卫生,昏迷患者给予静脉营养。

(2) 药物治疗:轻型脑膜炎磺胺类药物复方新诺明口服,重型及爆发型首选青霉素类抗生素;应用甘露醇及异山梨醇减轻脑水肿,降低颅内压;高热给予酒精擦浴、冰袋冷敷颈部或腹股沟处;频繁惊厥合并明显脑水肿患儿应用亚冬眠疗法给予氯丙嗪和异丙嗪肌注;发生呼吸衰竭时给予呼吸兴奋剂,必要时行气管插管辅助呼吸。

5. 预防

加强锻炼提高对疾病抵抗能力,做好个人卫生防护,保持室内通风干燥,注意防寒保暖,根据天气变化合理增减衣服;对脑膜炎患者进行隔离治疗,接触患者后及时进行预防性治疗,出现发热、头痛、呕吐及精神不振症状时及时到医院就诊;该病流行期间尽量不到人口密集的公共场所,对易感人群预防接种流脑疫苗可起到有效防护作用。

补充资料4-9

家长健康育儿保健知识之四:春季如何预防传染病

春季是儿童传染性疾病多发的季节,常见的传染病有流行性感冒、风疹、手足口病、水痘、腮腺炎、麻疹、猩红热等。采取以下预防措施可有效预防传染病的发生:(1)室内定期开窗通风换气,保持空气流通。(2)加强锻炼,增加机体免疫力。(3)养成良好的卫生生活习惯,早睡早起,生活规律,勤洗手,不乱摸鼻子和眼睛,不共用毛巾和个人用品。室外活动尽量少到空气污浊的公共场所,雾霾及沙尘天气尽量不要外出。避免和传染性疾病病人接触,在公共场所游玩回家后要及时洗手。(4)易感人群适时接种疫苗可使机体产生特异性抗体,起到一定的保护作用。(5)合理安排孩子的衣食住行,勤换被褥,根据天气变化合理增减衣物,多喝水,均衡营养,注意蛋白质及多种维生素的补充。(6)出现发热、咳嗽、出疹等异常症状要及时就诊观察治疗。

二、以饮食传播为主的传染病

(一)甲型肝炎

上海人有生食、半生食毛蚶的习惯,1988年初春,因我国近海水域被带有甲肝病毒的粪便污染,在此水域生长的毛蚶被污染,上海市近31万人因食用了受甲肝病毒污染的毛蚶引起甲肝大流行,直接导致数人死亡,整整两个月的疫情给人们带来巨大的恐慌,给当时人们的工作和生活造成了很大的影响,在十几年后的今天仍有很多上海人"谈蚶色变"。

1. 病因

由甲型肝炎病毒(HAV)引起的以肝脏炎性病变为主的急性传染病,甲肝患者和隐性感染者为主要传染源,经粪——口途径传播,好发于冬春季,多见于儿童,其发病率和生活习惯及生活环境有密切关系,农村发病高于城市,该病感染后可获得持久的免疫力。

2. 临床表现

发病前有2—6周潜伏期,该期具有较强传染性。患儿多急性发病,初期症状为疲乏无力,食欲减退,偶伴发热,体温在38—39℃之间。临床上可表现为急性黄疸型和无黄疸型。黄疸型除消化道症状外还有巩膜皮肤黄染,尿色加深、皮肤瘙痒等症,可触及肿大的肝脏,肝区有压痛及叩击痛,总病程约2—4个月。无黄疸型起病缓慢,主要表现为全身乏力、恶心、食欲减退,腹胀,肝大,肝区有轻压痛及叩击痛,总病程约1—3个月。少数患儿因临床症状不典型为无症状病毒携带者。急性肝炎未及时治疗病程超过半年可发展成为慢性肝炎,极少数病例因病情严重迅速发展为重症肝炎。

3. 诊断

甲型肝炎病毒学指标抗HAVIgM在发病后1周左右即可检出,一般持续8周左右,抗HAVIgG在患病后2—3个月达高峰,急性期或恢复期双份血清HAVIgG滴度4倍以上增长是甲肝诊断的依据。肝功能检查丙氨酸氨基酸转移酶(ALT)、天门冬氨基酸转移酶(AST)、血清蛋白、血清总胆红素数值的高低可反映肝细胞损伤程度。

4. 治疗

(1)一般治疗:急性期卧床休息,增加肝血流量,进清淡易消化高维生素饮食;慢性期给予高热量、高维生素及矿物质、高蛋白、低脂肪饮食。

(2)药物治疗:急性期一般不用特殊药物治疗,可给予中药茵陈蒿汤服用。慢性期应用非特异性护肝药维生素类、降酶药甘草甜素、退黄药茵栀黄、抗纤维化保肝药物丹参、灵芝等。抗病毒药物干扰素、拉米夫定等可抑制病毒复制。

(3)重症肝炎全身支持、对症、保肝、抗病毒及并发症的治疗。

5. 预防

养成良好的卫生生活习惯,注意饮食卫生,少食用带菌海产品;对患病儿童应隔离治疗至病毒消失;对托幼机构学龄儿童等高危人群预防接种甲肝减毒活疫苗可获得主动免疫,对近期接触甲肝的易感人群可注射丙种球蛋白获得被动免疫。

病例7 4岁的博博平素食欲很好,但最近吃饭时总有轻微的恶心,吃的也很少,妈妈在药店按消化不良给予助消化药物多酶片、健胃消食片等,症状无明显好转。一天早上妈妈突然发现孩子的眼珠发黄,急忙带孩子到医院就诊,血化验检查甲肝抗体阳性,转氨酶升高。大夫初步诊断孩子患了急性甲肝,需要住院隔离治疗。原来孩子很喜欢吃烧烤,天气变热后,溺爱孩子的一家人到清凉的路边摊进食成了经常的选择。大夫告诉妈妈,成人甲肝病毒隐性感染者很多,病毒存在于病人的粪便中,孩子对病毒免疫力较低,食用被病毒污染的食物及蔬菜后,其病毒数量及毒性达到一定程度即可发病。

分析:甲型肝炎的主要传播途径是经粪——口传播。不洁的饮食可以传播很多疾病,平时注意个人卫生,预防病从口入对阻断传染性疾病的传播起着十分重要的作用。

(二)细菌性痢疾

简称菌痢,临床以畏寒、高热、腹痛、腹泻、排黏液脓血便、里急后重为主要临床特征,是我国的常见病和多发病。

1. 病因

是由痢疾杆菌(志贺氏菌)引起的急性肠道传染病。患者及带菌者为主要传染源,经粪——口途径传播,常年均可散发,夏秋季节流行,有不良生活习惯儿童及免疫力低下人群可发病。

2. 临床表现

该病潜伏期较短,约1—3天(数小时到7天),临床分为急性菌痢、慢性菌痢、中毒性菌痢三种类型。

急性菌痢:轻型患儿表现为急性腹泻,无或低热,黏液便,可有腹痛。典型患儿起病急,表现为畏寒、高热、腹痛、腹泻、里急后重、黏液脓血便,可出现水电解质紊乱症状。中毒型患儿往往突然发病,突起畏寒,高热,体温达40℃以上,继至出现精神萎靡,四肢厥冷,发绀,烦躁,昏迷等,可迅速发生循环和呼吸衰竭而死亡。

慢性菌痢:急性菌痢治疗不当或合并营养不良佝偻病等其他因素导致反复发作或迁延不愈,病程超过2个月即为慢性菌痢,常表现为不典型的菌痢症状如腹痛、腹泻、腹胀等,当受凉或进食生冷食物时可急性发作。

中毒性菌痢:起病急骤,有严重的全身中毒症状,肠道病变和症状轻微,可出现中毒性休克或呼吸衰竭而死亡。

3. 诊断

近期不洁饮食史或与菌痢患者接触史,出现发冷、发热、腹痛、腹泻、里急后重、黏液脓血便即可诊断。大便镜检有大量脓细胞及红细胞,大便细菌培养可分离出痢疾杆菌。

4. 治疗

(1)一般治疗:卧床休息,饮食宜少渣流质或半流质,脱水患儿注意补水,不能进食者给予静脉补液。

(2)药物治疗:应用抗生素磺胺类药物复方新诺明、头孢菌素等抗感染。高热给予物理降温,必要时应用退热药物冬眠灵;抽搐患儿给予水合氯醛灌肠;腹痛剧烈时给予颠茄片或阿托品。

(3)重症患儿呼吸循环衰竭的治疗。

（4）慢性菌痢的治疗：患者注意饮食卫生，避免过劳，体质虚弱者应用免疫增强剂，正确使用抗生素，避免菌群失调，必要时采用药物保留灌肠治疗。

5. 预防

积极锻炼身体提高机体免疫力，养成良好的卫生生活习惯，注意饮食及环境卫生；夏秋季节出现腹痛、发热及腹泻时要及时到医院就诊治疗；对急慢性病人或病菌携带者要及时隔离治疗；对托幼机构公共物品做到有效消毒灭菌处理。

三、以密切接触传播为主的传染病

临床上以密切接触传播的疾病有结膜炎、水痘、手足口病等，本节主要介绍手足口病。

手足口病是全球性传染病，1957年由新西兰首次报道，我国早年曾多次暴发流行，近年多为散发。该病以发热、口腔和四肢末端斑丘疹和疱疹为临床特征，是近年来最常见的小儿传染性疾病。

1. 病因

是由多种肠道病毒感染后引起的一种急性传染病，最常见的是柯萨奇病毒 A16 型及肠道病毒 71 型。手足口病患者及隐性感染者为传染源，主要通过人群间的密切接触进行传播，也可经消化道、呼吸道等途径传播。一年四季均可发病，以夏季多发，人群普遍易感，好发于儿童。该病具有较强的传染性，易在托幼机构内流行。

2. 临床表现

患儿发病前有手足口病人接触史；潜伏期 2—10 天，多急性发病，前驱期症状为发热、咳嗽、流涕等类上感症状，少数患儿有恶心、呕吐、食欲不振等消化道症状。发热 1—2 天后出现口腔内散在疱疹或溃疡，多见于硬腭、牙龈、颊黏膜、唇内及舌部，疼痛较剧，年幼儿可表现为哭闹、流涎、拒食等。口腔出现疱疹后 1—2 天可见皮肤斑丘疹，后转为疱疹，圆形或椭圆形，以手足和臀部多见，偶见于躯干，皮疹消退后无瘢痕及色素沉着。部分患儿病情较轻，不伴发热，只表现为手、足、臀部皮疹或疱疹性咽峡炎。大多数患儿病情自限，于一周左右体温下降，皮疹水泡消退而痊愈。重症患儿可在发病 1—5 天出现脑膜炎、肺水肿、循环障碍等，病情凶险可致死亡或愈后留有后遗症。

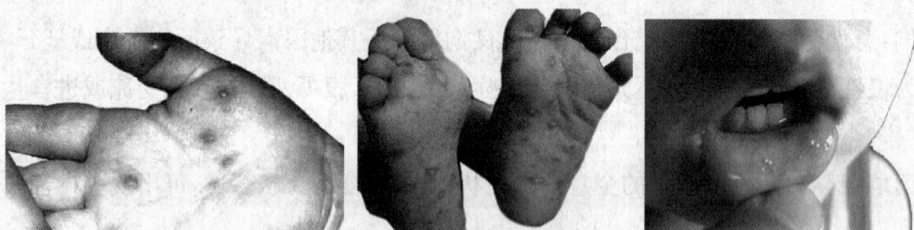

图 4-12　手足口疱疹

3. 诊断

根据患儿急性起病及典型手、足、口及臀部皮疹可诊断。鼻咽部分泌物可分离出肠道病毒。

4. 治疗

（1）一般治疗：对患儿进行隔离，适当休息，做好皮肤和口腔护理，多饮水，进清淡饮食。

（2）药物治疗：抗病毒药物利巴韦林注射液，抗感染治疗青霉，皮肤瘙痒严重时给予炉甘石洗剂，疱疹破溃后给予冰硼散外用。

（3）重症患儿对脑炎、呼吸循环衰竭的治疗。

5. 预防

良好的个人卫生和环境卫生是预防本病的关键；平时要做好儿童个人卫生防护，正确洗手，不喝生水，不吃生冷食物，居室做到常通风，勤晒被褥；对患儿及可疑患儿进行隔离治疗，在本病流行期间尽量避免到人群聚集空气流通差的公共场所，托幼机构对公共物品做到定期消毒。

案例8 姗姗今年2岁了，自小由外婆在农村带着，这几天孩子出现了发热咳嗽症状，和以往不一样的是孩子嘴角一直流涎，烦躁不安，还不肯吃饭。外婆说经常在一起玩耍的邻居家孩子几天前也是这样，在附近诊所吃了几包药就好多了，于是也到诊所开了药喂服。两天后发现孩子背部起了很多小红点，小手和脚丫上也有了很多小红疙瘩，嘴角上都是小泡泡，体温在服用解热药后还会再升上来。妈妈带孩子到医院就诊，大夫做完体检后怀疑孩子患了手足口病，需住院观察治疗。

分析：手足口病早期症状不特异，很容易误诊，当孩子出现发热、四肢及臀部出疹时及时到医院确诊治疗。

四、以血源性传播为主的传染病

血源性传播疾病是指致病因子通过血液传播引起易感者感染的疾病或综合征，目前已确定的血源性传播疾病有乙型肝炎、丙型肝炎、艾滋病、埃博拉出血热、梅毒、疟疾等，其中以乙型肝炎、丙型肝炎、艾滋病最为常见，本节主要介绍乙型肝炎。

乙型肝炎，简称乙肝。我国是乙型肝炎高发地区，为有效阻断乙肝的传播，我国于1985年开始对新生儿常规接种乙肝疫苗，婴幼儿乙肝发病率呈逐年下降趋势。自2006年始，国家疾控中心在全国范围内开展县乡级乙肝血清学检测，广泛宣传普及乙肝基本常识，乙肝病人检出率大幅度提高，也让更多的人知道了和乙肝病人密切接触（如同桌吃饭）不会受到传染，进一步减轻了对乙肝病的误解和对乙肝病人的歧视。

1. 病因

是由乙型肝炎病毒（HBV）感染后引起的一种传染性疾病，乙肝患者及病毒携带者为传染源，主要经血液、体液及母婴垂直传播，极少部分经病损的消化道传播，多为散发，一年四季均可发病。婴幼儿及无乙肝抗体成人普遍易感。

2. 临床表现

该病有1—6个月潜伏期，根据病情发展分为急性乙肝和慢性乙肝。急性乙肝发病早期多表现为厌油、疲乏无力，急性期有食欲不振、低热、腹痛、腹胀、恶心呕吐等消化系统症状，黄疸型患者可有皮肤巩膜黄染，浓茶样尿，体检可发现肝脾肿大，肝区胀痛不适等症状；无黄疸型肝炎临床症状不典型隐性发病易转为慢性乙肝。急性乙肝病程超过6个月转为慢性乙肝，表现为消化道症状持续或反复出现，不同程度的黄疸及肝肿大，面色黧黑，蜘蛛痣和肝掌等；部分患儿因免疫耐受症状不典型而成为乙肝病毒慢性携带者；极少数患儿急性起病出现严重消化道症状、脑水肿及肝性脑病等重型症乙型肝炎症状。

3. 诊断

乙肝"两对半"检测，包括HBSAg（乙肝表面抗原）、抗-HBS（乙肝表面抗体）、HBeAg（乙肝e抗原）、抗-HBe（乙肝e抗体）、抗-HBc（乙肝核心抗体）。HBSAg阳性即为乙肝病毒携带者。通常人们把HBSAg、HBeAg、抗-HBc阳性称为乙肝大三阳，HBSAg、抗-HBe、抗-HBc阳性称为乙肝小三阳。乙肝病毒HBV-DNA检测了解病毒复制情况。肝功能检测，包括血清胆红素及丙氨酸氨基转移酶（ALT）、天门冬氨基酸转移酶（AST）、血清蛋白、血清总胆红素测定了解肝细胞损伤程度。

4. 治疗

（1）一般治疗：急性期卧床休息，增加肝血流量，进清淡易消化高维生素饮食，慢性期给予高热量、高维生素及矿物质、高蛋白、低脂肪饮食。

（2）药物治疗：急性期一般不用特殊药物治疗，可给予中药茵陈蒿汤服用。慢性期应用非特异性护肝药维生素类、降酶药甘草甜素、退黄药茵栀黄、抗纤维化保肝药物丹参、灵芝等。抗病毒药物干扰素、拉米夫定等可抑制病毒复制。

（3）重症肝炎全身支持、对症、保肝、抗病毒及并发症的治疗。

5. 预防

养成良好的饮食卫生及生活习惯，新生儿及密切接触乙肝的易感人群普遍规范接种乙肝疫苗，母亲患乙肝的新生儿出生后接种乙肝疫苗和注射乙肝免疫球蛋白可有效阻断母婴垂直传播；对治疗用注射器、针头采取有效消毒灭菌措施，加强血制品的管理检验措施避免经输血传播。

五、以虫媒传播为主的传染病

虫媒传播是指病原体通过昆虫或其他节肢动物引起易感者感染。常见的病媒昆虫有蚊子、苍蝇、蟑螂、臭虫、虱子、跳蚤、蚂蚁、白蛉等，引发流行性乙型脑炎、鼠疫、疟疾、登革热等危害性较强的传染病。本节主要介绍乙型脑炎。

乙型脑炎简称乙脑，是由乙型脑炎病毒引起的以脑实质炎症为主要病变的急性中枢神经系统传染病，以起病急骤、高热、意识障碍、惊厥及脑膜刺激征为主要临床表现。

1. 病因

由乙脑病毒感染后引起，动物和人为主要传染源，经蚊虫叮咬传播，由于蚊可携带病毒越冬，并可经卵传代，所以蚊为长期储存宿主。本病好发于夏秋季，人群普遍易感，儿童多见，成人多隐性感染。多为散发，在我国除青海、东北、新疆及西藏外其他地区均有本病流行。

2. 临床表现

该病潜伏期 10—15 天，轻症患者症状较轻或为无症状的隐性感染。重症患者多典型发病，患病初期即有高热症状，体温可达 39—40℃，伴头痛、恶心及呕吐，多有嗜睡及精神不振。继之体温继续升高达 40℃以上，出现嗜睡、昏迷、谵妄、惊厥抽搐等中枢神经系统症状，呼吸浅表、不规则及叹息样呼吸等呼吸衰竭症状，脑膜刺激征和椎体束征阳性等脑神经症状，严重病例可因呼吸衰竭死亡。一般症状持续 1—2 周，多数病例经治疗两周后恢复正常，重症患者愈后可留有不同程度精神神经方面后遗症。

3. 诊断

根据患者典型症状可初步诊断。实验室检查血常规白细胞数异常增高，脑脊液检查可确诊。

4. 治疗

（1）一般治疗：对病人进行隔离，病室温度适宜。保持皮肤清洁卫生。注意病人安全，昏迷病人保持口腔清洁，定时翻身、拍背、吸痰防止肺部感染。重症患者注意补液量。

（2）对症治疗：高热病人的处理：采取物理疗法降温，体温控制在 38℃左右为宜，包括冰敷及酒精擦浴，持续高热或反复抽搐者可给予亚冬眠疗法氯丙嗪和异丙嗪适量肌注。惊厥或抽搐的处理：按惊厥抽搐原因给予降温、镇静，脱水降低颅内压，纠正水电解质紊乱等。呼吸障碍或呼吸衰竭的处理：按引起的原因给予相应的治疗，吸氧，吸痰，保持呼吸道通畅；化痰剂及呼吸兴奋剂应用，呼吸暂停者应用人工呼吸机；抗病毒及免疫增强剂有利巴韦林、干扰素、胸腺肽等；根据病情适量应用肾上腺皮质激素。后遗症治疗：包括功能训练和针对性理疗等。

5. 预防

积极锻炼身体提高机体免疫力,养成良好的卫生生活习惯;注意环境卫生,人畜居地分开;采取有效灭蚊措施,特别是越冬蚊和早春蚊;对患病儿童进行隔离治疗;易感儿童在本病流行季节前预防接种乙脑减毒活疫苗可起到有效保护作用。

补充资料 4 - 10

家长健康育儿保健知识之五:接种疫苗的意义及常见接种后反应

接种疫苗后可以通过抗原(疫苗)刺激机体产生特异性抗体,对细菌和病毒等微生物产生特殊的抵抗力。只有按期合理的实施免疫接种才能发挥疫苗的免疫效果。我国儿童免疫分为两类,一类为计划内免疫接种,属强制性免疫,疫苗包括卡介苗、乙肝疫苗、麻疹、百白破等,所预防的传染病是不受地域限制普遍流行的疾病,其发病率及病死率均较高。二类为计划外免疫,疫苗有肺炎疫苗、流脑疫苗、甲肝疫苗等,是按疾病高发的季节实施的季节性免疫接种。可根据孩子的情况作出选择,一般对体质较差的孩子建议接种流感及流脑疫苗,常患上感的孩子建议接种肺炎疫苗,经常爱在外面就餐的孩子建议接种甲肝疫苗,近年来秋季腹泻有较高的发病率,在3—9月份建议接种轮状病毒疫苗。

大部分儿童在接种疫苗后会出现以下接种反应:(1)局部反应:多为接种部位红肿、疼痛,卡介苗和百白破疫苗可有局部浸润、化脓、结痂。可用清洁毛巾热敷,不要抓挠,一般不用处理可自行痊愈。如出现红肿疼痛持续加剧伴局部淋巴结肿大疼痛时要及时到医院就诊。(2)全身反应:主要为发热、肌肉酸困不适、头痛、食欲不振等,要让孩子多喝水,适当休息,一般在1—2天可恢复正常。如体温超过38℃,或体温持续不退并有上升趋势时要及时到医院就诊。(3)过敏反应:最严重但发生率最低,包括全身过敏反应(如过敏性休克)和局部过敏反应(如过敏性皮疹、荨麻疹等),一般在接种疫苗后30分钟至4小时之内出现,首先表现为全身发痒,继之局部或全身出现皮疹或荨麻疹,随之出现胸闷、气急、呼吸困难、血压下降等,要及时告知专业人员实施紧急抢救,病情稳定后及时转到正规医院观察治疗。

本章小结

学龄前期儿童由于生长发育及免疫功能的特殊性导致疾病多发,严重的并发症及不良的治疗效果直接影响孩子一生的身心健康。对各种常见疾病做到积极预防、早期发现和及时诊疗是保证孩子健康成长的关键。本章对疾病的含义及分类、传染病的基本知识、儿科病的常见症状及护理保健原则、新生儿常见病做了初步介绍;对学龄前期常见呼吸系统、消化系统、泌尿生殖系统、五官系统及营养障碍性疾病,常见传染性疾病的病因、临床表现、治疗及预防措施作了重点阐述。

关键术语

疾病　常见病　传染病　传染源　传播途径　易感者　营养障碍　临床表现　预防措施

讨论与研究

1. 日常生活中有许多细心的家长会在家里备上小药箱，在孩子流涕、咳嗽时给予各种类型的感冒药，很多家长还会同时配上消炎药头孢氨苄或青霉素片给孩子服用。感冒时到底需不需要服用消炎药？如果需要服用，在什么时候用才是最好呢？

2. 3岁女孩，因咳嗽、发热、咽痛、流涎、呕吐两天后就诊，体检咽部充血，可见多个大小不等灰白色疱疹，周围有红晕，全身无皮疹和出血点，颈部及耳后淋巴结触及肿大，心、肺、腹部未见异常。该患儿最可能的诊断是什么？最可能感染的病原体是什么？治疗方法有哪些？

3. 4岁幼儿发热、流涕、咳嗽五天，两天前面部出现淡红色斑点，体温升至40度，查体可见咽部充血，颊黏膜暗红色小点，眼结膜充血、眼睑水肿、流泪，耳、颈、面、四肢躯干可见红色充血性斑丘疹及皮疹，心、肺、四肢及神经系统无异常。该小儿最可能的诊断是什么？是感染哪种病原体而发病？需要和哪些疾病鉴别？

4. 缺铁性贫血最常见的原因是什么？治疗方法有哪些？有什么预防措施？

5. 手足口病的主要临床表现是什么？需要和哪些疾病鉴别？日常生活中应该怎样预防？

6. 列表比较流行性脑脊髓膜炎和流行性乙型脑炎两种疾病的不同点和相同点。

7. 比较各种传染病的流行特点。

进一步阅读的文献/网站

1. 王卫平. 儿科学[M]. 北京：人民卫生出版社, 2013(8)：61—336.

2. 李兰娟, 任红. 传染病学[M]. 北京：人民卫生出版社, 2013(8)：1—16, 17—76.

3. 赵堪兴, 杨培增. 眼科学[M]. 北京：人民卫生出版社, 2008(7)：246—265.

4. 田勇泉. 耳鼻咽喉头颈外科学[M]. 北京：人民卫生出版社, 2008(7)：57—59, 329—334.

5. 张志愿. 口腔科学[M]. 北京：人民卫生出版社, 2008(7)：48—51.

6. 网站

http://ek.39.net/39儿科网

http://www.chinawch.com/中国妇幼保健网

http://club.xywy.com/闻康网

http://www.babytree.com/宝宝树

http://www.yaolan.com/摇篮网

第5章 学前儿童的意外伤害与安全防护

某幼儿园大型木制滑梯的一颗钉子冒出了一点。教师发现后及时向主管的副园长汇报。副园长因为忙,没有来得及找人修理。

一天上午,大三班的小朋友们在户外活动,好多小朋友在滑梯上玩得不亦乐乎。雯雯攀爬上了滑梯,便张开双臂往下滑。突然,一声痛苦的尖叫让周围小朋友们脸上的笑容都凝固了。原来,那颗没有修理的钉子在雯雯的腿上划了一道约2厘米的伤口。

请你在学习本章内容之后,分析造成雯雯意外伤害的原因,并对此伤害做出正确的紧急救护。

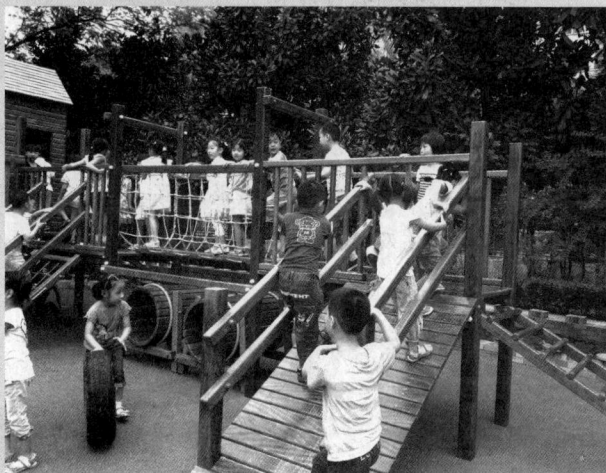

通过本章的学习,你能够

- 了解学前儿童意外伤害的概念、现状和引发原因
- 了解学前儿童常见意外伤害的种类与基本特征
- 学会学前儿童常见意外伤害的紧急处理方法
- 能够协助做好学前儿童安全教育和安全防护工作

本章内容引导

- 学前儿童意外伤害问题
- 一、学前儿童意外伤害的发生
  - (一)意外事故的概念
  - (二)意外事故的现状
- 二、学前儿童意外伤害的主要原因
  - (一)周围环境的客观原因
  - (二)监护人安全防范意识不强、安全措施不到位

（三）学前儿童缺乏生活经验、安全意识淡薄

（四）学前儿童神经系统和运动系统发育不完善，平衡能力差

三、学前儿童常见的意外伤害事件

（一）溺水

（二）道路交通伤害

（三）窒息

（四）中毒

（五）跌落伤

（六）挤压、碰撞伤

（七）动物致伤、叮咬伤

（八）烧烫伤

（九）割、刺伤

（十）虐待与忽视

● 学前儿童常见的意外伤害及急救

一、常见外伤及紧急救治

（一）皮肤擦伤

（二）切割伤

（三）挫伤

（四）扭伤

（五）挤伤

（六）扎刺

（七）眼外伤

（八）烧烫伤

二、常见出血及紧急救治

（一）皮下出血

（二）外伤出血

（三）内出血

（四）鼻出血

三、常见异物入体及紧急救治

（一）鼻腔异物

（二）外耳道异物

（三）咽部异物

（四）喉、气管异物

（五）眼内异物

四、常见呼吸、心跳骤停及紧急救治

（一）呼吸停止的急救处理

（二）心脏停止搏动的急救处理

五、其他意外事故的紧急救治

（一）骨折

（二）脱臼

（三）急性中毒

（四）毒虫蜇（咬）伤

● 学前儿童的安全教育与托幼园所的安全防护

一、学前儿童的安全教育

（一）为幼儿创设无安全隐患的生活环境

（二）提高幼儿教师和家长的安全防范意识和应变能力

（三）教会幼儿必备的安全知识和自救技能

（四）加强幼儿体能训练以提高自我保护能力

二、托幼园所的安全制度及安全预案

（一）安全管理制度

（二）安全预案

学前儿童年小幼稚、天真、好奇，对各种事物都充满了极大兴趣，他们喜欢摸摸、尝尝、动动，然而由于他们缺乏生活经验和自我保护意识，很容易发生意外伤害。因此，托幼园所及家庭都应该高度重视安全教育，并应采取一定的安全防护措施，预防意外事故的发生。同时，还要掌握一定的常用急救技术，以便对意外伤害进行快速而正确的处理。

第1节　学前儿童意外伤害问题

随着我国经济的快速发展，人民生活水平和公共卫生条件得到极大改善，儿童因营养不良和疾病造成的死亡已经得到了有效的控制。但城市化和工业化的发展、道路交通和市政设施的改变以及心理问题的加剧，却使儿童生活环境中面临着更多的危险因素，儿童意外伤害问题日益突出。来自多项研究的数据表明，意外伤害已经成为除婴儿以外各年龄段儿童的首要死因和致残原因，是儿童健康面临的最大

危险因素。

一、学前儿童意外伤害的发生

（一）意外伤害的概念

意外伤害是指突然发生的各种事件或事故对人体所造成的损伤,包括躯体损伤和心理损害,如跌落伤、溺水、虐待等。

（二）意外伤害的现状

意外伤害已成为工业化国家威胁儿童健康及生命的主要问题,是儿童的第一位死因。20 世纪 70 年代末起,在欧美等发达国家儿童总死亡排序中,意外死亡就一直盘踞在第一的位置。2008 年世界卫生组织与联合国儿童基金会的报告表明,世界范围内每天有 2 000 多名儿童死于意外伤害,还有数千万儿童受伤住院,许多儿童因此留下终身残疾。

我国近年来,无论是在城市还是在农村,意外死亡均为 0—14 岁儿童的第一位死因。20 世纪 90 年代我国 0—14 岁儿童意外死亡专项调查表明,1—4 岁、5—9 岁、10—14 岁儿童意外死亡已经分别占同年龄儿童总死亡数的 56％、65％、60％。也就是说,我国 1—14 岁儿童死亡中,意外死亡已经占总死亡的一半以上,而且这个数字还在快速增加。

除了直接导致死亡,很大一部分伤害事件可致儿童伤残。据估计,全世界每年大约 6 个儿童中就有 1 个儿童因伤害导致的身体损伤需要到医院进行治疗,美国和日本等政府每年用于儿童意外伤害的开支达数十亿美元。根据我国疾病监测和伤害流行病学调查的结果测算,全国每年大约 4 000 万中小学生遭受各种意外伤害,其中有 1 360 万人需要门诊或急诊治疗,335 万人需要住院;正常功能受损的有 120 万人,致残达 40 万人;伤害造成的直接损失高达数十亿元人民币。

儿童意外伤害无论是致残或致死,都给儿童本人及其家庭以沉重的经济和精神打击。

二、学前儿童意外伤害的主要原因

造成儿童意外伤害事故发生的原因很复杂,既有客观方面的,也有主观方面的,通过调查研究可归纳为以下几个方面。

（一）周围环境的客观因素

学前儿童生活环境中的某些客观因素是导致意外事故的潜在危险因子。例如,托幼园所班级容量严重超标,造成用房拥挤、活动场地紧张,个别托幼园所场地、房屋建筑不达标,这些因素都容易诱发意外事故。另外,幼儿活动场地不平整,电源插座在幼儿"伸手可及"的范围内,家具、墙角、玩具棱角锐利等也是造成儿童意外事故的客观原因。

（二）监护人安全防范意识不强、安全措施不到位

学前儿童意外事故有很多是由于家长和托幼园所保教人员安全意识不强、安全措施落实不力造成的。例如:有的家长将开水瓶放在幼儿经常活动的地面上,又"忘记"提醒幼儿;有的家长随意乱扔、丢弃药品、锋利刀具等;有的幼儿园教师在儿童活动时远离活动区域,疏于照顾,造成儿童摔伤、骨折;有的幼

儿园不注意定时检修大型玩具而造成事故等。

案例1 在幼儿园活动的时候,多多在秋千上高兴地荡来荡去,几名小朋友也热心地在后面推他。突然之间,秋千一侧铁链发生断裂,多多从秋千上跌下,造成右腿骨折。

案例2 3岁的小强口渴,误将放在盥洗室角落的杀虫剂当作饮料,拿起来喝了几口。不一会,就感到头晕无力并伴有呕吐。

点评:托幼园所的工作人员不注意及时检修大型玩具设施,对消毒洗涤剂或其他有毒有害药品疏于科学管理,这些都是安全防范意识薄弱、安全措施不到位的表现,从而引发了幼儿意外伤害事故。[①]

(三) 学前儿童缺乏生活经验,安全意识淡薄

学前儿童年龄小,对周围的事物缺乏正确的认识,不懂什么危险,什么东西不能碰,这种生活经验的缺乏使学前儿童不能预见生活中潜在危险因素。而且他们好奇、好动、好探索,对自己不了解的任何事物都想亲自尝试,因此很容易发生意外事故。如有的幼儿见到东西就送进嘴里,造成误食药物、变质食品和异物等;还有的幼儿将玻璃球、花生等小物件塞进鼻孔或耳朵内等。

案例3 6岁的佳宝独自一人在家属院玩耍,院内有一套配电设施。佳宝不认识配电设施周围铁栅门上的高压标志,见配电房上有一处较宽阔的平台,就沿着扶梯爬了上去。结果,被电流击伤,造成高位截瘫。

点评:孩子好奇心强,生活经验少,行动控制力差,安全常识和自护能力很差,家长对孩子身边的危险事物所存在的安全隐患缺乏教育提醒,就会出现各种意外事故。[②]

(四) 学前儿童神经系统和运动系统发育不完善,平衡功能差

学前儿童正处在生长发育时期,他们的骨骼、肌肉、关节以及控制和协调运动的神经系统尚未发育完全,动作的协调性较差,反应灵敏度不够,平衡能力差,这些因素使得他们有时虽然已经察觉危险,但是不能及时反应和有效控制动作而导致意外事故的发生,比如烫伤和溺水。再加上学前儿童贪玩、好动,因此很容易发生扭伤、跌伤、骨折等意外事故。

在这四个造成学前儿童发生意外事故的因素中,前两个是周围环境及成人的客观原因,后两个是学前儿童的主观因素。

三、常见的意外伤害事件

随着学前儿童活动能力逐渐增强,活动范围增大,求知欲强,又受好奇心的驱使,愿意探索其究竟,如攀高、窗外观望、随便吃药物和食品、触摸电器、玩火等,所以容易发生各种外伤、急性中毒、触电、坠落伤及烧伤等,一般有以下几种伤害类型。

(一) 溺水

儿童溺水是指儿童呼吸道淹没或浸泡于液体中,产生呼吸道等损伤的过程。溺水两分钟后,便会失去意识,4—6分钟后神经系统便遭受不可逆的损伤。溺水后果包括死亡、病态和非病态,视溺水时间长

---

① 案例来源:http://max.book118.com/html/2013/0317/3455677.shtm.
② 案例来源:新浪博客 http://blog.sina.com.cn/s/blog_59d698c90101pxqv.html.

短和抢救及时性而不同。

儿童无监护状态下在河边游泳玩水是造成溺水的最主要原因,另有儿童因失足落井、栽入大水缸、雨天掉入沟坑以及冬季在薄冰上落水或坠入冰洞造成,不包括由于洪水等自然灾害、水上其他交通事故、受人袭击以及自杀造成的溺水。数据表明,2000—2007年期间,溺水是我国儿童伤害死亡的首位原因,占儿童伤害死亡的近50%。

案例4 7岁的李亮亮放学后来到郑州市金水区百慧幼儿园,领走了在这里上学的4岁弟弟李星星。兄弟俩没回家,而是来到了附近某中专学校院内一个池塘边玩耍,不幸双双溺水身亡。[1]

(二) 道路交通伤害

道路交通伤害是指由于道路交通碰撞导致的致死性或非致死性伤害。随着社会的发展,人口与货物的运输和流动量增多,道路交通事故日渐频发,儿童成为道路交通伤害的主要受害群体之一。按照发生原因,可分为以下两类:(1)冲击型交通伤害,包括机动车与行人碰撞、机动车与骑自行车者碰撞、机动车与非机动车碰撞、非机动车之间碰撞、非机动车与行人碰撞。(2)碰撞型交通事故,特指机动车之间的碰撞,或者机动车翻车、坠落等自身事故造成的车内人员伤害。

全国疾病监测数据显示,2006年我国儿童道路交通事故死亡率为3.03/10万,仅次于溺水,居伤害死因顺位的第二位。

案例5 5岁的小刚家属院内有一处模拟飞行训练中心。一天,家人带着小刚在家属院门口附近路边草坪上看飞机,一辆汽车从飞行训练中心的大门驶出,将小刚撞倒,造成小刚多处骨折。[2]

(三) 窒息

窒息是指呼吸道内部或外部障碍引起的血液缺氧状态,不包括新生儿出生时由于缺血缺氧引起的新生儿出生窒息。根据导致儿童窒息的外部原因,可以分为:(1)在床上意外窒息,包括由于被子、枕头和家长的身体等引起的。(2)其他意外悬吊。(3)由于塌方、坠落土块和其他物质引起的对呼吸威胁,不包括自然灾害。(4)胃内容物反流进入气道。(5)吸入食物或咽下食物不当引起的呼吸道梗阻。(6)吸入或咽下其他食物引起的呼吸道梗阻。

我国每年有超过2 500名婴幼儿因意外窒息夭折,还有大量儿童因此终生残疾。

案例6 家住安徽巢湖的两岁男童亮亮一家人在一起吃饭。爸爸为了逗亮亮玩,给他吃了点辣椒,结果亮亮一不小心给呛着了,口中的花生米一下咳进了喉咙里。临睡觉时,妈妈发现儿子烦躁不安,声音沙哑,说不出话来,脸部也逐渐青紫。次日早上,亮亮又出现烦躁不安、呼吸困难、脸部紫绀症状,赶紧送到省立医院抢救。结果在气管镜下发现花生米已经进入亮亮的双侧支气管。[3]

(四) 中毒

儿童中毒是指儿童由于意识不到的原因吸入或摄入毒物,导致暂时性或永久性损害甚至危及生命

---

[1] 案例来源:新浪新闻 http://news.sina.com.cn/s/2001-12-05/413098.html.
[2] 案例来源:精品学习网 http://www.51edu.com/sifa/alfx/2475066.html.
[3] 案例来源:合肥在线 http://www.hf365.com/html/01/01/20071219/82937.htm.

的过程。常见儿童中毒包括：(1)食物中毒，进食被细菌、细菌毒素或毒物污染或含有毒性物质的食物引起的中毒。(2)蛇、蜂蜇中毒。(3)有机磷农药中毒，误食农药或被农药污染的食物等。(4)杀鼠药中毒，误食被杀鼠剂毒死的禽畜或动物，或误食伴有杀鼠剂的鼠饵等。(5)药物中毒，多因药品放置不妥，儿童误服。(6)其他如酒精中毒、金属和类金属中毒、一氧化碳中毒等。

中毒从病程上可以分为急性、亚急性以及重复多次小剂量使用造成的慢性中毒。短时间内吸收大量毒物可以引起急性中毒，表现为发病急剧，症状严重，变化迅速，不及时治疗会危及生命；长时间吸收小剂量毒物可引起慢性中毒，表现为起病缓慢，病程较长，缺乏中毒的特异性诊断指标，易被误诊和漏诊。慢性中毒一般不属于儿童伤害的范畴。

案例7 耒阳市遥田镇小精灵幼儿园中班4名幼儿因误食药物中毒。据一名中毒幼儿的叔叔介绍，4岁半的侄儿与另外3名幼儿吃了一种药物后便出现中毒症状，这种药物极可能是精神类药物。经调查证实，4名幼儿误食的药物为一名幼儿将其从家里带到幼儿园，是其妈妈要服用的镇定药。"药物可能像糖粒，小朋友认为是糖，便带到学校，并与其他3名同学一起分享吃了"。[①]

(五) 跌落伤
在意外伤害中，跌落和坠落都归属于跌落伤一类，特指人体由于重力作用突然跌倒或坠落，撞击在同一或较低水平面而导致的伤害。

案例8 萌萌和飞飞是某幼儿园大班的同班小朋友。一日，教师王某带领幼儿到户外活动，在排队时，王老师一再嘱咐："小朋友排队下楼梯时，不要拥挤、打闹。"下楼梯时，飞飞站在萌萌的背后，两人均在队尾，趁队伍行走拉开距离时，二人嬉闹，萌萌背飞飞时摔倒，导致飞飞的左股骨中段发生斜形闭合性骨折。[②]

(六) 挤压、碰撞伤
挤压伤多见于建筑物倒塌、人群挤压、交通事故车辆碾压等意外情况。其实，人体任何一个部位受到挤压，使组织结构的连续性受到破坏时均可理解为挤压伤。碰撞伤是由于物体对人体的暴力撞击所导致的损伤。挤压、碰撞伤的类型复杂多样，严重程度不等。

案例9 大四班的幼儿户外散步结束后，陆续进入到午睡室准备午睡。一个男孩在自己的床上，边脱衣服边蹦跳，一不小心，摔倒在床上，左边的耳朵边被床的护板撞伤了，裂了一个小口子，流出很多血。[③]

(七) 动物致伤、叮咬伤
动物致伤是指被狗、猫、老鼠等动物咬伤后，病毒通过伤口进入人体内，引起相应的一系列症状的疾病。叮咬伤是指人被蚊虫、鳌刺等昆虫类叮咬造成的中毒和感染。另外，也包括牛、马等动物的撕咬、踩踏、顶撞所导致的人体各种躯体损伤。

---

① 案例来源：黄河新闻网 http://ll.sxgov.cn/content/2014-04/17/content_4436256.htm.
② 案例来源：零距离亲子 http://baby.cs090.com/edu/3/2010/0925/17767.html.
③ 案例来源：零距离亲子 http://baby.cs090.com/edu/3/2010/0925/17767.html.

案例 10　大连旅顺南路某小区发生一起惨剧,一名年仅 3 岁半的女童,遭到藏獒扑咬,因颈部被咬断送医抢救无效死亡。[①]

(八) 烧烫伤

烧烫伤是幼儿经常遭遇的伤害。日常生活中以被热液(沸水、热粥、热油、热蒸汽等)烫伤多见,火焰烧伤其次,少数为化学烧伤(如酸、碱等)或电灼伤。幼儿皮肤烫伤屡见不鲜,如热水瓶爆破或被打翻、冲开水时彼此相撞、厨房玩耍导致沸水烫伤等,最厉害的是使用高压锅不当造成严重的面部蒸汽烫伤。

案例 11　金华市区婺江新村幼儿园,孩子们都吃完中饭准备午睡了。保育员朱老师把热水壶中的开水倒进脸盆中,准备对用过的汤匙进行清洗。当朱老师端着脸盆刚走到厕所门口时,一男童刚好跑出来,两人发生相撞,朱老师手中的开水倒在男童脸部以下的身体部位。[②]

(九) 割、刺伤

割、刺伤是指因儿童玩刀、剪、针等利器时损伤,或相互之间打闹时被利器误伤。一般可伤及表皮、真皮,甚至大血管。伤口整齐、干净,伤及大血管时出血较多。

案例 12　家住慈溪掌起镇叶家村的 3 岁佳明放暑假了。父母为他请来了一位女士看管,这位女士一边照料孩子,一边做针线活。十分好动的佳明学着她的样子,好奇地用剪刀剪起线来。一不小心,将剪刀向上一挑,正好刺中了左眼,当场眼角膜被刺破,眼内的虹膜和玻璃体都流了出来。[③]

(十) 虐待与忽视

根据世界卫生组织 1999 年作出的定义,儿童虐待是指对儿童有义务抚养、监管及有操纵权的人,做出足以对儿童的健康、生存、生长发育及尊严造成实际的或潜在的伤害行为,包括各种形式的躯体或情感虐待、性虐待、忽视以及对其进行经济剥削。我国未成年人保护法对虐待的注释为:"虐待,指有抚养义务的人以打骂、禁闭、不给治疗或强迫过度劳动等各种不正当的手段,从肉体上、精神上迫害、折磨和摧残未成年人。"

1. 身体虐待

对儿童施以体罚,使儿童身体受伤,甚至使用棍棒等物殴打儿童,或者使用毒物、药品等使儿童致残或死亡,是我国常见的虐待形式。

案例 13　浙江温岭城西街道蓝孔雀幼儿园,是一所民办幼儿园。2012 年 10 月的一天,该校教师颜某因"一时好玩",在该园活动室里强行揪住一名幼童,将其双耳向上提起。被揪耳幼童双脚离地近 20 厘米,表情痛苦,嚎啕不止。[④]

2. 情感虐待

对儿童的自尊造成损害的行为,比如长期、持续、反复地对儿童辱骂、贬低、孤立、隔离、恐吓和漠不

---

① 案例来源:腾讯健康 http://health. qq. com/zt2013/healthtop/022. htm.

② 案例来源:婺城新闻网 http://jhwcw. zjol. com. cn/wcnews/system/2010/09/16/012656888. shtml.

③ 案例来源:宁波新闻 http://news. cnnb. com. cn/system/2008/07/04/005661238. shtml.

④ 案例来源:腾讯新闻 http://news. qq. com/a/20121024/002039. htm.

关心等。

3. 性虐待

强迫或唆使未发育成熟的儿童参与他们不全理解、无法表示同意的性行为,或参与违法、违犯社会公德的性活动。我国将儿童性虐待的表现设为如下两种:第一种是接触性性侵害,包括抚摸、亲吻和生殖器接触及性交等;第二种是非接触性侵害,如露阴、窥阴、观看色情影视片、目睹成人性交行为等。如果发生了这种情况,无论儿童当时反对与否,都应视作对儿童施以了"性虐待"。

案例 14 大五班的小雨被妈妈从幼儿园接回了家。妈妈发现小雨有些不对劲:沉默寡言,一问就哭,最后说自己下身痒。妈妈赶紧褪下小雨的内裤,发现她下身红肿得很厉害。晚上,小雨不能撒尿,一尿就疼得哇哇哭。在妈妈一再追问下,小雨说幼儿园的门卫杜叔叔用手摸了她的下身,前后有十几次。[1]

4. 忽视

忽视是指父母或监护人在具备完全能力的情况下,在儿童的健康、教育、心理发育、营养、庇护和安全生活条件等方面未能提供应有的帮助。具体可以分为以下几种情况:(1)身体忽视:具备物质条件,但却不为儿童正常生长提供必要的食物、住处和安全环境。(2)情感忽视:父母或其他监护人故意不提供有利于儿童健康成长所必需的言语和行为活动,最常见的是家长经常不与孩子交流和游戏,缺乏亲子依恋。(3)医疗和教育忽视:对那些有生命危险或其他严重疾病的儿童不提供及时、必要的治疗;剥夺儿童受教育的机会。

第 2 节　学前儿童常见的意外伤害及急救

一、常见外伤及紧急救治

(一) 皮肤擦伤

幼儿不慎跌倒,皮肤很容易受伤,且伤口表面易受污染,应及时用生理盐水或凉开水清洗伤面,除去污物。若伤口渗血,可用生理盐水清洁伤口,用碘伏消毒,不必包扎,慎用创可贴。

(二) 切割伤

幼儿在使用剪刀、水果刀,或触摸纸边、打碎的玻璃器皿时,可能会发生手被割破、划破的事故。切割伤一般伤口较深,有出血现象。应先用干净纱布按压伤口止血,再用碘伏由内向外消毒伤口,敷上消毒纱布后用绷带包扎。最好在紧急处理后,去医院仔细检查伤口。

(三) 挫伤

受到石子、弹弓子等的打击,皮肤未破,但伤处肿痛、发青。应立即冷敷(不能搓揉),防止皮下继续出血。24 小时后用热毛巾或热水袋敷患处,改善血液循环,减轻肿胀。对严重者应限制受伤肢体活动。

---

① 案例来源:新浪新闻 http://news.sina.com.cn/s/2011-08-27/035723059025.shtml.

（四）扭伤

多发生在四肢的关节部位,肌肉、韧带等软组织因过度牵拉而受损伤。常见从高处跳下,扭伤踝部。损伤的局部充血、肿胀和疼痛,活动受限制。首先检查有无骨折脱臼,判断无骨折脱臼后,应在疼痛肿胀部位先冷敷以减少出血。24 小时后再热敷,活动关节、推拿患部,可收到舒筋、活血、止痛的效果。

（五）挤伤

幼儿手指被门、抽屉挤伤。若无破损,可用水冲,进行冷敷,可将手指举高过心脏,缓解疼痛;若有出血,应消毒、包扎、冷敷;若指甲掀开或脱落,立即送往医院。

（六）扎刺

带刺的花草、木、竹、不光滑的物品等都可能刺入皮肤。扎刺后,一要将刺取出,二要消毒防感染。可用生理盐水或自来水清洗伤口,以消毒过的针或镊子顺着刺的方向把刺全部挑出,挤出淤血,再用酒精消毒伤口。

（七）眼外伤

1. 钝挫伤

多因石块、木棒、弹弓等直接打击眼部所引起。眼球受到撞击,会出现视网膜震荡、出血。可立即用毛巾冷敷受伤的眼睛,以减少眼内出血,速送医院。

2. 刺伤、划伤

铁丝、小刀、毛衣针、树枝等刺伤或划伤眼睛,可使眼球部分破损或完全破裂。若完全破裂,可有眼内组织脱出(最常见的是深褐色的虹膜脱出)及水样物流出。可用消毒纱布或干净毛巾敷盖眼睛,轻轻包扎。但不必还纳已经脱出的眼内容物,否则会增加感染机会,也不要用力压迫眼球,防止眼内组织从伤口处挤出。立即送往医院,途中减少颠簸和震动。

3. 酸碱烧伤

火碱、石灰、硫酸等溅入眼内,要分秒必争,立即用大量清水冲洗眼睛或将眼睛浸入清水盆中,睁大眼睛,来回晃动头部。清洗时,必须扒开上下眼皮,将眼内深部冲洗到,以免残留化学物质。若是石灰粒溅入眼内,要尽快用干布或棉签清除石灰粒,再用大量清水冲洗。

4. 鞭炮炸伤

处理方法同刺伤、划伤的处理。

（八）烧烫伤

在幼儿烧烫伤中,因为开水、热粥、热汤等烫伤者占首位,火焰烧伤次之,化学烧伤、电器击伤也时有发生。

1. 症状

一度烧烫伤:仅表皮受损,局部皮肤发红,感到灼痛,没有水疱。

二度烧烫伤:伤及真皮层,局部红肿、发热,疼痛难忍,有明显水疱。

三度烧烫伤:损伤皮肤全层,累及肌肉和骨骼,皮肤焦黑、坏死,因神经一起被损坏,疼痛反不剧烈。

2. 烧烫伤的处理

首先要清楚引起烧烫伤的原因。热液烫伤,要立即脱去被热液浸透的衣服。衣服若与皮肤粘在一起,切勿撕扯,只将未粘部分剪去。若为火烧,要将伤者身上的余火扑灭,迅速抱离现场。

然后,用干净的冷水或生理盐水冲洗 20 分钟。若创面较脏,可用醋或肥皂轻轻擦洗。若为生石灰烧伤,要先将石灰颗粒从伤面上除去。

尽快检查伤者烧伤面积和深度,保护创面。若为一度烧烫伤,可在局部涂一些獾油、烫伤油、清凉油等,一般在 3—5 天可长好,不留瘢痕。若为二度、三度烧烫伤,可用干净的纱布、毛巾等覆盖创面,不要弄破水疱,避免压迫创面,更不可随意在伤面上涂牙膏、红药水等物,尽量平稳、迅速地送医院处理。途中注意观察伤者呼吸、心跳情况。伤者口渴,可多次给淡盐水、糖水饮用。

二、常见出血及紧急救治

儿童时期,发生外伤出血的事故实在不少。小量外伤出血不会有多大危险,但若遇到动脉损伤,就会引起大出血。在短时间内人体丢失了全身血量的三分之一,就会有生命危险,发生大出血要立即采取止血措施。

(一) 皮下出血

皮下出血多发生在跌倒、受挤压、撞击或硬物打击时,皮肤没有破损,但伤处肿痛、青紫,可立即冷敷(冰敷),促进血管收缩,防止皮下继续出血。24 小时后改用热敷或外用活血化瘀药,不久即可痊愈。

(二) 外伤出血

外出血是指皮肤损伤,血液从伤口流出,分为毛细血管出血、静脉出血和动脉出血三种。

1. 毛细血管出血

血液从创伤面四周渗出,出血量少、色红,找不到明显出血点,危险性小,一般不需包扎,做常规消毒棉球压迫即可。

2. 静脉出血

血液暗红色,血液徐徐均匀地流出,危险性较小。可抬高出血肢体以减少流血,然后在出血部位消毒,纱布包扎。

3. 动脉出血

血色鲜艳,呈喷射状,出血量多。血液随着心跳,一下一下涌出,短时间内可大量失血,危险性大。一般首先以指压止血法,即用拇指压住伤口的上端(近心端)压闭血管,以阻断血流。止血后,应迅速送病儿前往医院做进一步处理。手指压迫止血法常用的压迫点如下(图 5-1)。

面部出血:压迫两侧下颌角。

前臂出血:压迫肘窝处的肱动脉。

手掌、手背出血:压迫桡动脉。

手指出血:将手指屈入掌内,形成握拳状。

大腿出血:屈起患儿大腿,压迫腹股沟中点处的股动脉。

脚出血:压迫足背动脉跳动处。

此外,还可采用加压包扎止血法、止血带止血法等。

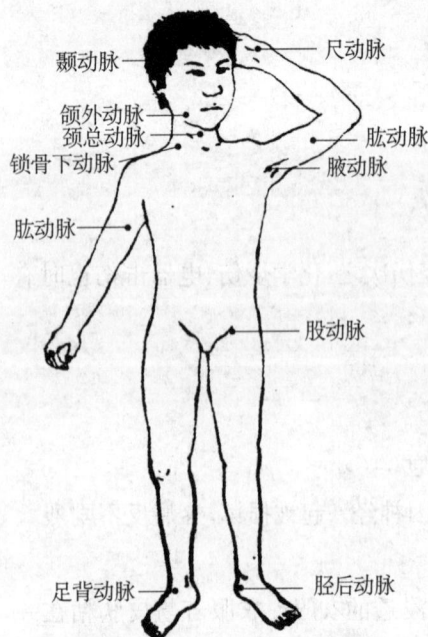

图 5-1 全身主要动脉压迫点

颞动脉　尺动脉
颌外动脉
颈总动脉　肱动脉
锁骨下动脉　腋动脉
肱动脉
股动脉
足背动脉　胫后动脉

加压包扎止血法和止血带止血法

加压包扎止血法:为常用的止血方法。当伤口大、出血多,用一般止血法无效时,可用纱布等作为软垫放在伤口上,紧紧包扎止血。

止血带止血法:适用于四肢大出血的急救。使用止血带后,由于完全阻断了受伤肢体的血流,时间一久,可引起组织坏死,甚至造成残废,因而一定要严格按照要求去操作。

上止血带前,先将肢体抬高,尽量使静脉血回流,在伤口上垫好敷料,用止血带(可用橡皮管或橡皮带、布带、绷带)缠绕肢体两周,在外侧打结固定,松紧度以不出血为宜。扎上止血带后,应定时放松,每隔半小时放松一次,使组织获得血液供应。若已止血,就不必再扎止血带。

(三)内出血

内出血常见于幼儿腹部受伤、肝脾破裂后发生。伤者脸色苍白、出冷汗、手脚发凉、呼吸急促、心跳快而弱。内出血因血液流入组织或体腔内,自体表看不到血液外流,容易忽略而延误诊治。怀疑有内出血应迅速送至医院进行抢救。

(四)鼻出血

1. 常见原因

鼻出血原因很多,以外伤居多,如鼻部外伤、碰伤、挖鼻孔损伤鼻黏膜等。鼻内异物、上呼吸道感染发热、偏食导致维生素 C 缺乏等也可引起。

2. 处理方法:

安慰孩子不要紧张,安静坐着,头略低,张口呼吸。用手指直接压住出血一侧的鼻翼或捏住两侧鼻翼,一般压迫 10 分钟可止血;也可在前额、鼻部用湿毛巾冷敷。止血后,2—3 小时内不要做剧烈运动。如果出血较多,可用脱脂棉卷,塞入鼻腔,填塞紧些才能止血;身边若有麻黄素滴鼻液,可把药液洒在棉卷上,止血效果更好。经上述处理,鼻血仍不止,应立即去医院处理。

若自鼻孔流出的血已不多,但病儿有频繁的吞咽动作,一定要让他把"口水"吐出来。若吐出的是鲜血,说明仍在继续出血,应尽快送医院处理。上述情况常发生在鼻腔后部出血。

若幼儿常发生鼻出血,且皮肤常有出血的瘀斑,小伤口出血不易止住,应去医院做全面检查,以诊断是否有血液系统疾病。

三、常见异物入体及紧急救治

(一)鼻腔异物

1. 症状

幼儿无意中将小物件塞进鼻孔,异物以纸团、珠子、纽扣、豆粒、饭粒、花生米、果核等多见。异物可引起鼻塞,日久鼻腔有臭味并流出血性或脓性鼻涕。

2. 处理方法

擤鼻:用手堵住无异物的一侧鼻孔,用力擤。

打喷嚏:用棉花捻、纸捻刺激鼻黏膜,使其打喷嚏,将异物排出。

切不可用镊子去夹取圆形异物,因为镊子很难夹住异物,若操作不慎会使异物滑入气管。豆粒等异物在鼻腔内泡胀了,也不易取出。因此,若异物不能擤出,应立即去医院处理。

(二) 外耳道异物

外耳道异物一般分为两种:一种是生物异物,指昆虫和植物性异物等;另一种是非生物异物,常指石子、小玩具、水等。外耳道异物可引起耳鸣、疼痛、听力下降等,应及时取出。

1. 昆虫

诱出法:利用强光对着外耳道口,引诱昆虫爬出。

滴油法:将爬入虫子的耳朵朝上,滴入食油或甘油五六滴,将昆虫淹毙,再夹取出来。

滴酒法:将爬入虫子的耳朵朝上,滴入酒精三四滴,将昆虫醉死后再夹取出来。

压耳法:稍大虫子进入耳道,可用食指压住耳屏,以断绝耳内空气,迫使虫子回转。

2. 植物性异物

对植物种子如豆粒、麦粒等,千万不能向耳道内滴水,以免种子雨水膨胀,继发感染,引起外耳道炎,应立即送往医院。

3. 非生物类异物

较小的异物或洗澡不慎进水,可嘱幼儿头偏向异物侧,单脚跳,将异物或水跳出。耳内进水,可以将头偏向有水的耳朵一侧,用手掌压紧有水的耳朵屏住呼吸,迅速把手拿开,反复几次,将水去除。

(三) 咽部异物

1. 症状

以鱼刺、骨头渣、枣核、瓜子壳等较多见,常扎在扁桃体上或其附近,引起疼痛,吞咽时疼痛加剧。

2. 处理方法

让幼儿将口腔内的食物吐净,再用力咳痰、咳嗽,用冷开水方法漱口,以便将异物吐出,这样也能将扎得较浅和较小的鱼刺吐出来。对于扎在口腔内、扁桃体上或其附近组织上的异物,可让幼儿张大嘴,安静地呼吸,用压舌板或筷子把舌面向下压,清楚暴露咽部后,用镊子或筷子小心夹出。

如不能解决问题,速去医院。千万不要采用硬吞食物的方法,可能会将异物推向深处,或扎得更深,加重损伤。若扎破大血管,更是十分危险。喝醋不会软化鱼刺。

(四) 喉、气管异物

1. 症状

幼儿在进食或口含小物体时,因说话、哭闹、嬉笑或突然受到惊吓、跌倒等将异物吸入喉或气管。异物中以瓜子、豆类、花生米、纽扣等多见。异物进入喉部、气管,立刻引起呛咳、呼吸及吞咽困难、声音嘶哑、面色苍白、喘鸣,继之变为青紫,甚至失去知觉,昏倒在地。异物过大,梗塞声门,可立即引起死亡。

2. 处理方法

催吐法:用手指伸进口腔,刺激舌根催吐,适用于较靠近喉部的气管异物。

倒立拍背法:让患儿趴在救护者膝盖上,头朝下,托其胸,拍其背部,迫使异物排出(图 5 - 2)。

推压腹部法:抱住患儿腰部,用双手食指、中指、无名指顶压其上腹部,用力向后上方挤压,压后放松,重复而有节奏进行,以形成冲击气流,把异物冲出(图5-3)。

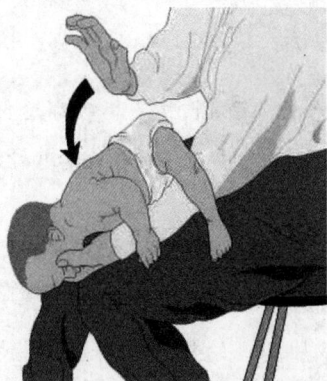

图5-2 倒立拍背法①

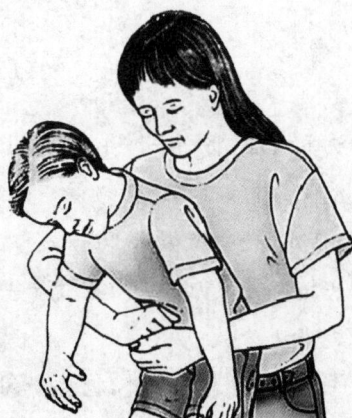

图5-3 推压腹部法②

一般情况下,气管异物咳出的可能性很小,应立即送往医院。

(五)眼内异物

1. 症状

多为小沙粒、小飞虫等入眼,可附在眼结膜的表面,进入结膜囊内,也有的嵌在角膜上。

2. 处理方法

异物附在眼结膜表面时,可用干净柔软的手绢或棉签,轻轻拭去。

若嵌入眼睑结膜囊内,则需要翻开眼皮方能拭去。翻眼皮的方法是:让幼儿向下看,食指向下轻压,拇指轻捏眼皮并向上轻轻翻转,用棉签轻快地取出异物后,点眼药水。

若以上各法不能取出异物,幼儿仍感极度不适,有可能是角膜异物,应迅速到医院治疗,不要自行处理。

四、常见呼吸、心跳骤停及紧急救治

(一)呼吸停止的急救处理

不管因为何种伤害,已经造成呼吸极其微弱或呼吸停止,要立即施行人工呼吸。因为呼吸完全停止4分钟以上就濒临死亡。口对口吹气法是一种简便的人工呼吸方法,常可起到起死回生的效果,具体操作方法如下。

1. 畅通呼吸道

尽量清除患儿口鼻中的污泥、痰涕。已昏迷者,舌根后坠阻塞呼吸道,要将患儿头部后仰,在颈部垫高,使舌根抬起,保持呼吸道通畅。

---

① 转引自[美]Lynn R. M, Marie Z. C, Jeanettia M. R. Heaith, Safety, Nutrition for the Young Child (4th edition). Delmar Publishers, 1997:216.

② 转引自[美]Lynn R. M, Marie Z. C, Jeanettia M. R. Heaith, Safety, Nutrition for the Young Child (4th edition). Delmar Publishers, 1997:218.

开放气道的三种方法

1. 仰头举颏法:将一手掌小鱼际(小拇指侧)置于患儿前额,下压使其头部后仰,另一手的食指和中指置于靠近颏部的下颌骨下方,将颏部向前抬起,帮助头部后仰,气道开放。必要时拇指可轻牵下唇,使口微微张开。

2. 仰头抬颈法:患儿仰卧,抢救者一手抬起患儿颈部,另一手以小鱼际侧下压患儿前额,使其头后仰,气道开放。

3. 双手抬颌法:患儿平卧,抢救者用双手从两侧抓紧患儿的双下颌并托起,使头后仰,下颌骨前移,即可打开气道。此法适用于颈部有外伤的患儿,以下颌上提为主,不能将患儿头部后仰及左右转动。注意,颈部有外伤的患儿只能采用双手抬颌法开放气道。不宜采用仰头举颏法和仰头抬颈法,以避免进一步脊髓损伤。

2. 吹气方法

对小婴儿:用嘴衔住婴儿的口鼻,往里吹气,以 2—3 秒间隔吹一次。吹气时不要太用力,见其胸部隆起,便把嘴松开,再轻压其胸,帮助呼气。这样有节奏地进行,直至将患儿送到医院,或患儿又恢复了匀称的自主呼吸。若吹气后不见胸部隆起,可能呼吸道仍不通畅,要及时纠正动作,并清除呼吸道分泌物。

对较大幼儿:救护者深吸一口气,捏住患儿的鼻孔,向嘴里吹气。吹完一口气,放松患儿鼻孔,轻压其胸部,帮助呼气。这样有节奏地进行,每隔 3—4 秒吹一次。如果患儿牙关紧闭,也可对着鼻孔吹气,方法与口对口吹气法一样。

吹气救人的奥秘

口对口吹气,吹进的是救护者呼出的气体。为什么能有起死回生的效果呢?空气中氧含量约占 20%,二氧化碳约占 0.03%。我们呼出的气中氧含量为 16%,二氧化碳为 4%。对于严重缺氧的患儿,能获得 16%氧含量的空气已能维持机体的基本需要;而且,呼出气中二氧化碳含量高,还可以起到兴奋呼吸中枢的作用。所以,只要有一线希望,就要坚持进行口对口吹气。

(二)心跳停止搏动的急救处理

当患儿心跳停止 4—6 分钟后,脑和其他重要器官组织就会发生不可逆转的损害,因此,要立即在现场用人为的方法来维持患儿的血液循环。常用胸外心脏按压法,即通过手指或手掌的外力使胸骨下陷,继而挤压心脏,心脏收缩将血液注入动脉,当救护者手放松时(手不离原位),心脏舒张,静脉血回流入心脏。如此反复,使心脏重新跳动。具体的操作方法如下。

1. 患儿位置

患儿仰卧,躺在平直的木板或平整的地面上,背部有硬物支撑。如果原来躺在软床或帆布担架上,要移至硬板或地面,才能使心脏按压有效。

2. 胸外心脏按压

对新生儿:用双手握住其胸,用两拇指按压胸骨(两乳头连线的中央),使胸骨下陷约1厘米左右,然后放松,每分钟按压120次左右(图5-4)。

对婴儿:用无名指和中指按压胸骨偏下方(两乳头连线中间下方一指),使胸骨下陷约2厘米左右,然后放松。每分钟按压不少于100次(图5-5)。

对幼儿:救护者把右手掌放在胸骨偏下方(胸骨正中线与胸骨下三分之一交界处),左手压在右手上,呈交叉式,以助右手臂力,每分钟按压不少于80次(图5-6)。

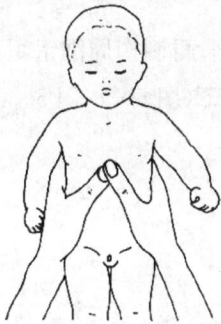

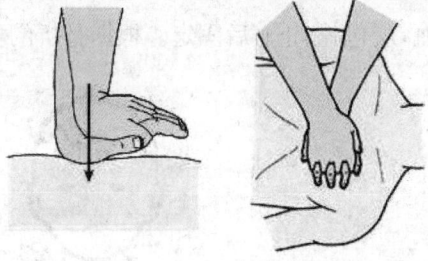

图5-4　新生儿胸外 心脏按压　　图5-5　婴儿胸外心脏按压 及人工呼吸　　图5-6　幼儿胸外心脏按压

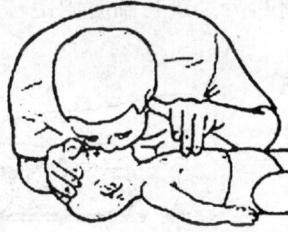

在进行胸外心脏按压时,要垂直向下用力,按压面积不可过大,以免伤及肋骨,更不能按压左胸乳头处,该处为坚硬的肋骨,非但起不到按压心脏的效果,还可能造成肋骨骨折,刺伤心脏,使病情加重。

3. 与口对口吹气同时进行

垂危患儿,呼吸、心跳常同时停止,胸外心脏按压与口对口吹气需同时进行,由一名救护人员吹一口气,另一名救护人员做心脏按压4—5次。若仅一人施救,可先吹两口气,再做8—10次心脏按压,然后再吹两口气,再做8—10次心脏按压,也能起到较好的抢救效果。

补充资料5-4

心肺复苏有效指征及终止条件

不少意外事故都可导致心跳、呼吸停止,在抢救心跳或呼吸骤停的危重儿童时,人工呼吸和胸外按压是最常用的两种方法,两者合称为"心肺复苏"。

1. 有效指征:患儿面色、口唇由苍白、青紫变为红润;恢复自主呼吸及脉搏搏动;眼球活动,手足抽动,呻吟;瞳孔由大到小。

2. 终止条件:心肺复苏已恢复呼吸、心跳;医生到场;医生确定已死亡(在某些情况下可延长心肺复苏时间,如触电、二氧化碳中毒、溺水)。

五、其他意外事故的紧急救治

(一) 骨折

因外伤破坏了骨的完整性称为骨折，是儿童常见的较严重外伤，分为闭合性和开放性两种。闭合性骨折是指骨折处皮肤不破裂，与外界不相通。开放性骨折是指骨折处皮肤破裂，与外界相通。

1. 症状

由于小儿骨骼中有机物较多，无机盐较少，最外层的骨膜较厚，可以发生"折而不断"的现象，仅一侧的骨膜断裂，另一侧仍保持完整，称为"青枝骨折"，就像鲜嫩的柳枝被折，往往折而不断。发生这种骨折后，因疼痛可能较轻，容易被忽略，而未去医院诊治，骨折自愈后，形成畸形，从而影响肢体的正常功能。

发生骨折后，若完全断裂，可有以下共同症状：断骨刺伤周围组织的血管、神经，有剧烈疼痛和局部明显的压痛，因疼痛可发生休克。另外，骨折后原来附着在骨骼上的肌肉失去平衡，组织肿胀，局部出现畸形。

2. 处理方法

骨折的现场处理原则是先临时固定伤肢，尽可能地限制伤肢的活动，以免断骨再刺伤周围组织。如有出血，应包扎、止血后固定。根据骨折的不同部位，分别进行临时固定，方法如下（图5-7、图5-8）。

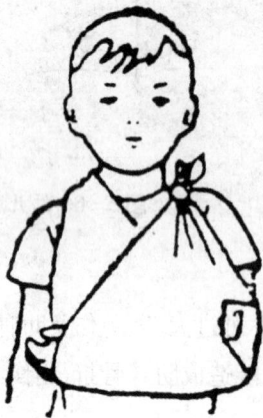

图5-7　上肢的固定

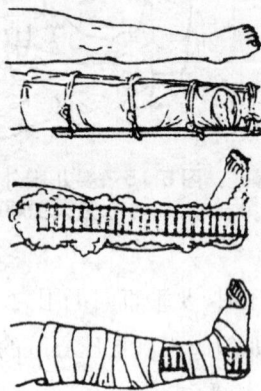

图5-8　木、钢丝夹板临时
固定小腿骨折

上臂骨折的固定：当肩关节以下、肘关节以上部位骨折时，可在手臂外侧放一块木板，木板的长度要超过受伤上下两个关节，宽度与患儿的上臂粗细大致相等，木板与手臂之间可垫上棉花或软布，然后用布带将骨折部位上下两端固定，用三角巾或毛巾将前臂吊于胸前。

前臂骨折的固定：将两块木板分别放在前臂掌侧和背侧，临时夹板的长度应超过肘关节至腕关节之间的距离，垫衬垫后用绷带或布带固定，并用三角巾或布带悬吊。

大小腿骨骨折的固定：用一块长度相当于从脚到膝下的木板放于伤肢外侧，在关节和骨凸处用棉花或衣服等加垫，并用布带分段固定。

颈椎骨折的固定：以软垫垫在颈后枕部，保持颈椎的生理屈度；头的两旁再用软垫固定，头部用绷带轻轻固定在担架上。

胸、腰椎骨折的固定：让患儿平卧在垫有软垫的板床上，不宜用过高的枕头。如腰部骨折要在腰部垫以软垫，使患儿感到舒适。

锁骨骨折的固定：锁骨骨折多发生于小儿摔跤时手掌撑地或肩关节着地。骨折后，让患儿取坐姿，用棉花垫于两侧腋窝，用两条手绢分别从两侧腋窝下向上至肩头做环形结扎，然后再用一块手绢将左右两块手绢连接扎紧打结。

对于骨折后的固定,要注意不能捆绑过紧。如有手指、脚趾苍白、发凉,要立刻放松绷带,重新固定。

(二)脱臼

1. 原因和症状

幼儿关节窝较浅,关节附近的韧带较松,受外力过重的牵拉时,会使关节面失去正常的相互位置,发生脱臼。常见脱臼的部位有:(1)桡骨小头半脱位,又名牵拉肘(图 5-9)。幼儿桡骨头较小,当肘部处于伸直位时,若用力牵拉手臂,就可能使桡骨从关节窝脱出,表现为肘关节不能外旋和内旋。(2)肩关节脱臼,肩关节在全身大关节中运动范围最大,且结构不稳定,常因向上牵拉或受暴力冲击,引起脱臼,表现为肩部外形由膨隆变为平坦,患侧手不能达到对侧肩缝,脱臼后伤处肿胀、疼痛,不能活动。

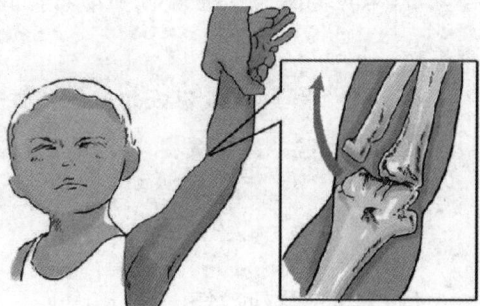

图 5-9　桡骨小头半脱位

2. 处理方法

固定患肢。如不熟悉脱臼的整复技术,不要贸然复位,以免增加伤者痛苦或加重组织损伤。经医生复位后,仍需注意保护关节,切勿再受暴力牵拉。因为关节受过拉伤后,关节囊松弛,容易发生继发性脱臼。

(三)急性中毒

急性中毒主要有气体中毒(如一氧化碳中毒)、消化道中毒(如食物中毒、药物中毒)、皮肤和黏膜沾染中毒(如农药中毒)和虫、蛇咬伤中毒等几类。

1. 原因和症状

幼儿进食、吸入、接触有毒物质或被毒虫、毒蛇叮咬,都会产生急性中毒。轻者局部损伤,重者可引起全身功能紊乱、代谢失调,危及生命。

2. 处理方法

尽快排出毒物。食物中毒要尽快引吐,用压舌板、筷子或手指刺激咽部,促其呕吐,但对昏迷患儿及腐蚀物(强酸或强碱)中毒者忌用此法;同时要迅速将患儿送医院洗胃,不能晚于 40 分钟,因时间一长大部分毒物会被胃肠吸收;引吐和洗胃后还可以给以导泻剂;吸入中毒者应迅速离开现场,接触中毒者应立即脱离接触。

减少毒物的吸收。消化道中毒可立即服食或灌入牛奶、豆浆、鸡蛋清等,以保护消化道黏膜,减少毒物的吸收。被蛇、虫叮咬所致的中毒,可在伤口的近心端用止血带结扎(每 15 分钟放松 1 分钟)并伴以扩创排毒、吸吮排毒等方法以减少毒物的吸收。煤气中毒者应立即移至通风处,解开衣扣,清除呼吸道分泌物,保持呼吸道通畅。

促进毒物的排泄。对煤气中毒的患儿用高压氧疗法,促使一氧化碳与血红蛋白分离,使氧气与血红蛋白的结合增多,加速一氧化碳的排出。对皮肤吸收和口服毒物引起中毒的患儿,可通过大量饮水、输液等方法利尿排毒。

要尽可能收集残余毒物、患儿呕吐物等,以便医生据此鉴定毒物类别,明确诊断和采取对症治疗的方法。

扩创排毒和吸吮排毒

扩创排毒:以蛇、虫叮咬处为中心,用消毒过的锋利手术刀把伤口的皮肤挑开一个十字切口(不可太深,并防止切断血管),把淋巴管切断,使毒液不能流向心脏,这时可用吸奶器或火罐筒吸出毒液。

吸吮排毒:在没有吸奶器或火罐时,用口在伤口上直接吸吮,将毒液及时吐掉并漱口。吸毒的人口腔不能有破损或炎症,牙齿不能有病灶。

(四) 毒虫蜇(咬)伤

1. 原因和症状

夏季常见的会咬伤儿童的毒虫有马蜂、蜈蚣、蝎子等。咬伤部位多为头面、四肢等暴露处,亦有小儿穿开裆裤时,阴囊及包皮被咬伤。被虫咬伤的局部会立即出现过敏反应,皮肤及皮下组织明显水肿,眼睑、口唇、阴囊、包皮等疏松组织被咬伤,水肿更为明显。有的病儿还会出现头昏、恶心、呕吐、腹痛,甚至抽搐、喉头水肿、休克等全身性症状。

2. 处理方法

局部处理时,应根据毒虫种类,选择不同方法。一般昆虫咬伤可局部涂抹 3‰ 氨水,以中和毒素,可涂清凉油、复方炉甘石洗剂等止痒药水止痒。如若被蜂蜇伤或毛虫刺伤,可用橡皮胶布粘贴法,拔除蜂刺和毛虫刺,还可先用肥皂水涂伤处,再用硼酸水局部冲洗后再涂氨水。蜈蚣、蝎子、蜘蛛等咬伤可将雄黄、明矾等适量研磨后,用凉开水冲调外敷。也可涂用季德胜蛇药,其有明显止痛和消肿作用。

若出现全身性症状应立即送往医院治疗。

第3节 学前儿童的安全教育与托幼园所的安全防护

一、学前儿童的安全教育

在造成学前儿童发生意外事故的因素中,既有周围环境及成人的客观原因,又有学前儿童的主观因素。在开展学前儿童安全教育时,应该针对这些原因,有的放矢地进行。

(一) 为幼儿创设无安全隐患的生活环境

托幼园所在房舍建筑、设施设备的配置上应严格执行国家有关标准,并要特别注重于园所设施设备的检查维修。食品、饮用水、教学用具等要符合安全卫生标准。要制定和执行健全的安全值班制度,凡是幼儿在园期间都要安排教师值班,做到时时处处都有人想着、看着幼儿,对幼儿做到"放手不放眼,放眼不放心"。公共游乐场所的工作人员也要针对幼儿容易发生的安全问题,配备必要的保护设施,适当限制幼儿活动的范围。

（二）提高幼儿教师和家长的安全防范意识和应变能力

托幼园所可以通过专家讲座、操作培训、亲子活动、班级家园联系园地等渠道和方式,对幼儿教师和家长加强健康安全教育宣传。在社区健康教育中,面向幼儿父母、专业人员及其他公众开展预防意外伤害的技术培训,传播急救知识,提高父母和公众的安全防范意识和伤害发生后的应变能力。

（三）教会幼儿必备的安全知识和自救技能

教育幼儿不要随意离开自己的班级,有事必须得到教师许可才能离开。在游戏时要遵守游戏规则,出入活动室、上下楼梯不要拥挤。要遵守道路交通规则,不乱穿马路,不在马路上玩耍、打闹。走路和跑步时靠右边行,减少与同伴碰撞或被来往车辆碰撞的概率。懂得"水"、"火"、"电"的危险,不玩火,不到河边玩水,不摆弄电器。教育幼儿不要捡拾小物件,不能将小钢珠、豆粒、碎玻璃等小东西放入口、鼻、耳中。教会幼儿拨打急救电话,在火灾发生、地震来临时,会自救和避险等。

帮助幼儿积累生活经验以及训练幼儿的自救技能,可以有多条途经。可以组织专门的主题教育活动,可以抓住幼儿一日生活的各个有效环节随机强化,可以创设安全教育环境如设置安全标志区角、开辟安全教育宣传栏等,还可以争取家长与托幼园所配合,家园共育。

补充资料5—6

3—6岁学前儿童应具备基本的安全知识和自我保护能力①

3—4岁	4—5岁	5—6岁
1. 不吃陌生人给的东西,不跟陌生人走。 2. 在提醒下能注意安全,不做危险的事。 3. 在公共场所走失时,能向警察或有关人员说出自己和家长的名字、电话号码等简单信息。	1. 知道在公共场合不远离成人的视线单独活动。 2. 认识常见的安全标志,能遵守安全规则。 3. 运动时能主动躲避危险。 4. 知道简单的求助方式。	1. 未经大人允许不给陌生人开门。 2. 能自觉遵守基本的安全规则和交通规则。 3. 运动时能注意安全,不给他人造成危险。 4. 知道一些基本的防灾知识。

教育建议:

1. 创设安全的生活环境,提供必要的保护措施。如:

① 要把热水瓶、药品、火柴、刀具等物品放到幼儿够不到的地方;阳台或窗台要有安全保护措施;要使用安全的电源插座等。

② 在公共场所要注意照看好幼儿;幼儿乘车、乘电梯时要有成人陪伴;不把幼儿单独留在家里或汽车里等。

2. 结合生活实际对幼儿进行安全教育。如:

① 外出时,提醒幼儿要紧跟成人,不远离成人的视线,不跟陌生人走,不吃陌生人给的东西;不在河边和马路边玩耍;要遵守交通规则等。

② 帮助幼儿了解周围环境中不安全的事物,不做危险的事。如不动热水壶,不玩火柴或打火机,不摸电源插座,不攀爬窗户或阳台等。

---

① 资料来源:《3—6岁儿童学习与发展指南》(教基二〔2012〕4号)健康领域。

③ 帮助幼儿认识常见的安全标识，如：小心触电、小心有毒、禁止下河游泳、紧急出口等。

④ 告诉幼儿不允许别人触摸自己的隐私部位。

3. 教给幼儿简单的自救和求救的方法。如：

① 记住自己家庭的住址、电话号码、父母的姓名和单位，一旦走失时知道向成人求助，并能提供必要信息。

② 遇到火灾或其他紧急情况时，知道要拨打110、120、119等求救电话。

③ 可利用图书、音像等材料对幼儿进行逃生和求救方面的教育，并运用游戏方式模拟练习。

④ 幼儿园应定期进行火灾、地震等自然灾害的逃生演习。

（四）加强幼儿体能训练以提高自我保护能力

在实际生活中可以看到，平时很少跑动的幼儿相对于那些活泼好动的幼儿来讲容易受伤。这是由于幼儿身体肌肉长期缺乏应有的活动，肌肉组织内储氧量降低，肌肉弹性张力下降，幼儿动作的平衡能力、灵活性都达不到自我保护的要求。为此，托幼园所、家庭应给幼儿提供足够的时间和空间，合理组织有一定强度和密度的体育活动，提高幼儿的身体发展水平，避免意外伤害事故的发生。

二、托幼园所的安全制度及安全预案

（一）安全管理制度

安全规章制度将幼儿园的各项安全工作和对各类工作人员的要求进行了条理化和系统化的梳理，并具体规定为必须遵守的条文，是幼儿园各项安全活动规范有序开展的保证，是幼儿园安全管理工作的依据和参照。幼儿园需要规范管理制度，以保障幼儿的安全。

1. 接送安全制度

幼儿入园和离园环节是造成幼儿丢失的重要时间段，必须建立人卡接送制度，用来规范来园离园的时间、请假要求等。可以防止陌生人和坏人将幼儿接走，也可以防止幼儿自行离园，从而保证幼儿的安全。

2. 班级一日生活安全制度

班级日常安全制度是非常重要和不容忽视的制度。幼儿在班里一日生活中进餐饮水、盥洗如厕、睡眠起床、体育游戏等各个环节都有危险因素存在，为了提高教师的危险预见性、形成习惯性安全思维和行为习惯，必须规范一日生活的安全管理和检查。

3. 饮食安全制度

为了保证幼儿饮食的安全，必须对幼儿入口的饮食从采购、清洗、加工、进餐等密切监督，形成流程，避免危害。饮用水必须符合卫生标准。

4. 消防安全制度

火、电、气、易燃品等是消防安全的较大隐患。要本着"防患于未然"的宗旨，组织消防演练，杜绝易燃品入园，制定和执行严格的火、电、气检查规范制度，避免危险的发生。

5. 设施设备检维制度

游戏材料、各种器械、场地、房屋、桌椅、玻璃、电教、橱柜设备等都会随着使用产生老化、变形、螺丝脱落等现象,因此安全检查和维修制度是重要保证。

6. 体格锻炼制度

合理有效的体育活动能促进幼儿动作平衡性和灵活性的发展,从而避免意外伤害事故的发生。如开展适合不同年龄的各种体育活动,循序渐进地提高幼儿的身体发展水平。

7. 安全教育制度

安全教育面向幼教工作人员、幼儿、家长等,可以普及他们的安全知识,提高安全意识,锻炼幼儿的自我保护能力,因此制定和执行安全教育制度就成了减少危险的预备性工作。

8. 安全预警制度

在危险来临之际有预警的提示,有预防突发事件的预案。如外出活动必须有详细的安全预案、大型演出活动有预防突发性事件的预案。

9. 自然灾害安全应急制度

地震、台风、洪水、火灾等因素会造成园舍倒塌、园区淹没、道路阻塞等。建立该制度可有效提高托幼园所应急处置自然灾害事件的能力和水平,规范应急处置工作,减轻或者消除自然灾害的危害,保障全体师幼员工的人身安全,减少国有资产损失。

托幼园所的安全管理制度远不止以上几种,无论是哪一类制度都必须细化到每一个环节,责任到每一名员工,并制定一定的奖惩办法,园长带头、员工齐心就能很好地落实。

(二)安全预案

1. 房舍建筑的安全预案

托幼园所的选址应远离公路、铁路等交通设施。房屋的质量、设计要规范科学,通风、采光等设施的安全、用电用火的安全等要符合国家标准。户外要有足够的场地,场地要平整、防滑。室内地面要防滑、舒适,特别是盥洗室地面要时刻保持干燥,避免幼儿滑倒。活动室各活动区和睡眠区空间布局合理。安全通道标志要清楚,安全通道要通畅,通道处不应使用转门、弹簧门和推拉门,幼儿和教师应熟悉疏散路线。

2. 设备的安全预案

室外大型游戏器械要结实牢固,器械之间留有适当的距离,应每天检查和及时检修。桌椅板凳、柜橱、用床、盥洗用具符合幼儿尺寸比例及做工要求,无尖利棱角,选材无毒、无害,符合国家验收标准。玩具、图书材料、制作和内容等无毒无害、健康安全。玩具架适合幼儿自己取放。电器安放在幼儿触摸不到的地方。劳动工具不得让幼儿自己随意取用。要有一定数量的灭火器和急救器械,并培训员工都会使用。

3. 动物饲养、植物种植的安全预案

花草种植可以净化空气、美化环境,花草的种植应注意:首先品种的选择应该无毒、无刺、无病虫害。如仙人掌有刺、夹竹桃植株汁液有毒,不宜种植。其次是花盆的摆放,不宜放到柜顶、窗台、建筑物顶等高处,否则易发生坠落砸伤人。如种植吊兰、绿萝等花卉时,为使植株下垂,需放置在高处,这是一种潜在危险,应该避免。

动物饲养可供幼儿观赏、认识、饲养,应选择体积小、性情温顺的小动物,如兔、鱼、蜗牛、鸡、鸭、鹅等,不宜饲养猫、狗等易给小儿带来伤害的动物。

4. 特殊物品的安全管理预案

幼儿用药必须严格登记,写清药物名称、服用量、用药幼儿的姓名、性别、班级;用药前,仔细核对姓名、性别、药名、剂量等,避免给幼儿服错药。消毒洗涤用品等不宜放在幼儿手可触及的地方,要放置在专门的柜橱内,上锁并专人保管。暖瓶的放置要远离幼儿,以免打破而烫伤或扎伤幼儿。化妆品颜色鲜艳,常诱使幼儿品尝它的滋味,以致中毒;要妥善保管化妆品,勿让幼儿拿到手。选择带保护套的、刀尖是圆的剪刀;教会幼儿正确取放和使用剪刀的方法;不使用时妥善保管。

5. 一日活动各环节的安全预案

晨检时要注意检查是否有幼儿携带尖利快口的物品来园;教育活动和游戏时保教人员要全面细致地照顾全体幼儿,不得擅离职守;组织幼儿外出活动要增加保教人员数量,防止走失和发生意外;幼儿在嬉水池玩水或在浴室洗澡时更要注意照顾;进餐时要提醒幼儿不要说笑、打闹,幼儿哭闹时不要勉强喂食,以防窒息;幼儿睡眠时值班教师要进行巡视。

补充资料 5-7

某幼儿园安全预案举例[①]

一、室外玩具、室外活动以及意外摔倒跌伤安全预案

1. 幼儿园应定期检查大型玩具是否牢固,是否有存在危险尖角,及时消除安全隐患。

2. 避免多个幼儿同时在一个室外玩具上玩耍,以防止相互发生碰撞或者踩踏。当有幼儿在蹦蹦床内玩耍时,不允许其他幼儿钻进蹦蹦床下面玩耍。

3. 幼儿在室外活动时,教师应该选择活动现场便于监护的适宜位置,随时巡视,谨防意外。

4. 不允许幼儿在楼梯上玩耍。

5. 室外活动时,一旦发生幼儿摔伤或跌伤,应立即与园长联系,情况严重需要及时救治的需在第一时间拨打120。安全工作小组应该以幼儿安全为重中之重来组织处理相关事宜。

6. 及时通知家长,以便告之医生幼儿的详情,配合医院进行救治。

7. 做好事故善后处理工作。及时与有关保险公司联系索赔事项,做好对家长或亲属的安慰工作。

8. 幼儿园要对事发原因和经过以及处理结果进行认真分析,从中吸取教训,改进工作,防止类似事件的发生。

9. 根据事件的不同性质和程度,包括及时向上级有关部门汇报情况,并积极争取上级部门的指导。

10. 幼儿四肢出现擦伤出血时,伤口周围用清水洗干净,再用酒精或双氧水消毒,消毒后用药棉、纱布把伤口周围擦干,再用干净的纱布或手帕暂时覆盖伤口,避免细菌侵入。

二、幼儿午睡安全预案

1. 睡前清点人数,确保来园幼儿和午睡幼儿人数一致。

2. 老师要对幼儿进行睡前安检,防止幼儿午睡期间玩耍危险物品,如:豆类、小刀类、发饰类、扣子、钉子类、线绳类等等。

3. 检查是否有发烧幼儿。

---

① 资料来源:百度文库《幼儿园安全预案》。

4. 纠正幼儿的睡姿。不要让幼儿俯卧睡或者蒙头睡,正确的睡姿应该是侧卧睡。

5. 午睡期间,每隔15分钟教师要巡视一次,严防睡姿不当等因素导致幼儿不安全事故。(此条为重中之重)

三、食品卫生安全预案

1. 不允许幼儿吃不安全的食品如棒棒糖等。

2. 不允许幼儿玩耍类似方便面的调料包的东西,以防止调料洒进眼睛。

3. 教育幼儿不乱捡东西吃,不吃脏东西,不随意吃零食。

4. 向家长宣传要给幼儿购买健康卫生的食品。

5. 发现幼儿身体不适,应联系家长,并劝其回家观察治疗,病痊愈后可返园。情况严重者,要立即送往医院救治。

6. 园内药品应放置在幼儿不能拿到的位置。

7. 检查幼儿是否携带危险品入园(如别针、弹豆、小刀等物品),不允许家长给幼儿穿着带有小饰品的服装和鞋子,防止幼儿吞食小饰品。

四、接送以及门卫安全预案

1. 建立严格的接送制度。家长接送幼儿需出示本园的接送卡,凭卡接送。

2. 接送幼儿必须遵守幼儿园的时间规定,按时接送,原则上不允许中途接走幼儿。

3. 幼儿在园期间,严防擅自外出,除来园、离园外,其余时间应锁好园门。对外来人员应询问登记,接待处应该与幼儿隔离,不允许外来人员接触幼儿。

4. 如有人试图强行进入园内,园内工作人员应及时制止,同时拨打110。

本章小结

......

意外伤害目前是全世界很多国家0—14岁儿童的第一位死因。溺水、道路交通伤害、意外窒息、中毒、跌落伤、挤压碰撞伤、烧烫伤、动物咬伤、割刺伤、虐待和忽视等是常见的伤害类型。本章在阐述学前儿童意外伤害概念和现状的基础上,分析了引起学前儿童意外伤害的各种因素,重点介绍了如何营造托幼园所的安全防护环境、如何制定并实施安全管理制度等,并介绍了几种常见急救技术和伤害紧急处理方法。

关键术语

......

儿童意外伤害　幼儿园安全教育　幼儿园安全预案　幼儿园安全制度

讨论与研究

......

1. 简述学前儿童常见意外伤害的种类和特征。

2. 陈老师正组织孩子们在做填涂颜色的练习,发现飞飞的填涂纸上有一块血印,原来飞飞右鼻孔流鼻血了。请问:陈老师这时候应该怎样帮助飞飞处理呢?

3.5岁的牛牛下午起床后哭闹不止,吵着要找妈妈。魏老师为了哄他开心,喂给他一粒果冻。没一会,魏老师发现牛牛的小脸憋得通红,被果冻卡住了。魏老师让牛牛用力咳嗽,可果冻还是咳不出来,就拨打了120急救电话。请问:还有哪些可行的方法可以清除异物呢?

4. 请尝试调查一所幼儿园幼儿意外伤害现状,分别从幼儿本身、家庭、托幼园所以及社会等方面分析其发生的原因,提出防控建议,并写成调查报告。

进一步阅读的文献/网站

1. 朱家雄,汪乃铭,戈柔. 学前儿童卫生学[M]. 上海:华东师范大学出版社,2006.

2. 金扣千. 学前保健学[M]. 上海:复旦大学出版社,2011.

3. 万钫. 学前卫生学[M]. 北京:北京师范大学出版社,2012.

4. 黄欣欣. 托幼机构卫生保健实用指南[M]. 南京:江苏教育出版社,2010.

5. 陆国平. 儿童意外伤害[M]. 上海:上海科技教育出版社,2004.

6. 杨晓升. 只有一个孩子——关于中国独生子女意外伤害的报告[R]. 报告文学,2003:4—23.

7. 黎光寿. 我们只有一个孩子——中国独生子女意外伤害悲情报告[R]. 中州古今,2004:4—7.

8. 网站

http://www.yaolan.com/zhishi/ertongyiwaishanghai/摇篮网

http://www.pcbaby.com.cn/tlist/7981.html 太平洋亲子网

第6章 学前儿童的生活照料与保育要求

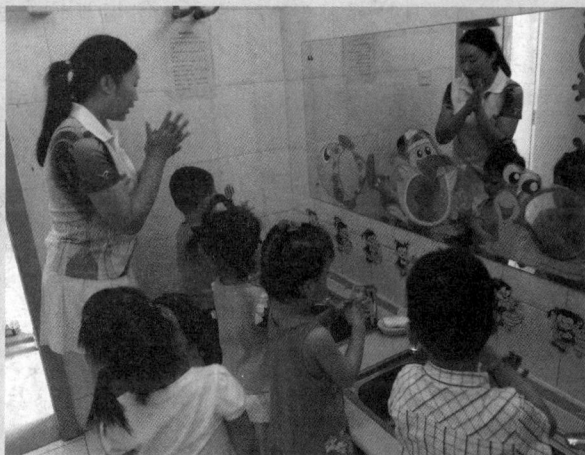

请你思考一下,怎样建立托幼园所的生活制度,才能合理地组织学前儿童的一日生活,科学地做好生活照料和保育工作。请你自己列出托幼园所儿童一日生活应包括哪些具体环节,然后,请你花5分钟快速浏览一下本章内容,思考一下其中的差异。

通过本章的学习,你能够

- 了解制定生活制度的依据
- 明确科学合理的生活制度安排必须遵循的要求
- 熟悉一日生活各环节的管理与保育要求
- 学会科学组织与照料儿童的一日生活

本章内容导引

- 托幼园所的生活制度
一、制定生活制度的依据

(一)依据国家相关法律法规等指导性文件的要求

（二）依据学前儿童的生理、心理特点

（三）依据本地区的季节变化情况适时调整

（四）依据托幼园所的实际情况合理安排

（五）依据托幼园所的服务形式安排

（六）依据家长需要合理调整入离园时间

二、合理生活制度的基本要求

（一）户外活动时间要求

（二）两餐间隔与用餐时间要求

（三）室内活动与游戏时间要求

（四）睡眠时间要求

● 学前儿童一日生活各环节的管理与保育要求

一、入园环节的管理与保育要求

（一）入园晨检与喂药

（二）做好室内通风、清洁与消毒工作

（三）准备好幼儿生活用品及饮用水

（四）做好晨间接待工作

二、盥洗环节的管理与保育要求

（一）做好盥洗前准备工作

（二）针对差异指导学前儿童正确洗手

（三）注意观察学前儿童洗手后的细节问题

三、餐点环节的管理与保育要求

（一）餐前准备与消毒工作

（二）餐中指导与教育

（三）餐后管理

四、如厕环节的管理与保育要求

（一）保持厕所清洁与消毒到位，通风良好

（二）准备便于幼儿取用的卫生纸

（三）照顾学前儿童如厕，确保安全

（四）观察记录幼儿大便情况并及时向家长反馈

（五）男女幼儿分厕问题的思考与建议

五、集体教学活动的管理与保育要求

（一）教学活动前的准备工作

（二）教学活动中的指导与配合工作

（三）教学活动结束时的要求

六、区域活动的管理与保育要求

（一）区域活动前的准备

（二）区域活动中的指导

（三）区域活动结束后的要求

七、饮水环节的管理与保育要求

（一）做好饮水前的准备工作

（二）指导幼儿喝够足量的水

（三）注意保持地面干爽

八、户外活动环节的管理与保育要求

（一）明确户外活动的目标和要求

（二）保教配合组织幼儿活动

（三）提醒并帮助幼儿根据气温增减衣服

（四）活动结束后的要求

九、午睡与起床环节的管理与保育要求

（一）午睡环节

（二）起床环节

十、离园环节的管理与保育要求

（一）离园前的准备与组织工作

（二）做好环境卫生与消毒工作

（三）做好与家长联系沟通工作

（四）做好园内的各项安全检查工作

　　一日生活的内容（即学前儿童在园的全部经历）从作息的角度来说，就是学前儿童在园生活安排的所有环节。这些环节的安排要符合学前儿童的生理、心理特点与差异。保教人员应为儿童提供安全、舒适、宽松、有序的环境，帮助儿童逐步养成良好的生活与卫生习惯，具有初步的自我服务能力，从而获得有益于身心发展的经验。

第1节　托幼园所的生活制度

　　合理的生活制度是保证学前儿童健康发展的重要前提。生活制度就是将学前儿童一日生活的全部内容（即所有环节）如：入园、盥洗、进餐、如厕、饮水、午睡、起床、离园等每个生活环节的时间、顺序、次数和间隔给予合理安排，形成稳定的、规律性的作息安排即为生活制度。

（一）依据国家相关法律法规等指导性文件的要求

托幼园所制定生活制度时，必须符合国家颁发的有关法律法规文件要求。

《幼儿园教育指导纲要》（教基〔2001〕20 号）总则中强调"幼儿园是幼儿生活和学习的重要场所。幼儿园教育应丰富幼儿的生活，满足他们身心发展的需要，帮助他们度过快乐而有意义的童年"。

《3—6 岁儿童学习与发展指南》（教基二〔2012〕4 号）关于健康领域教育建议中也强调"保证幼儿每天睡 11—12 小时，其中午睡一般应达到 2 小时左右。午睡时间可根据幼儿的年龄、季节的变化和个体差异适当减少"、"幼儿每天的户外活动时间一般不少于 2 小时，其中体育活动时间不少于 1 小时，季节交替时要坚持"等等。

《托儿所幼儿园卫生保健工作规范》（卫妇社发〔2012〕35 号）中，对于一日生活安排提出了下面五点要求：

1. 托幼机构应当根据各年龄段儿童的生理、心理特点，结合本地区的季节变化和本托幼机构的实际情况，制订合理的生活制度。

2. 合理安排儿童作息时间和睡眠、进餐、大小便、活动、游戏等各个生活环节的时间、顺序和次数，注意动静结合、集体活动与自由活动结合、室内活动与室外活动结合，不同形式的活动交替进行。

3. 保证儿童每日充足的户外活动时间。全日制儿童每日不少于 2 小时，寄宿制儿童不少于 3 小时，寒冷、炎热季节可酌情调整。

4. 根据儿童年龄特点和托幼机构服务形式合理安排每日进餐和睡眠时间。制订餐、点数，儿童正餐间隔时间 3.5—4 小时，进餐时间 20—30 分钟/餐，餐后安静活动或散步时间 10—15 分钟。3—6 岁儿童午睡时间根据季节以 2—2.5 小时/日为宜，3 岁以下儿童日间睡眠时间可适当延长。

5. 严格执行一日生活制度，卫生保健人员应当每日巡视，观察班级执行情况，发现问题及时予以纠正，以保证儿童在托幼机构内生活的规律性和稳定性。

因此，托幼园所在制定合理生活制度时，必须以上述要求为依据，以更好地促进儿童身心健康地发展。

（二）依据学前儿童的生理、心理特点

托幼园所制定生活制度时，应考虑到不同年龄阶段学前儿童的生理、心理特点。不仅做到劳逸结合，还要充分满足其生理和活动方面的需要，有利于促进学前儿童养成良好的生活与卫生习惯。

在生活制度的安排上，科学合理地考虑到不同年龄阶段儿童的生理、心理发展上的一些差异，以满足各年龄段儿童身心发展的实际需要。如：儿童神经系统发育不够完善，抑制和兴奋发展还不平衡，所以年龄越小越容易疲劳。因此，集体教学活动的时间，随着小、中、大班儿童年龄的增长可以逐渐延长。小、中、大班儿童睡眠的时间，则应随年龄的增长逐渐缩短，这样能使学前儿童逐步适应幼小衔接的生活。

（三）依据本地区的季节变化情况适时调整

我国地域辽阔，南北具有较大的气候差异，各园所应根据本地区的具体地理特征、温度差异，制定相应的生活制度。同时，在制定生活制度时，还应考虑到不同季节的变化与特点，对生活制度中的部分环节进行适当的调整，以顺应学前儿童的需求，促进其健康发展。

（四）依据托幼园所的实际情况合理安排

在制定合理的生活制度时，还要考虑到托幼园所的场地状况、学前儿童人数、工作人员安排等实际情况，进行科学统筹、合理安排，从而满足学前儿童对室内、室外活动以及生活活动的需求，积极有效地促进其健康发展。

（五）依据托幼园所的服务形式安排

目前国内的托幼园所的服务形式从时间上分类，可以是寄宿制（住宿）、全日制（一天）和半日制（半天）等几种形式，不同服务形式的托幼园所其生活制度也不尽相同，主要体现在生活环节的不同，活动时间的安排应当是一致的。

（六）依据家长的需要合理调整入离园时间

充分考虑本托幼园所家长对儿童入离园时间的需要，依据园所的实际情况，以面向全体为原则，进行合理调整。具体来讲学前儿童入园的时间，可以适当地提前，而儿童离园的时间也可以适当地推迟。由此，满足广大家长的合理需要，想方设法地为家长解除后顾之忧。

二、合理生活制度的基本要求

科学合理的生活作息制度，应保证学前儿童每天有充分的自由自选游戏、户外游戏与锻炼的时间；还应保证有足够的午睡和餐点的时间；再有应合理安排各个生活环节的时间、顺序和次数等。另外，要根据春、夏、秋、冬季节特点，以及小、中、大班儿童生理与心理特点合理安排作息。

生活作息制度的安排要注重动静交替、室内室外活动交替、集体活动和小组活动与自由活动交替等原则。保教人员在执行一日生活作息制度过程中，还要根据当地气候与温度变化，以及不同年龄阶段学前儿童的活动需求等进行适宜的调整，以利于促进学前儿童健康快乐地发展。

科学合理的生活制度，必须遵循以下几方面的基本要求：

（一）户外活动时间要求

学前儿童年龄越小，越需要清新的空气，保证氧气的充分供给。儿童户外活动时间，可以将活动室、睡眠室等充分通风，由此降低了空气中的病菌含量，可以有效地减少儿童的呼吸道感染。

全日制的托幼园所，学前儿童的户外活动、户外游戏与体练的时间每天必须保证2小时以上（或不少于2小时）。寄宿制的托幼园所每天必须保证3小时以上的户外活动，其中可以包括晨间锻炼、早操、户外游戏与体育锻炼等等。在寒冷季节、炎热季节或特殊天气的时候，儿童户外活动时间可以酌情调整。

户外活动不仅要在温暖的季节进行，在寒冷的季节也应坚持不懈，这样可以增强学前儿童机体抵抗寒冷，适应周围环境的能力，增强免疫力，从而促进学前儿童的健康发展。

（二）两餐间隔与用餐时间要求

学前儿童胃的排空时间约为3—4小时，正餐的两餐间隔时间不少于3.5小时，进餐时间为20—30分钟/餐，餐后安静活动或散步时间以10—15分钟为宜。

托幼园所对三岁以下儿童实行三餐两点，对三岁以上儿童实行三餐一点。这样保证学前儿童进餐既有食欲，又不至于过分饥饿。

三岁以下学前儿童上午两餐间要安排一次加餐,所有学前儿童午睡后要安排一次午点。加餐可以提供少量的碳水化合物,如点心、薯类或水果等等;午点以提供适量的水果、水果羹、酸奶等易消化的食物为宜。

为保证学前儿童进餐时能充分咀嚼,有利于消化和吸收,每餐用餐时间必须保证不少于 20—30 分钟。保教人员根据儿童的特点和差异,适时指导和帮助,以避免儿童进餐过快或过慢,从而促进学前儿童的身体健康。

(三) 室内活动与游戏时间要求

学前儿童的心理和生理发育处于逐步发展的阶段,特别是注意力集中的能力也是逐步提高的。因此,学前儿童每次活动或游戏的时间安排不宜过长,我们应该遵循儿童发展的规律,随儿童年龄的增长而逐步延长活动时间。

一般小托班活动不超过 10 分钟;大托班活动不超过 15 分;小班活动不超过 20 分钟;中班活动不超过 25 分钟;大班上学期活动不超过 30 分钟,下学期活动可延长到 35 分钟左右,以帮助学前儿童逐步地向小学阶段作息时间过渡。

(四) 睡眠时间要求

学前儿童年龄越小,需要的睡眠时间越多,充分的睡眠能使儿童情绪愉快。同时,充足的睡眠能有效地促进学前儿童的生长发育,增强儿童的自身免疫力。因此,所有的托幼园所每天必须安排适当的午睡时间。

中大班儿童的午睡时间为 2 小时为宜;托班、小班儿童的午睡时间一般为 2.5 小时左右为宜,3 岁以下儿童日间睡眠时间可以根据情况适当延长。

下面以秋季的第一学期为例,分别例举大、中、小班的作息时间表(见表 6-1、2、3)。请大家依据前面所学的知识思考一下,各个环节安排是否科学、合理并符合基本要求? 如有不科学的地方,请思考一下应该如何调整。

表 6-1　大班秋季一日作息时间表

时间	内容	时间	内容
7:30—7:50	入园	12:00—12:10	散步、餐后活动
7:50—8:00	早操	12:10—14:30	午睡
8:00—8:30	盥洗、早餐	14:30—14:50	起床、饮水、午点
8:30—9:00	区域活动	14:50—15:50	户外韵律与游戏
9:00—10:00	教育活动	15:50—16:30	室内游戏
10:00—10:10	饮水	16:30—16:45	室内整理、盥洗
10:10—11:10	户外活动	16:45—17:15	晚餐
11:10—11:30	室内整理、盥洗	17:15—17:20	整理
11:30—12:00	午餐	17:20—18:00	离园

注:教育活动为两个室内活动或游戏。

表 6-2　中班秋季一日作息时间表

时间	内容	时间	内容
7:30—7:50	入园	8:00—8:40	盥洗、早餐
7:50—8:00	早操	8:40—9:10	区域活动

时间	内容	时间	内容
9:10—10:00	教育活动	14:30—14:50	起床、饮水、午点
10:00—10:10	饮水	14:50—15:50	户外韵律与游戏
10:10—11:10	户外活动	16:45—17:15	晚餐
11:10—11:30	室内整理、盥洗	17:15—17:20	整理
11:30—12:00	午餐	17:20—18:00	离园
12:00—12:10	散步、餐后活动	15:50—16:30	室内游戏
12:10—14:30	午睡	16:30—16:45	室内整理、盥洗

注:教育活动为两个室内活动或游戏。

表6-3 小班秋季一日作息时间表

时间	内容	时间	内容
7:30—8:00	入园、盥洗	12:00—12:10	散步、餐后活动
8:00—8:50	早餐及餐后活动	12:10—14:30	午睡
8:50—9:10	教育活动	14:30—15:00	起床、饮水、午点
9:10—10:10	课间操、户外活动	15:00—15:30	室内游戏
10:10—10:20	饮水	15:30—16:30	户外韵律与游戏
10:20—11:10	区域活动	16:30—16:45	室内整理、盥洗
11:10—11:30	室内整理、盥洗	16:45—17:15	晚餐
11:30—12:00	午餐	17:15—18:00	整理、离园

第2节 学前儿童一日生活各环节的管理与保育要求

学前儿童一日生活各环节主要包括入园、盥洗、进餐、如厕、集体教学活动、区域活动、饮水、户外活动、午睡与起床、离园等。保教人员必须要熟悉学前儿童的年龄特点和发展规律,才能对学前儿童一日生活进行有效的管理和科学的保育。

保教人员只有重视一日生活的每个环节,明确其中的教育价值,才能有效地将教育灵活地渗透到一日生活中,才能帮助学前儿童逐步养成良好的生活与卫生习惯,最终目的是帮助其逐步学习以健康的方式来生活,这对于学前儿童的健康成长乃至一生的健康发展都具有重要而深远的意义[①]。

那么,幼儿园一日生活各环节的管理有哪些保育要求呢?

一、入园环节的管理与保育要求

(一)入园晨检与喂药

1. 晨检

入园环节,学前儿童首先要接受保健医生的晨检,晨检的内容应包括"一摸二看三问四查",即:摸头部

---

① 李季湄、冯晓霞主编.《3—6岁儿童学习与发展指南》解读[M].北京:人民教育出版社,2013:65.(引用时略加修改)

是否发烧,两侧腮腺是否肿大;看儿童面色,咽部是否红肿,皮肤有无皮疹,精神好与坏;询问家长儿童在家的饮食、睡眠和大小便情况等;检查儿童身上有无携带不安全物品。晨检中如发现疑似情况,保健医生要建议家长及时带儿童去正规医院诊治,必要时应采取隔离措施。儿童有晨检异常的情况要及时做好记录。

2. 喂药

当天,儿童如需喂药,家长要与保健医生当面沟通,保健医生了解儿童具体病情后,对于符合委托喂药要求者,要求家长必须进行详细的登记并签字。保健医生核实无误后,方可接受家长的委托喂药。

喂药前,保健医生要仔细核实药品及家长登记的相关信息,确认无误后,方可进班给儿童喂药;喂药后保健医生要签字。如有疑问,及时与家长电话沟通,确保委托喂药工作的安全。

幼儿园家长委托喂药的要求如下:

(1) 家长委托喂药,需提供带有原包装的一次用量的药品,并向幼儿园保健医生出示儿童所用药品的医生处方。

(2) 家长委托喂药,每天需填写家长委托喂药登记表,并注明儿童姓名、班级、病名、药品用法、用量,联系电话,家长必须签字确认。

(3) 家长委托喂药,需经保健医生检查、确认所带药品与处方内容(用药人姓名、用药日期、药品名称、用法、用量)一致后,保健医生方可接受家长委托喂药工作。

(4) 保健医生按照家长登记的药品用法、用量逐一为幼儿喂药,喂药后签字确认。

案例1 莉莉小朋友嗓子痛,奶奶早上带来一盒阿莫西林,请保健医生帮助喂药。保健医生向奶奶要处方,奶奶说出来匆忙忘带了,请保健医生"通融"一下。保健医生说:"无处方不能喂药。"奶奶说:"我腿脚不好,路远不方便回去拿。莉莉爸爸妈妈太忙,没时间照顾孩子;我担心不给莉莉吃药怕她嗓子化脓啊。"在奶奶再三请求下,保健医生决定"通融"一次。中午,当班老师发现莉莉身上起了好多红疙瘩,不一会儿,又吐了一次;于是老师连忙请保健医生看看。保健医生电话联系家长,莉莉妈妈说现在没时间,下午才能接莉莉。下午,莉莉妈妈来接孩子,保健医生把剩下的药交给妈妈,妈妈看了生气地说:"这是以前的药,谁让你给莉莉吃这药的?! 她过敏!"

点评:保健医生的"通融"使莉莉妈妈很反感。经了解我们才知道,莉莉妈妈因工作忙,平时和奶奶沟通少,奶奶也不知莉莉对阿莫西林会出现过敏反应。保健医生的好心"通融",却给孩子带来了过敏的症状。药物过敏轻则出现皮疹、呕吐、腹泻,重则对学前儿童来说是很危险的,甚至危及生命。

幼儿园必须建立严格的家长委托喂药制度,同时向全园家长大力宣传,取得家长的配合,才能更好地保证学前儿童的健康成长。

(二) 做好室内通风、清洁与消毒工作

1. 开窗通风

保教人员早晨7:30进班,首先要做的就是开窗通风。根据季节做好防寒保暖工作,冬季室温不低于18—20℃,夏季不超过30℃。除雾霾天气外,每天通风至少2次;每次通风时间不应少于10—15分钟;雾霾天气通风时间为5分钟即可。

2. 清洁与消毒

保育员先用清水抹布擦拭活动室的桌面、玩具柜、书架和窗台,然后再用5—10克/2升 TD 溶剂浸泡过的抹布擦拭消毒一次,滞留至少10分钟。然后,再用清水抹布擦拭干净。注意擦拭桌面时,抹布要一擦到底,不要来回擦,做到横擦一遍,竖擦一遍,擦完桌面擦桌子四边,以保证桌子干净、卫生、安全。

3. 接待幼儿进班

幼儿陆续入园,教师要亲切接待、问好,并接受幼儿的问候。组织幼儿叠好自己的外衣、整理好书包,然后提醒幼儿洗手,挂好毛巾。

(三) 准备好幼儿生活用品及饮用水

保育员准备好已消毒的水杯、餐具、毛巾。准备好足量的香皂、儿童护手霜及卫生纸。

水龙头每天擦拭干净,然后用 5—10 克/2 升的 TD 溶液擦拭消毒;也可用 84 消毒液擦拭 2—3 遍,滞留 10 分钟。然后,再用清水抹布擦拭干净。

每天离园前,保育员做到清洗水罐一次,提前为儿童准备冷开水,当天倒入热开水调节水温,水温以水滴落在成人手背不感觉烫手为宜。

此时,教师热情接待幼儿和家长,必要时可与家长简短地沟通幼儿在园情况。

(四) 做好晨间接待工作

保育员协助教师热情接待幼儿入园,稳定其情绪。指导并帮助刚刚来园幼儿脱去外衣,然后叠好并放在固定位置。督促幼儿正确洗手,挂好毛巾。

在晨间接待中,教师可以灵活地组织幼儿进行晨间交流或参与幼儿晨间活动,耐心回应幼儿的个别需求。此时,对中、大班幼儿可指导他们做些自我服务性劳动,如擦擦小椅子,也可引导值日生照顾植物角,做些力所能及的事情,如浇水、剪掉黄叶、做好简单的观察记录等等。

补充资料6-1

《指南》中健康领域的"生活习惯与生活能力"[①]

"生活习惯与生活能力"领域涵盖了与幼儿健康成长有密切关联的生活习惯、卫生习惯、生活自理能力和安全生活的能力,这些都是幼儿阶段需要学习与发展的重要方面。

目标1 具有良好的生活与卫生习惯

幼儿从小养成良好的生活与卫生习惯是维护和促进健康的积极方式和重要途径,这不仅能有效减少有害物质对幼儿机体的不良影响,更好地维护健康,而且,这些良好的生活与卫生习惯一旦形成,将会对成年后的行为与习惯产生一定的积极影响。《指南》依据幼儿的年龄特点,围绕"良好的生活与卫生习惯"目标,从有规律的生活、对体育活动的兴趣、良好的饮食习惯(如不偏食、不挑食、不暴饮暴食、常喝白开水)和卫生习惯(如用眼卫生、早晚刷牙、饭前便后洗手)等方面列举了各年龄阶段的幼儿的典型表现。

目标2 具有基本的生活自理能力

幼儿要成为一个独立的人,需要从学习生活开始,生活自理能力便是人类适应社会生活最基本的能力之一。同时,我们也认识到,幼儿生活自理能力的发展是建立在身体动作发展的基础之上的,尤其是手的动作发展能力。《指南》在幼儿生活自理能力上的典型表现包括了独立进餐、盥洗、排泄后的自理、穿脱衣服和鞋袜、整理生活用品与学习用品等方面。

[①] 李季湄,冯晓霞.《3—6岁儿童学习与发展指南》解读[M].北京:人民教育出版社,2013:64—65.(引用时略加修改)

二、盥洗环节的管理与保育要求

（一）做好盥洗前的准备工作

保育员准备温度适宜的流动水，准备大小适宜的香皂，方便幼儿取用。保教人员要求幼儿先如厕，然后分组盥洗。盥洗室地面要保持干爽。

保教人员相互配合，根据站位轮流关注幼儿洗手情况，保证每位幼儿洗手清洁到位，杜绝病从手传现象的发生。

（二）针对年龄差异指导学前儿童正确洗手

对于刚入园的托班、小班幼儿，保教人员可以手把手帮助并指导他们按六步洗手法正确洗手。对于中大班幼儿，保教人员可指导其学会独立地按六步洗手法正确洗手；洗手时做到不拥挤、不打逗。保教人员随时提醒幼儿搓香皂时关掉水龙头，培养从小节约用水的意识。

（三）注意观察学前儿童洗手后的细节问题

保教人员如发现幼儿袖口未整理好或衣服有溅湿等问题，要及时给予指导和帮助，对于弄湿的衣服要立即帮助幼儿更换。冬季保教人员要指导幼儿学会使用护手霜。

补充资料6-2

六步洗手法及儿歌《洗手》

为了预防各类传染性疾病的发生，保教人员应培养学前儿童洗手时一定按照六步法进行，以确保洗手消毒到位。六步洗手法是：

第一步，双手手心相互搓洗（双手合十搓五下）；

第二步，双手交叉搓洗手指缝（手心对手背，双手交叉相叠，左右手交换各搓洗五下）；

第三步，手心对手心搓洗手指缝（手心相对十指交错，搓洗五下）；

第四步，指尖搓洗手心，左右手互换（指尖放于手心相互搓洗）；

第五步，一只手握住另一只手的拇指反复搓洗，左右手互换；

第六步，指尖摩擦掌心搓洗，然后一只手握住另一只手的手腕转动搓洗，左右手互换。

儿歌《洗手》：

小朋友，来洗手，洗前先卷衣袖口，打开龙头湿湿手，抹点香皂搓搓手，手心手背手指头，双手搓好再冲水，冲净手，甩三下，一二三，来擦手。

在托幼园所中，保教人员为了激发学前儿童对洗手的兴趣，也为了巩固洗手的方法，培养良好的洗手习惯。洗手时，可以带领幼儿一边说儿歌，一边洗手；做到寓教于乐，促进幼儿生动活泼地健康发展。

三、餐点环节的管理与保育要求

（一）餐前准备与消毒工作

在进餐前30分钟，保育员开始做全面餐前准备。备足餐巾纸，取回消毒好的餐具，并盖上消毒巾。进餐前10分钟对桌面进行消毒，第一遍清水、第二遍肥皂水（或消毒液）、第三遍清水擦净。保育员在餐前及时向幼儿介绍饭菜名称，用生动的语言激发幼儿食欲。

幼儿园餐具要求与消毒方法如下：

餐具用后要做到一去渣、二清洗、三冲净、四沥水。洗净的餐具必须控干净水，再放入消毒柜或热力蒸汽柜进行消毒。消毒设施一般30—40分钟后自然断电，即完成消毒工作。餐具必须做到餐餐消毒。

也可用煮沸法消毒，煮沸时间为5—10分钟为宜；菌痢发生时煮沸10—12分钟；肝炎发生时至少煮沸30分钟。

（二）餐中指导与教育

进餐中播放轻柔、安静的音乐，创设温馨愉快的进餐氛围，保教人员指导幼儿有序进餐。

进餐时，保育员面向全班幼儿公平分发适量的饭菜。根据需要随时添饭，不催促幼儿进餐，也不暗示幼儿快吃。

进餐中，保教人员培养幼儿保持正确进餐姿势：双脚放平，身体靠近桌子，背部挺直，身体重心落在臀部与小椅子接触的部位，双肘自然垂落桌上。

培养幼儿正确使用餐具：饭碗应靠近身体摆放，菜盘放在碗的前面，左手扶碗、右手拿勺或筷子（以右利手为例）。

培养幼儿进餐习惯：要求幼儿一口饭一口菜，闭起嘴巴细嚼慢咽；荤素菜与主食搭配着吃；等吃完全部饭菜，用饭碗盛汤或粥，全部吃完再送餐具并漱口。

保教人员随时关注幼儿坐姿和进餐情况，并根据个体差异予以指导。如发现幼儿进餐较快，要提醒其细嚼慢咽；如发现幼儿进餐过慢，要提醒其不分神，一口接一口地专心吃饭，不拖沓。

幼儿进餐中，保教人员要营造温馨、愉快的进餐氛围，在餐前、餐中都不处理幼儿的进餐问题。

补充资料6-3

练习使用餐具的小游戏

为了使幼儿尽快做到独立地、自主地进餐，日常保教人员可以通过小游戏，激发他们对用勺子、用筷子的兴趣，有目的地增加幼儿练习用勺子、用筷子的机会。

在游戏中发展幼儿手部小肌肉的动作，对促进幼儿脑部发育和独立意识均有促进作用。

游戏一："喂喂动物宝宝"

游戏目标：

通过游戏巩固幼儿用勺子的方法。

游戏准备:

1. 将画好的小猪、小狗、小熊头像贴在一个接近正方形的盒子上,挖去动物嘴部(可分别挖成圆形、方形、三角形),将挖好嘴巴的动物宝宝放在桌上备用。

2. 准备三个小碗、三把小勺。

3. 将花生米、蚕豆、肉丁大小的海绵块分别放在上述小碗中备用。

游戏玩法:

1. 可以请两个或三个小朋友一起玩,每人选一种动物、一种食物、一把勺。

2. 动作要求:用握铅笔的方式拿勺。(即:拇指在上、食指与拇指握住勺把的中部、中指在右下托住勺把中部。)

3. 游戏规则:小朋友每次用勺子只允许舀起一粒花生米、一粒蚕豆或一粒海绵"肉丁"。然后,比比谁先喂饱动物宝宝(按照动作要求,将食物全部喂到动物嘴里,即为喂饱动物宝宝)。

4. 小朋友可以交换食物,也可交换动物宝宝,游戏重新开始。

游戏二:"巧巧手"

游戏目标:

1. 学习正确拿筷子的方法。

2. 会运用筷子夹起软硬不同、形状不同的"食物"。

游戏准备:

1. 粗细、材质不同的筷子3副、塑料碗3个、塑料碟3个。

2. 将纸球"肉圆"、海绵"薯条"、塑块"肉丁"若干,分别装在三个碗中。

游戏玩法:

1. 可以请两个或三个小朋友一起玩,每人选一种食物、一副筷子、一个碗、一个碟。

2. 动作要求:用握铅笔的方式捏住上边的一根筷子,下面的另一根筷子用无名指和中指夹住,两根筷子靠在虎口处。

3. 游戏规则:小朋友每次用筷子只允许夹起一粒"肉圆"、一根"薯条"或一粒"肉丁"。然后,比比谁先将一种食物全部夹到碟子里,即为"巧巧手"。

4. 小朋友可以交换食物,也可交换筷子,游戏重新开始。

(三) 餐后管理

指导幼儿将餐具放在指定位置,然后,按要求漱口并擦嘴。保育员指导幼儿正确漱口的步骤如下:

(1) 餐后用饭碗接半碗温开水漱口。

(2) 喝一口,水含在口中。

(3) 闭上嘴,鼓动腮帮咕噜、咕噜、咕噜漱洗几下。

(4) 吐出口中水,再喝一口,水含在口中,重复漱洗动作,直至碗中无水。

(5) 然后取餐巾纸到小镜子前擦干净嘴即可。

保教人员还可以根据中、大班幼儿的动手能力,与幼儿商议并制定出值日生表;每天有计划地指导小值日生在餐后练习擦桌子。

保育员指导值日生的要点:

(1) 首先,要求值日生用骨碟(盛放骨头、鱼刺、蛋皮、残渣的小碟)将掉落桌上的饭菜渣收起;

（2）然后，再用打开的抹布横擦一遍、竖擦一遍，不来回擦。

（3）最后，值日生用清洗好的抹布再擦一遍桌子。

当然，为保证桌面洁净，保育员仍然需要按照日常清洁桌面的要求对桌子再清洁。

在餐后，教师可以组织幼儿散步、看图书、玩折纸、玩翻绳儿或手指游戏、听睡前故事等相对安静的活动；营造安静、温馨、柔和、轻松的睡前环境氛围，为午睡活动做好充分准备。

全班幼儿吃完饭，保育员方可进行卫生打扫与消毒工作。

四、如厕环节的管理与保育要求

（一）保持厕所清洁与消毒到位、通风良好

保育员对幼儿使用的便池、便盆，做到用后及时清洗并消毒，地面保持干爽，厕所内空气清新无异味。

（二）准备便于幼儿取用的卫生纸

保育员为幼儿提供大小适宜而且足量的卫生纸，摆放在方便取用的位置。

保育员教会幼儿擦屁股的方法：

（1）取长度为 20 厘米，宽度为 10 厘米，厚度为 3 层的卫生纸 3 张。

（2）把第一张卫生纸对折整齐。

（3）轻轻对准屁股从前向后擦一次；将擦脏的纸丢进垃圾桶。

（4）用第二张卫生纸对折整齐。

（5）从前向后擦一次；对折、再擦一次；将擦脏的纸丢进垃圾桶。

（6）用第三张卫生纸对折整齐。

（7）从前向后擦一次；对折、再擦一次；将擦脏的纸丢进垃圾桶。

（8）屁股擦干净后，踩下便池冲水器，冲净即可。

（9）用香皂洗净手并擦干。

（三）照顾学前儿童如厕，确保安全

保教人员在幼儿如厕环节，依据差异指导便后不会自理的幼儿，便后练习一层上衣、一层裤子地整理好衣裤，做到不露小肚皮；及时提醒幼儿便后洗手。

保育员教会幼儿提裤子的方法：

（1）双手抓住裤腰，用力向上提裤子（先提起里面的内裤、秋裤、保暖裤，最后提起外裤）。

（2）先拉平贴身的内衣，然后提起一层裤子；又拉平一层衣服，再提起一层裤子，做到不露小肚皮。

（3）最后将裤子的两侧、前面和后面整理平整。

地上有水渍时，保育员及时使用干墩布擦拭干净，保证安全。当发现幼儿有遗尿的现象时，保育员要及时为幼儿更换和清洗衣物，离园时及时交给家长带回。

（四）观察记录幼儿大便情况并及时向家长反馈

当发现幼儿大便异常时，保育员必须及时与家长沟通，做到处理及时，避免病情延误。

（五）男女幼儿分厕问题的思考与建议

教育部门颁布的幼儿园教育、管理等有关文件中，均没有对男女分厕问题作出明确要求。《幼儿园建设标准》中，也只是要求幼儿园每个班应具备独立的盥洗室，并没有男女分厕的明确要求。

目前，许多托幼园所中存在多数女童家长主张男女分厕。基于各幼儿园的情况不同，可以根据家长需求和园所实际条件综合考虑，最后作出可行性的决定。

空间条件允许的可以实行男女分厕；如空间条件有限则可以采取用彩色挡板分隔的方法隔开，并贴上男童、女童的标记，便于幼儿分辨。

这样既解决了实际问题，也充分保护了学前儿童的自尊心。同时，保教人员要帮助幼儿从小建立必要的自我保护意识，懂得内衣、内裤遮住身体的部分不可以被别人看到或触及。为此，也杜绝了有些好奇的女童模仿男孩子站着如厕小便，弄湿裤子的现象发生。

五、集体教学活动的管理与保育要求

（一）教学活动前的准备工作

活动前，保育员及时与教师沟通，了解本次活动的教育目标，同时做好活动前的各种准备工作。要求：室内地面要求清洁不起尘，摆好座位，光线充足。光线从左射入，空气新鲜；室外环境安排无干扰，场地湿润平坦无异物；教具和学具材料应于前一天准备好，幼儿用品数量要多于幼儿数。

（二）教学活动中的指导与配合工作

（1）教师要教会幼儿正确的写字姿势与握笔方法。

正确的写字姿势是：身体坐正，两脚自然平放，头和上身稍向前倾，胸部离桌子一拳距离，两臂自然平放在桌面，身体的重心稳妥地落在坐骨和椅背的支撑点范围内。

要求幼儿右手执笔写字，左手按住纸，纸要放正。光线从左上方来，均匀适度。保教人员要经常提醒幼儿记住三个"一"，即：眼离书或纸是一尺，手离笔尖是一寸，胸离桌子是一拳。

正确的握笔方法是：笔杆放在拇指、食指和中指的三个指梢之间，食指在前，拇指在左后，中指在右下，食指应较拇指低些，手指尖应距笔尖约3厘米，笔的尾端自然地靠在虎口附近。笔杆与纸保持60度的倾斜；然后拇指适当用力压住笔，握稳但不要太紧，用力不过大；以手掌边为定点，靠腕关节在纸上轻松移动，完成书写和画画的运笔动作。

（2）保育员积极配合教师组织好活动，纠正幼儿不良的坐姿和用眼习惯。

幼儿阅读、画画或书写活动时要背部挺直、坐姿端正。桌椅高度以幼儿的双脚能自然、舒适地平放在地上为好；双肘应自然、舒适地搭放在桌上为宜。眼睛与书本应保持至少一尺（约33厘米）的距离，胸部距离桌子保持一拳距离为宜。保教人员培养幼儿正确阅读，不要躺着看书，不要在阳光直射或光线较暗的地方看书。

幼儿用眼时间不要过长，看电视更要节制，一般10分钟后要穿插一些其他活动，使眼睛疲劳能尽快恢复。

幼儿阅读、画画或写字时，柔和的光线应来自左上方为宜，以避免出现暗影而影响幼儿视力。平时保教人员要教育幼儿不用手揉眼，不玩可能伤害眼睛的物品，如竹签、小刀、剪子、弹弓等。注意在游戏时不撒沙子，也不燃放鞭炮等等。

同时，保教人员要关注幼儿的个体差异和需要，并作出积极回应。还要充分关注幼儿使用材料、工具及器械的安全等问题。

（三）教学活动结束时的要求

活动结束时，保教人员带领幼儿一起收拾、整理活动材料与场地等等。活动结束后，要记录和分析幼儿的学习情况，活动目标的达成情况与原因，以总结经验，积累资料，不断地改进教育方法，提高教育水平。

六、区域活动环节的管理与保育要求

（一）区域活动前的准备

活动前，保教人员共同准备区域活动的材料，保证幼儿使用的安全。

（二）区域活动中的指导

活动中，保教人员相互配合共同关注幼儿的需要与安全，随时给予适度的帮助和指导，保证活动的顺利进行。同时，为幼儿提供足够的游戏与活动的时间，组织所有幼儿在保教人员视野之内活动，确保其活动安全。

（三）区域活动结束后的要求

活动结束时，保教人员引导幼儿共同收拾整理玩具、材料和场地等，注意培养幼儿收拾整理玩具、图书、物品的良好习惯。

补充资料 6-4

培养幼儿学会收纳的方法

1. 依据幼儿年龄特点，可以给玩具、图书、物品制作标记（可以是照片标记、图形标记、数字标记等）。

2. 提醒幼儿拿取玩具、图书、物品时，注意观察上面的标记和拿取时的位置。

3. 重视培养幼儿"自己拿，自己收；从哪儿拿，放回哪儿"的好习惯。

4. 开始教师要带领幼儿学习收拾整理，逐步鼓励幼儿自己收纳玩具、图书、物品等等。

5. 如果幼儿收纳不到位时，保教人员要示范、指导、鼓励、提醒相结合，激发幼儿对收纳的兴趣。

6. 家园合作同步创设易于收纳的环境（即：使用标记随时提醒幼儿，成人树立榜样，物品有序摆放），家园共同培养幼儿收纳习惯。

七、饮水环节的管理与保育要求

（一）做好饮水前的准备工作

保育员每天清洗水罐，清洗并消毒水杯，提供温度适宜且足量的温开水，供幼儿随时饮用。

（二）指导每个幼儿喝足量的水

严格履行"一人一杯"卫生制度，保教人员随时关注每个幼儿的饮水量，照顾饮水量小以及身体不适的幼儿，提醒他们随时根据需要增加饮水的次数。

（三）注意保持地面干爽

发现地面有水渍，保育员要及时清理，保证幼儿出入的安全。

八、户外活动环节的管理与保育要求

（一）活动前保教人员必须明确户外活动的目标与要求

保教人员根据目标与要求，为学前儿童准备足量的活动材料。保育员提前检查场地、器械的安全，检查儿童服装是否穿好、鞋带是否系好等，以保证儿童在活动中的安全。

（二）保教配合组织幼儿活动

活动中，保教人员做好指导分工，保证全体幼儿都在成人视线范围内活动，在活动中充分保护好幼儿的安全。

特别要关注个别幼儿，若发现幼儿满头大汗、脸色苍白、上气不接下气等不适现象，要请其停止活动，并进行密切观察，以防意外发生。

案例2 户外体育活动时，大班有一个幼儿对老师说：老师，我不要跑步。教师没有同意；凭什么你不参加跑步呀？结果他晕倒在幼儿园！原来这个孩子今年刚从其他幼儿园转来，教师对他还不了解，家长也没有告诉老师，他没有汗腺，不会出汗。

点评：户外活动时意外事故多发。保教人员不但要关注场地、设施、设备安全，关注幼儿的安全，更要关注个别幼儿的身体状况和特殊需求问题。平时注意和家长沟通，了解幼儿的特点和问题，争取家长的信任和支持，以防意外发生。

（三）提醒并帮助幼儿根据气温增减衣服

注意运动量的调整以微微出汗为宜，保教人员指导幼儿用毛巾及时擦汗。根据当天气温情况帮助幼儿调整好服饰，活动中保育员要照顾好体弱儿，对有个别需要的幼儿要及时回应与帮助。

（四）活动后带领幼儿共同收拾器械、整理场地等

九、午睡与起床的管理与保育要求

（一）午睡环节

1. 午睡前的准备工作

（1）创设良好的睡眠环境

营造温馨、轻松、安静的入睡氛围，教师适时播放轻柔的摇篮曲，便于幼儿轻松入睡。保育员做好睡前准备工作，如通风、擦地、拉好窗帘等，使睡眠室温度、湿度适宜，空气清新。还要准备好儿童床，并

检查床上是否有异物,杜绝安全隐患。另外,准备好小拖鞋,便于幼儿午睡期间如厕。夏季还要做好各项防蚊工作。

（2）指导并帮助幼儿脱衣服、鞋袜

教师指导并帮助幼儿先脱鞋子,放在椅子下面;再脱外裤、外衣,并能叠放整齐,放在自己的椅子上。日常保教人员利用生活区墙饰,将叠衣服的步骤,用照片形式呈现出来,贴在幼儿经常能看到的地方,培养幼儿愿意学着自己叠衣服。

（3）做好午检工作

午检内容应包括"一摸二看三查",即摸头部是否发烧,女生头上发卡是否摘下,两侧腮腺是否肿大;看幼儿面色,咽部是否红肿,口中是否含有饭菜等异物,皮肤有无皮疹,精神好与坏;查幼儿身上有无携带不安全的小物品。

午检中如发现疑似情况,保健医生要通过电话沟通,建议家长及时带幼儿去正规医院诊治,必要时应采取隔离措施。幼儿有午检异常的情况也要及时做好记录。

2. 睡眠中加强巡视,密切观察,关照个别幼儿

在午睡过程中,值班教师要反复巡视,杜绝幼儿玩皮筋、卡子、扣子等小物件,避免出现意外伤害事故。巡视中,教师如果发现幼儿神色或呼吸等方面异常,要及时报告领导和保健医生,以便及时处理。

允许入睡困难的幼儿先暂时离开午睡室,可以在图书角里看书、折纸、画画、玩翻绳等安静游戏。教师随时观察这些幼儿的情绪与精神状态的变化,当幼儿有困倦表现时,教师随时安抚幼儿躺下休息,直至安静入睡。

案例3 妈妈为了让刚上小班的萱萱高高兴兴地上幼儿园,早上将一串珠珠项链戴在了萱萱的脖子上。午睡时,老师没有注意到。萱萱玩来玩去,不知什么时候弄断了项链。萱萱不小心把小珠珠塞到了鼻孔里,怎么拿也拿不出来。此时,萱萱急得大哭起来,老师发现后及时和保健医生将她送到医院,取出了鼻中的珠珠,终于化险为夷。

点评:刚入园的幼儿会找出各种理由,要求家长将家中的小饰物、食品或玩具带到幼儿园。而教师可能因为忙碌,对小饰物有时会注意不到。

由萱萱的"一串珠珠项链",引发了午睡时的安全事故。这一事件警醒所有的保教人员,在午睡前必须对全体学前儿童进行安检,杜绝任何小饰物、小发卡、扣子、皮筋、花生、豆类或糖果等等带入睡眠室,从而避免一切不安全事故的发生。

3. 幼儿午睡期间对保教人员的要求

保教人员脚步放轻,不高声讲话或接打手机,为幼儿营造安静的午睡环境,以利于幼儿尽快入睡。

保持室内空气新鲜,天气温暖无风时,可打开部分窗户,拉好窗帘,避免对流风吹到幼儿头部或身体。冬春季,教师提醒幼儿盖好肩部和身体;夏秋季,教师提醒幼儿盖好肚子,避免受凉。

教师帮助全班幼儿盖好被子;纠正幼儿不良睡姿,培养幼儿右侧卧或仰卧,养成不蒙头睡觉的好习惯。

幼儿午睡是意外事故易发时段,当班教师必须坚守岗位,每15分钟巡视一次。不能以任何借口离开寝室,杜绝打瞌睡、干私事、聊天等现象,避免一切不安全事故的发生。

（二）起床环节

1. 起床前准备工作

保育员取回午点,根据幼儿年龄特点准备"加工午点"。对于小小班或大班换牙期间儿童,保育员应

帮助他们将水果去核、切块放在小盘子里,并用消毒布盖好。同时,准备好充足的温开水。

2. 保教人员组织幼儿有序起床

(1) 教幼儿尝试整理床铺

从中班开始,保教人员在幼儿起床后,可以组织幼儿练习先放平枕头,然后练习叠毛巾被。毛巾被的一般叠法是:对折、对折、再对折至枕头大小即可。

保教人员可以在生活活动中或折纸活动中,启发幼儿学习对折的方法,还可利用照片,将叠被子的方法、步骤呈现在墙饰中,以利于幼儿平时经常练习和巩固。

如果幼儿的毛巾被过大,保教人员可以帮助幼儿先对折一次,再请其继续练习对折的方法。在培养幼儿整理被褥的过程中,保教人员注意鼓励为主、循序渐进、不断巩固、尊重差异、耐心引导。

(2) 教幼儿穿衣服、鞋袜

保教人员帮助托班、小班幼儿先穿衣、再穿裤子和鞋;指导中班、大班幼儿逐步学会自己按顺序穿衣服、裤子和鞋袜(表6-4)。

表6-4　教幼儿穿衣服、鞋子的要领

项目	要领
穿套头式上衣	教幼儿先分清衣服前后,将前片朝前,套入头部;然后左、右手臂分别深入衣袖;最后将衣襟拉下来,整理整齐。
穿开襟式上衣	教幼儿双手抓住衣领部位,一手在上(高过头)、一手在下(低于肩部),先把衣服披至肩上;然后分别将手臂伸入衣袖;最后从上到下扣好扣子。
穿裤子	教幼儿先将裤子前片朝上放好后,两脚同时伸进裤筒,裤腰往上提,把衬衣放入裤腰内,拉展弄平整,系好裤带。
穿袜子	教幼儿把袜底放平,袜尖向前,两手将袜筒翻到袜后跟,再往脚上穿。先穿脚尖,蹬上脚跟,拉上袜筒。
穿鞋子	教幼儿先分清鞋子的左右,将鞋子摆好;分别将左脚、右脚伸进鞋里;再用手提起鞋后跟,最后系好鞋带(或扣上鞋扣)。
系鞋带	指导幼儿系鞋带的提示语:一个头,两个头,上压下,钻一钻,变成美丽的小船。一个圈,两个圈,上压下,钻一钻,变成美丽的蝴蝶结。

自己穿衣服、鞋袜是幼儿自理能力的重要内容之一。保教人员在"教"的时候,避免枯燥乏味和强求一致的行为,要尊重差异,根据幼儿的兴趣,运用多种方法让幼儿掌握相应的方法与技能。可以运用儿歌教会幼儿穿衣服、系鞋带的步骤与方法;还可利用照片墙饰,清晰地呈现穿衣服的步骤与方法。保教人员要耐心启发、鼓励并帮助幼儿经常练习和巩固此方法,在幼儿感到困难时及时示范并给予适度帮助。

为鼓励幼儿自己动手练习穿衣服,还可建立"谁的小手最能干"的主题墙饰,用"小红花"表示幼儿做到了自己穿衣服;用"小笑脸"表示幼儿愿意练习自己穿衣服。

每周利用生活活动的时间,保教人员与幼儿分享一下"谁的小手最能干"墙饰,使幼儿感受成功,获得自信。

3. 起床后的工作

(1) 幼儿如厕、洗手、喝水、吃午点

教师督促幼儿及时如厕,如厕后正确洗手。关注并指导幼儿饮水,保证幼儿饮水量充足。

教师指导幼儿洗手后自己取午点,要求他们取完午点回桌坐下再吃。

饮食卫生习惯的培养——生吃瓜果要洗净(小班)

活动目标:

1. 了解未清洗的瓜果会有病菌、寄生虫卵,还会残留农药、杀虫剂等对人身体有害的物质。

2. 懂得生吃瓜果一定要洗净,避免病从口入。

活动准备:

自制PPT、应季瓜果4—5种

活动过程:

1. 出示几种应季瓜果,请幼儿分别仔细观察瓜果表皮是否干净。

2. 与幼儿讨论:小朋友,这些瓜果咱们能直接吃吗? 妈妈给你吃瓜果之前是怎样做的?

3. 观看PPT,使幼儿了解未清洗过的瓜果会有病菌、寄生虫卵。同时,还会残留农药、杀虫剂等对人身体有害的物质。

4. 与幼儿讨论:瓜果直接吃了小朋友会怎样?

5. 启发幼儿懂得:生吃瓜果一定要洗干净,避免因不讲卫生,引起腹痛、腹泻等各种胃肠道疾病。

6. 学习儿歌,巩固食品卫生常识。

儿歌:《生吃瓜果要洗净》

西红柿,翡翠瓜,宝宝看见笑哈哈。伸出小手就要拿,妈妈连忙说了话:讲卫生,防疾病,生吃瓜果要洗净。

活动延伸:

谈话活动:掉在地上的东西能吃吗?

自编故事:弟弟肚子为什么痛?

(2) 睡眠室清扫、通风、消毒

保育员拉开窗帘、开窗通风。及时处理好幼儿尿床现象,做到为幼儿及时更换衣裤,随后将衣裤清洗干净,晾晒后当天交给家长。如发现床上有小物件,配合教师引导教育幼儿,保证全体幼儿午睡安全。随时观察床单卫生情况,适时更换,及时督促家长带回,保证每位幼儿床面清洁。

保育员清扫睡眠室地面,做到无死角,每天整床后用潮湿拖把拖一遍地。睡眠室经过清扫、通风后,可利用紫外线消毒灯照射30—40分钟,达到整体消毒的效果。

保育员将被褥每两周定期晾晒消毒,暴晒时间要达到3—4小时以上,以达到消毒效果。如遇雨季或特殊天气,可将被褥打开,用消毒灯照射消毒,注意消毒灯与物体间隔距离以40—50厘米为宜,每次30分钟。

十、离园环节的管理与保育要求

(一) 离园前的准备与组织

离园前,保教人员提醒全体幼儿先有序如厕,然后穿衣服。根据气温情况,在离园前10分钟之内,保教人员帮助并指导幼儿穿好外衣,整理好个人物品。

如冬季室内外温差大,当幼儿穿好衣服可适度开窗,避免幼儿出汗后受凉。保育员全面配合教师组织幼儿安全离园,防止幼儿走失或被不认识的人带走等事件发生。建议与家长签订"幼儿园安全接送协议书"。

补充资料 6-6

幼儿园安全接送协议书①

尊敬的家长:

关爱幼儿,确保安全,是我们家园共同的责任,为使孩子们健康、自由、快乐地成长,特制定安全接送协议,具体如下:

1. 幼儿早 7:30—8:00 在家长的陪送下准时入园,下午 5:00—5:30 固定人员准时接孩子离园。(如有特殊情况,跟本班教师联系,允许后方可接送。)

2. 送孩子入园时,必须将孩子亲自交待给本班或值班教师,防止意外事情的发生。

3. 为安全起见,请家长不要让幼儿携带贵重物品、危险物品入园。

4. 早晨送孩子入园时,应自觉带孩子接受教师的晨检,如需要喂药,请将药效、药名、用量、次数如实地填在晨检登记表上。

5. 幼儿不得以任何理由无故缺席、迟到,如身体不适,应及时打电话向本班教师请假。

6. 接送幼儿入园或离园时,原则上由父母亲自接送,如有困难委托他人接送时,他人应具备完全行为能力(年满 18 岁的正常人),接送前必须打电话将委托人姓名、年龄、特征及与孩子之间的关系告诉给本班教师,委托人必须持身份证,方可履行接送手续,否则后果自负。

7. 为防止一切意外事故的发生,为防止手足口病及水痘的传播与蔓延,放学后禁止在园内逗留,禁止在园内玩各种玩具,如劝告制止不从者,发生事故,幼儿园概不负责。

幼儿园电话:

园长电话:

后勤主任签字:

家长签字:

_____幼儿园

年 月 日

(二) 做好与家长的联系沟通工作

家长接孩子时,教师可借机与家长联系、沟通相关事宜,向家长介绍儿童在园情况,以争取家长的理解和配合。对未及时接走的孩子应组织安静活动或玩小游戏等等,直至家长来接。

(三) 做好环境卫生及消毒工作

在大部分儿童离园后,保育员全面做好本班环境卫生及各项清洁消毒工作。

---

① 资料来源:http://y.3edu.net/fgwj/158.html 教育网。

(四) 做好班内的各项安全检查工作

离园前,保育员认真检查班内的电器、门窗、水龙头,确认关闭无误,方可锁门离开。

补充资料 6-7

一日生活各环节对儿童学习与发展的价值①

在生活中学习与发展是学前儿童的显著特点之一,寓教育于一日生活,也由此而成为学前儿童教育的一个显著特点。在学前期,生活的过程就是学习的过程,学前儿童的学习在其日常的吃、喝、拉、撒、睡、玩、交往、探究等活动之中发生着、进行着。

《指南》各领域的目标与学前儿童的生活是密切相联的,生活的每一个环节都蕴含着实现《指南》各领域目标的机会,而且学前儿童的学习和发展在任何一个生活环节都是综合地表现出来的。因此,生活环节对学前儿童的学习与发展具有极大的教育价值。

托幼园所只有在充分认识和利用各环节教育价值的基础上,合理组织并科学地安排学前儿童的一日生活,将其有机地融合为一个整体,才能促进学前儿童的身心在生活中健康地成长。

补充资料 6-8

保育员工作内容、岗位职责

(一) 保育员工作的主要内容

1. 做好清洁消毒工作

清洁消毒工作主要指对班级环境的通风、对室内环境的清洁与各项物品的定期消毒等等。如:毛巾、水杯、玩具每日消毒;餐具每餐后消毒;图书每周晾晒消毒;床单枕套隔周清洗消毒;被褥每两周晾晒消毒等等。

2. 管理好学前儿童的一日生活

主要指保育员要照顾好学前儿童的盥洗、饮食、睡眠、大小便、穿衣、户外活动等一日生活,保证在园儿童的生活健康、舒适、温馨、快乐。

3. 做好配班工作

主要指保育员协助教师开展室内、室外各项活动的全面准备、活动的组织、对体弱儿和有特殊需要儿童的照顾,以及活动后的收拾整理工作。与教师密切配合,在生活环节中培养儿童良好的生活与卫生习惯,培养他们的自理能力和安全自护意识。

4. 管理好班内各项物品

主要指保育员对班内所有的生活用品、日用品、固定资产,盥洗室和睡眠室的用品以及学前儿童的衣物、玩具、文具等个人物品也要妥善保管、精心维护、保证使用。

---

① 李季湄,冯晓霞.《3—6岁儿童学习与发展指南》解读[M].北京:人民教育出版社,2013:216.(引用时略加修改)

（二）保育员工作一日内容安排

1. 晨间清洁卫生

儿童入园前，保育员要清洁水杯和水杯箱。用清水抹布和消毒抹布擦拭桌面、玩具柜、书架、窗台等等。用带有消毒液的拖把将地面、走廊、班级门前区域拖一遍。厕所用清水冲洗一遍，再用消毒液刷一遍，做到无异味、无黄垢，最后拖干地面水渍。

2. 协助晨间接待

多关注情绪不好或患病儿童，保育员可采取抱一抱、哄一哄的方法稳定其情绪，然后指导并帮助儿童整理好外衣和书包。也可指导值日生练习擦小椅子，还可以指导儿童给自然角的植物浇水等等。

3. 户外活动

户外活动前，保育员要和教师一起检查儿童衣裤、鞋子是否穿着舒适、安全。准备擦汗的小毛巾，以便为儿童擦汗之用。玩大型器械前，保教人员要检查器械是否牢固、安全、无水渍，确保儿童使用安全。保教人员的站位是要让儿童处于自己视野之内活动。

4. 大小便

协助教师组织好儿童有序如厕，帮助如厕自理有困难的儿童并使之逐步学会自理。及时为遗尿的儿童更换并清洗衣物。

5. 盥洗

做好盥洗前的各项准备工作，关注并指导儿童正确洗手，注意儿童洗手后衣服的整理情况。与教师配合组织好室内外儿童的活动，保证活动有序而安全。

6. 进餐管理

做好餐前准备与消毒工作。指导儿童正确、有序地进餐。兼顾餐中与餐后对儿童的指导，培养幼儿良好的生活与卫生习惯。做好餐后的各项清洁消毒工作。

7. 睡眠

做好午睡前的准备，整理好儿童床，检查确认无异物。指导儿童脱去外衣、外裤并叠放整齐。为儿童准备好拖鞋，夏季还要做好防蚊工作。

8. 午点

为儿童准备好午点和午点盘。洗净手后，根据儿童年龄特点和水果种类切成大小适宜的块，放在午点盘中，便于儿童自主取回并食用。

9. 个人卫生习惯

儿童良好的卫生习惯不仅仅是大小便、盥洗、进餐、睡眠等习惯，保教人员还要培养儿童学会使用纸巾擦嘴、用纸巾擤鼻涕，不咬指甲、不吮手指，不用手揉眼睛，不用手指挖鼻孔，不吃掉在地上的食物，不随地大小便等等。

10. 离园

协助教师做好离园前的准备工作。全面做好室内外环境卫生以及清洁消毒工作。

11. 物品管理

保育员对班内所有的生活用品、日用品、固定资产，以及盥洗室和睡眠室的用品等等都要妥善保管、精心维护、保证使用。对学前儿童的衣物、玩具、文具等个人物品也要妥善保管，保证使用。

保育员对班内物品必须经常清点登记,不得借给私人使用。对损坏的物品要及时报修或更换,并说明损坏原因。

　　(三)保育员岗位职责:

　　1.在园长、保健医生的的指导下做好本班保育工作,严格遵守园内的生活作息制度。

　　2.妥善保管好本班的各种物品。认真做好本班房舍、设施、环境的清洁工作,每日儿童入园前,做好全部清洁工作,保持环境整洁、温馨、舒适。

　　3.严格执行卫生保健制度中规定的消毒要求,掌握消毒的配比方法,熟记园内常用物品的清洁消毒时间和方法,避免消毒后的再感染。

　　4.管理好儿童的一日生活,包括:饮食、睡眠、大小便、穿衣、户外活动等等。

　　5.严格执行园所制度,将安全教育寓于一日生活中,在保健医生的指导下做好意外伤害的预防工作,要掌握事故应急处理的基本方法。

　　6.对待儿童和蔼、平等,动作轻柔;注意个人卫生和仪表,不随便使用儿童的物品。

　　7.配合教师开展各项教育教学工作,培养儿童良好的生活卫生习惯。

　　8.对患病儿童做好特殊护理和全日观察,及时与家长取得联系。

　　9.善于学习、钻研业务、总结经验,不断提高保育工作质量。

本章小结

　　建立合理的生活制度,是托幼园所保证学前儿童身体健康的重要因素。建立生活制度要依据《纲要》、《指南》、《托儿所幼儿园卫生保健工作规范》的精神;还要依据儿童生理、心理特点,本地区的季节变化特点,园所的服务形式、实际情况及家长的合理需求等,进行科学地制定。

　　托幼园所的每个生活环节都蕴含着实现《纲要》、《指南》各领域目标的机会。因此,生活环节对学前儿童的学习与发展具有极大的教育价值。保教人员必须牢固把握各个生活环节的教育价值,科学、有序地做好学前儿童一日生活各环节的管理和保育工作,帮助儿童养成良好的生活与卫生习惯,培养基本的自理能力,这对于学前儿童的健康成长乃至一生的健康发展都具有重要而深远的意义。

关键术语

生活制度　生活环节　教育价值　保育要求

讨论与研究

　　1.制定幼儿园生活制度的主要依据是什么? 合理的生活制度应具有哪些特点?

　　2.一日生活中应培养学前儿童哪些生活与卫生习惯和自理能力?

　　3.一日生活中保育员应做哪些清洁和消毒工作?

　　4.结合见习、实习讨论学前儿童一日生活各环节的管理与保育要求;保育实习中尝试组织幼儿的一日生活环节。

5. 思考：

(1) 假如你是幼儿教师，应如何兼顾生活照料与习惯培养相结合？

(2) 通过本章学习，你认为保育工作就是保育员工作吗？为什么？

进一步阅读的文献/网站

1. 卫妇发〔2012〕35 号：《托儿所幼儿园卫生保健工作规范》，2012－5－9.

2. 卫生部、教育部令第 76 号：《托儿所幼儿园卫生保健管理办法》，2010 年 3 月 1 日审议通过。

3. 津教委(2013)53 号附件：《幼儿园一日生活指南》，2013－11－25.

4. 朱家雄.学前教育教师参考用书生活活动 3—6 岁(试用本)[M].上海：上海教育出版社，2009.

5. 宋文霞，王翠霞.幼儿园一日生活环节的组织策略[M].北京：中国轻工业出版社，2013.

6. 闫传学，于忠惠.幼儿习惯养成家长指导手册[M].北京：北京师范大学出版社，2010.

7. 网站

http://www.yejs.com.cn/yjll/article/id/15781.htm 中国幼儿教师网

http://www.yaolan.com/摇篮育儿帮

http://www.doc88.com/p-3009988765554.html 道客巴巴

http://www.baby611.com/jiaoan/gl/zcfg/201209/1793162.html 妈咪爱婴网

http://y.3edu.net/3edu 教育网

第7章　托幼园所的环境卫生

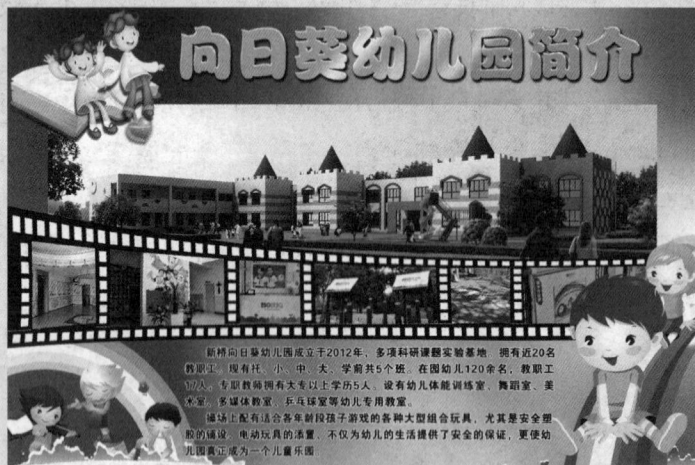

　　又到了为宝宝挑选幼儿园的时候了。你听,妈妈们在一起你一言我一语地讨论着呢:"某某幼儿园在高档小区里,装修豪华,电脑多媒体都有","某某幼儿园老师特别有爱心,吃得也好,就是房子设备太老旧了些","某某幼儿园刚建立不久,玩具设备都是新的"……妈妈们越讨论越迷茫。到底什么样的幼儿园才是最佳选择? 什么样的幼儿园环境对幼儿的发展更有益? 选择幼儿园环境时应该考虑哪些主要因素呢?

通过本章的学习,你能够

- 了解托幼园所环境的内涵
- 了解托幼园所心理社会环境的含义和内容
- 熟悉托幼园所的房舍建筑卫生要求
- 熟悉托幼园所的设备和用具的卫生要求

本章内容引导

- 托幼园所的心理社会环境卫生　　　　　　　一、托幼园所内部的心理社会环境

（一）良好的师幼关系　　　　　　　（一）室外游戏场地

（二）友好的同伴关系　　　　　　　（二）房舍建筑

二、托幼园所与家庭和谐关系的建立　二、室内环境卫生

三、托幼园所周围的社会文化环境　　（一）家具卫生

● 托幼园所的物质环境卫生　　　　　（二）玩教具和文体用具卫生

一、室外环境卫生　　　　　　　　　（三）生活用品卫生

托幼园所环境是家长在为幼儿挑选幼儿园时首要考虑的选择因素,但很多家长甚至托幼园所的老师们对于托幼园所环境的内涵及其卫生要求不甚了解。本章旨在分析托幼园所环境的内涵,详细分析影响幼儿成长的各因素的卫生要求,以期能够为幼儿创设安全、健康、和谐的生活和教育环境,促进幼儿健康成长。

托幼园所的环境是指学前儿童本身以外的影响学前儿童发展或者受学前儿童发展影响的托幼园所中的一切外部条件和事件。它既包括心理社会环境,又包括物质环境;既包括托幼园所内的小环境,又包括与托幼园所教育相关的园所外的家庭、社会和自然的大环境。

物质环境主要包括园舍建筑、生活设施、教玩具材料设备等有形的物质。心理社会环境主要包括教师的教育观念与行为、幼儿园人际关系、幼儿园文化氛围等。在具备了基本的物质条件后,物质环境的教育价值要通过良好的心理社会环境才能得以实现,因此,对幼儿教育起决定作用的是心理社会环境。

第1节　托幼园所的心理社会环境

托幼园所的心理社会环境是指园所内对幼儿发展产生影响的一切精神因素的总和,主要体现在托幼园所的氛围和人际关系等方面,它虽然是无形的,但直接影响着学前儿童认知、情感和个性的发展,对学前儿童社会适应性行为的形成关系密切。创设健康的托幼机构心理社会环境,有益于学前儿童产生和形成社会所期望的健康行为和生活方式。

一、托幼园所内部的心理社会环境

托幼园所内部对幼儿会产生直接影响的人际关系包括师幼关系和同伴关系。与幼儿每天交往最密切的就是教师和托幼园所的小朋友,幼儿每天都要感受和体验与教师、其他幼儿的交往,良好的人际关系氛围对幼儿的个性、情感和社会性行为会产生至关重要的影响。建立良好的师幼关系和友好的同伴关系,是创设托幼园所良好心理社会环境的关键。

（一）良好的师幼关系

良好的师幼关系对幼儿的身心发展具有极其重要的教育意义。教师要树立正确的儿童观和教育观,体现"以人为本"的教育理念,尊重幼儿,爱护幼儿,将强烈的责任心和高尚的职业道德融入到爱心中。

1. 平等对待幼儿

每个幼儿都是具有独立人格的个体,和幼儿平等相处能为幼儿创造一个具有心理安全感和自由发挥的空间。教师要深入了解每个幼儿,不带任何偏见地对待每个幼儿。教师要善于设身处地地体验孩

子们的所作所为,耐心细致地观察、了解孩子的内心世界,以真诚、热爱和关怀的态度去对待每一个幼儿,做到一视同仁。教师要善于发现每个幼儿的优点长处,并通过开展多种形式的活动,为每个幼儿提供平等表现的机会。

2. 尊重满足幼儿的合理需要

这些需要主要包括最基本的生理和情感需要、交往和活动的需要、平等和受人尊重的需要、成功和自信的需要等。需要是情感的纽带,满足幼儿的合理需要是建立和发展良好师幼关系的前提与基础。只有在幼儿的各种需要被满足的前提下幼儿才能建立起对外部世界的安全感与信任感,才能对看护与教育他们的成人产生情感上的依恋。

案例7-1 我班有一个女孩,长得很不好看。小朋友也不喜欢亲近她,不喜欢和她一起玩。我注意到这种现象,曾在班里好几次号召小朋友和她一起玩,但效果不明显。有一天我偶然在组织幼儿玩游戏时,站在这个女孩旁边,拉着女孩的手和小朋友一起做游戏。第二天女孩的妈妈送幼儿入园时向我表示感谢。我丈二和尚摸不着头脑,不知为什么女孩妈妈要感谢自己。一问才知道,原来昨天晚上,女孩回家后非常高兴地对妈妈说:"妈妈,老师可喜欢我了,今天拉了我的手!"我听了以后非常惭愧,因为自己拉小姑娘的手,完全是无心的、偶然的。女孩对自己拉一次手的反应如此强烈,说明自己过去是忽视了这个孩子,没有给予这个孩子应有的关注与爱。自己的行为也影响了其他幼儿对这个女孩的态度。尽管做了几次号召,但因为自己没有带头身体力行,所以并没有帮助小朋友改变对她的态度。看来首先得从自己做起。从此以后我总是有意识地亲近这个孩子,我的态度影响到其他孩子,小朋友也模仿我的行为,主动去和这个女孩交往和玩游戏。

点评:在托幼机构,教师替代了母亲的角色,教师应通过适当的身体接触,来满足幼儿的情感需要。[①]

3. 给予支持和鼓励

支持是帮助幼儿实现活动的保障,鼓励则可以调动幼儿活动的积极性。在鼓励的氛围中长大的孩子满怀信心,在支持氛围中长大的孩子勇于创造。当被给予肯定、鼓励、表扬等正面评价时,幼儿的性格特点就会显现积极的一面;当被给予否定、批评、惩罚等负面评价时,他们就会显现消极的一面。

案例7-2 我们班的小婕是个害羞的女孩,平时从不喜欢表现自己。六一节时我们班准备排个时装表演的节目,每天放音乐给孩子练。我发现每次音乐一响,小婕就跟着扭起来,还真有那种感觉。我就说:"我发现了一位很棒的小模特,她走的模特步可好啦,她就是小婕。我们一起表扬她,欢迎她来表演!"听我这么一说,小婕立刻脸红红的,不肯上来表演。"别怕,你走得非常好,来吧,你一定行!"就这样,小婕终于红着脸表演起来。在同伴和老师的赞扬声中,小婕越走越好,越来越自信,还当起小老师教别人呢。

点评:教师给以肯定与鼓励,能让幼儿获得强大的推动力,并转化为自身的内驱力,增强其自信心。

4. 积极主动与幼儿交往

在交往过程中,教师切忌以居高临下的姿态对待幼儿。命令、训斥、警告、威胁、说教等都会造成师幼间的沟通障碍。另外,在师生交往的过程中非言语沟通的方式具有言语沟通方式无法替代的作

---

① 案例来源:http://www.docin.com/p-75243342.html 豆丁网。

用,尤其对处于思维具体形象的幼儿来说,一个亲切的微笑、一个理解的眼神、一个充满爱心的拥抱,远胜过教师的千言万语。严肃、冷漠、不苟言笑,只能使幼儿害怕,望而生畏,而不能形成真正的教师权威。

5. 优化创设园所环境

良好的环境能唤起幼儿对生活的热爱,充实幼儿的生活内容,陶冶幼儿的性情和情感,培养幼儿的良好习惯,激发幼儿的求知欲,让他们能在自由的探索中发现周围世界的奥秘。环境布置应做到绿化、美化、净化、儿童化和教育化。园内设备和材料应丰富多彩,能满足不同幼儿的多种需要。活动室作为幼儿在园的主要生活空间,应宽敞明亮,布置上要体现立体化、平衡化和动态化,即地面、墙面与空间都要充分用来提供教育信息,各种知识之间、知识与技能之间、教师动手与幼儿动手之间要相对均衡,环境布置的内容要随教学内容、季节特点的变化而变化。

(二) 友好的同伴关系

良好的同伴关系是幼儿健康发展的重要因素,主要表现为幼儿在与同伴交往中受欢迎、受接纳、受帮助。幼儿在交往中,若是获得愉快的、积极的体验,获得喜悦与成功的感觉,就会产生自信,因而会更加主动地与他人交往,从而形成自尊、自信、活泼开朗等良好的个性品质。反之,就会产生自卑、退缩等不良的情绪体验,会直接影响到幼儿的行为表现。

教师要善于利用集体活动的机会,帮助幼儿建立友好的同伴关系。例如,组织幼儿一起执行大家共同的主张;让每个幼儿都有同样的机会承担托幼园所各项幼儿力所能及的自我服务和为他人服务的工作;安排一些集体活动,鼓励缺乏交往技能或性格内向、行为退缩的幼儿积极参与;让幼儿学习集体生活中的各种礼貌用语。在集体活动中,教师要观察每个幼儿与其他同伴之间的关系,鼓励有自信心的、善于与人交往的幼儿与退缩的或过分孤僻的幼儿交朋友。当发现某些幼儿不能很好地与人相处时,要找出其中的原因给以帮助。

案例7-3 课间喝水时,幼儿排队去拿杯子喝水。这时,尹宏宇突然用力将前面的程琳慧推开,自己上去拿杯子了。被推开的程琳慧跑过来告诉了我。我批评了尹宏宇,他却满不在乎。在户外活动时,尹宏宇转到正在玩跳绳的程琳慧身后,一把将她推倒在地。

对策: 引导其他幼儿和尹宏宇玩"蚂蚁运粮"的游戏,小朋友一起合作,才能成功完成"运粮"任务。

点评: 发生不友好冲突时,可通过组织集体活动,利用团结合作意识解决冲突,引导幼儿友好相处。[①]

二、托幼园所与家庭的和谐关系

托幼园所的良好心理社会环境要发挥有效的教育价值,必须与家庭建立紧密的联系。家园同步、家园合作才能为幼儿营造出良好的心理社会环境。

教师要利用家长接送时间、家园联系栏、电话、网络、幼儿成长档案、亲子活动、家长开放日等方式和途径,让家长了解幼儿在园所的学习生活状况,了解幼儿的点滴进步和存在的不足。同时,教师也要了解幼儿在家中的情况,积极主动地与家长探讨育儿方法,还可以开办家长学校,把园所的教育特色、教育理念传递给家长,让家长在教育幼儿的同时也配合园所的教育工作,取得家园教育的一致性,共同营造

---

① 案例来源:http://www.sdchild.com/kcyj/lyjx/shjy/2012-10-22/18780.html 山东学前教育网。

良好的心理环境。

案例7-4 放学时,正巧孩子们在做练习,做好的就可以走了。屠俊文的奶奶带着屠俊文回到教室,说起手指被划破的事。我猛地想起这件事,连忙向奶奶道歉。奶奶已经从俊文口中了解了一些细节,并询问了当事人方嘉南怎么回事。奶奶客气地说划破一点没什么,就是别弄到眼睛就好。面对奶奶这番话,我一下感觉自己做得很不到位,很不好意思,忙对奶奶说:"您说得很对,谢谢您的理解,我们会注意的。"

点评:为了家园一致共同教育好孩子,我们必须与家长沟通,寻求有效的解决幼儿问题的办法。面对孩子的受伤,教师"诚恳式沟通"换来家长的理解,使问题迎刃而解。[①]

三、托幼园所周边的社会文化环境

托幼园所所在的社会环境对托幼园所创建健康的心理社会环境具有重要的影响作用。

一方面,应强调周边社区文化环境对托幼园所社会心理环境具有直接的影响,如社区文明程度的高低、治安状况的优劣都会对学前儿童行为习惯的养成、安全感的确立有很大的影响。托幼机构门口摊点乱摆,到处是出售不良读物、不洁食品、有伤害性玩具的商贩,学前儿童很难不受影响,必然会对托幼机构创建健康的心理社会环境构成反作用。因此,托幼园所应密切同社区的联系与合作,争取社区各方面对托幼机构的关心与支持,在社区环境治理时要着重搞好托幼园所周边环境的整治,确保托幼园所周边环境清洁、整齐、美好。托幼园所还应在社区群众中宣传婴幼儿教育知识,支持社区开展有益的社会主义精神文明建设活动和文化教育活动,以争取社区支持和参与托幼园所的建设。

另一方面,托幼机构应有效利用社区文化资源为自身教育服务。不少幼儿园与社区合作,直接利用社区丰富的教育资源,让幼儿走进社会大课堂,如让幼儿参观社区中的各种机构、设施、景物、景观;让社区中的劳动模范、公安人员、医务人员、警察等参与托幼园所的教育活动等。

第2节 托幼园所的物质环境卫生

托幼园所的物质环境,主要包括园内的建筑物以及室内外各种设施、设备与用具。托幼园所的物质环境建设,必须以保证幼儿健康、促进幼儿发展为目的,从安全、保健、教育等基本点出发,创设出既符合幼儿发展水平,又能促进幼儿身心健康发展的最佳环境,使幼儿能在园所中安全、健康、愉快地进行生活、游戏和学习。

一、室外环境卫生[②]

(一)室外游戏场地

室外游戏场地分为分班游戏场地和共用游戏场地,供幼儿进行日常户外活动或节假日的大型集体活动。全园共用的室外游戏场地,应配备有大型游戏器具、30米跑道、沙坑、洗手池和贮水深度不超过0.3米的戏水池等,以便于幼儿进行体育活动、户外活动及休息,其最小面积应为 S(平方米)$= 180 +$

---

① 案例来源:百度文库《家园共育策略案例》。
② 所用的数据均来自目前仍在有效使用的《托儿所、幼儿园建筑设计规范 JGJ 39—87》。

20(班级数－1)。分班游戏场地面积不应小于60平方米,为防止园内流行传染病,各班游戏场地之间应有分隔措施。

(二) 房舍建筑

园舍建筑由生活用房、服务用房和供应用房等部分组成。生活用房是托幼园所建筑的主要部分,是幼儿一日生活的主要场所,由幼儿生活单元和若干公共活动用房组成。幼儿生活单元应设置活动室、寝室、盥洗室等基本房间。服务用房是对外联系、对内服务的保健和教育房间,包括医务保健室、隔离室、晨检室、警务室、办公室、教具制作室等。供应用房是保障托幼园所人员饮食、饮水、洗衣、后勤服务等使用的房间,包括厨房、消毒室、洗衣间、车库、变电所等。

1. 活动室

活动室是幼儿活动单元中供幼儿进行各种室内活动的一个多功能场所,可以进行各种教育活动和生活活动,如桌面游戏、讲故事、舞蹈、唱歌、就餐等。

为保证幼儿各种学习生活活动的有效开展,活动室必须有足够的面积,应不小于50平方米,室内的净高不低于2.8米。活动室应有最好的朝向、充足的光线、良好的通风条件,地面宜为暖性、弹性地面。

补充资料 7-1

房舍的自然采光

幼儿生理发育特点决定了幼儿生活环境需要一定时间的光照。阳光可以促进幼儿骨骼的发育,可以杀灭细菌清洁环境。托幼机构应保证幼儿生活用房有良好的日照和采光条件,应满足冬至日底层满窗日照不小于3小时的要求,炎热地区应有相应的遮阳设施。

除了太阳光强弱与室内自然采光有关外,以下因素也对自然采光产生重要影响:

① 房舍朝向。主体建筑最好采用南北向双侧采光;南外廊北活动室,应以北侧窗为主要采光面,教师应将小黑板、贴绒板等置于室内东面,以使幼儿作业时大部分桌面能形成左侧采光。

② 玻地面积比。窗的透光面积与地面积的比值称为玻地面积比,应不低于1:5。为了提高室内自然采光的效果,采光窗应适当加大,窗的上缘应尽可能高些。

③ 室深系数。窗上缘距地面高度与房间进深的比值。单侧采光时,室深系数不应小于1:2,双侧采光一般不小于1:4。

④ 室外遮挡物。如室外建筑物、围墙或高大树木等,一般来说,对面建筑物至活动室之间的距离最好不小于该建筑物高的2倍。活动室附近不应种植高大树木或安置大型运动器械。

⑤ 窗玻璃的清洁度。普通玻璃的遮光率为10%左右,而被尘埃污染的玻璃遮光率可达20%—30%以上,保持窗玻璃清洁,可提高采光效果。

此外,室内墙壁、家具以及天花板的色调也能影响室内采光效果。浅色色彩对光的反射率较高,故室内天花板和墙面应为白色或淡黄色;室内家具等也宜选择浅色调。

---

2. 寝室

寝室是供幼儿睡眠休息的场所,各项卫生指标是否符合卫生标准直接影响着幼儿的睡眠质量。为避免幼儿床铺接触紧密,减少飞沫感染,便于幼儿行走和保教人员护理,床头间距应为 0.5 米,两行床间距应为 0.9 米,床与墙距离不小于 0.6 米。寝室地面宜铺设暖性、有弹性的木地板,应保证有良好的采光、采暖和通风,应有窗帘等遮光设施。

3. 盥洗室

盥洗室应每班一间,临近活动室和寝室。内设置厕所、盥洗池、洗浴池等设备,宜分间或分隔设置。中班、大班男女幼儿厕所应分开设置。

使用面积不低于 15 平方米,应有直接的自然通风。地面应易清洁、不渗水并防滑。盥洗设备与厕所设备的大小高矮以及结构种类等的选择,均应适合幼儿的身材特点以及能力发展水平。盥洗池的高度为 0.50—0.55 米,宽度为 0.40—0.45 米;水龙头数量 6—8 个,其间距为 0.35—0.40 米;大便器宜采用蹲式便器,大便器或便槽均应设隔间,隔间内设幼儿扶手;坐式便器高度应为 0.25—0.30 米。炎热地区各班的卫生间应设冲凉室。全园热水洗浴设施宜集中设置。

4. 保健室和隔离室

为便于保健老师开展园内的卫生保健工作,全园应设保健室一间,其使用面积按幼儿园规模大小,一般为 14—18 平方米,保健室内应有盥洗设备和简单的医疗器械及常用药品。

隔离室供隔离传染病患儿及临时观察治疗病儿所用,应与保健室相邻设置。应有专门的出入口且远离活动室,其使用面积一般为 10—16 平方米,设 1—3 张床位,并有专用的盥洗用具和独立的厕所。

5. 厨房

厨房应与幼儿生活用房有一定距离,避免产生干扰和污染,同时又要考虑送饭方便。其内应设置各种烹饪设备,洗切食物、贮存生熟食物和洗刷食具的设备,对食具进行消毒和保洁的设备以及防暑、灭蝇、灭蟑螂的设备和防尘设施等。托幼机构建筑为多层时,可根据建筑的具体特点设置食梯,方便饭菜及时运送,食梯按钮距离地面高度应大于幼儿可触及高度。

6. 其他配套设施

门:活动室、寝室、音体活动室应设双扇平开门,宽度不小于 1.20 米。门扇双面均宜平滑、无棱角;寒冷地区应在主要出入口设置风门斗。不应使用转门、弹簧门、推拉门和玻璃门,避免使用钢门或铝合金门。在距地 0.60—1.20 米高度以下不应装设易碎玻璃,最好在距地 0.70 米处加设幼儿专用拉手,还应设观察窗。不应设置门槛。

窗:活动室、音体活动室的窗台距地面高度不宜高于 0.60 米。距离地面 1.30 米内不应设平开窗。所有外窗都应设纱窗。活动室、寝室、音体活动室及隔离室的窗应有遮光设施。寝室窗的形式不同于活动室,幼儿床有可能会靠近窗下,为防止幼儿在床上爬高,窗的下部只能做固定扇,否则需设加护栏。

楼梯:楼梯除设成人扶手外,还应在靠墙一侧设幼儿扶手,高度不应大于 0.60 米;楼梯栏杆垂直杆件之间的净距不应大于 0.11 米。当楼梯井净宽度大于 0.20 米时,必须采取安全措施。楼梯踏步的高度不应大于 0.15 米,宽度不应小于 0.26 米。严寒、寒冷地区不宜设置室外楼梯,否则应有防滑措施。

栏杆和走廊:房舍阳台、屋顶平台的护栏净高不应小于 1.20 米,内侧不应设有支撑;宜用垂直杆件做栏杆,其净空距离(即两个垂直杆件之间的净距离)不应大于 0.11 米。建筑走廊,尤其是幼儿用房的走廊应确保安全畅通;幼儿安全疏散和经常出入的通道不应设有台阶;如有高差,应设置防滑坡道,坡度不应大于 1:12。

墙面和地面:幼儿经常接触的 1.30 米以下室内墙面不应粗糙,室内墙面宜采用光滑且易清洁的材料;墙角、窗台、暖气罩、窗口竖边等棱角部位应做成小圆角。地面宜为暖性及弹性地面,经常出入的通道应该为防滑地面。

二、室内环境卫生

托幼园所的设备和用具的基本卫生要求是适合学前儿童身心发育特点,安全耐用,有良好的感官性状,不会对学前儿童的身心健康带来损害。

(一)家具卫生

1. 桌椅

桌椅是幼儿活动室必备的主要家具,以供幼儿室内相关教育活动及生活活动使用,如桌上操作活动、绘画、进餐等。桌椅的主要卫生要求有:适合幼儿身材,有利于形成良好坐姿,减少疲劳,有助于保护视力,不妨碍儿童正常生长发育;安全、坚固、美观、经济。其中以利于形成良好的坐姿为最基本的要求。

托幼园所的儿童桌椅尺寸应根据幼儿的身高及其上、下部位的比例确定,桌椅的主要尺寸包括桌高、桌下净空高度、桌面宽度和深度、椅面高、椅面宽度和椅面有效深度等。

椅高:指椅面前缘最高点距地面的垂直高度。适宜的椅高应与小腿高相适应,幼儿就座时脚掌能平放地面,大小腿成直角,腘窝下没有明显压力。

桌椅高差和桌高:桌椅高差是指桌近缘高与椅高之差,是对幼儿就座姿势影响最大的指标。椅高确定后,再加桌椅高差即为桌高。适宜的桌椅高差应为幼儿坐高的1/3。幼儿就座后两臂能很自然地放在桌上,两肩齐平,背部挺直。过大过小的高差都会造成幼儿脊柱弯曲(图7-1)。

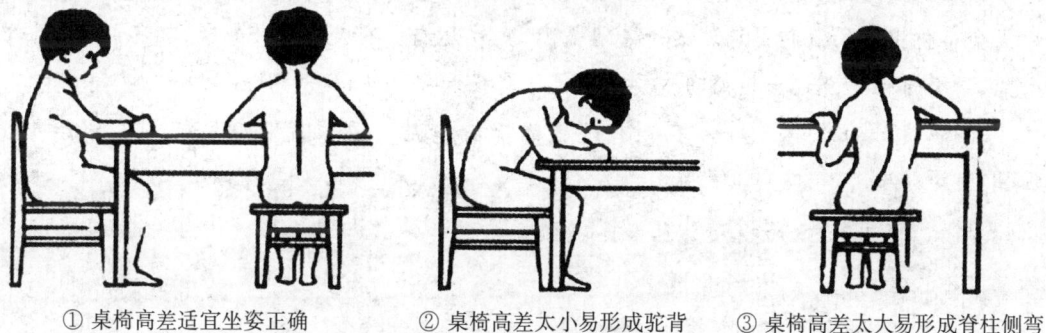

① 桌椅高差适宜坐姿正确　　② 桌椅高差太小易形成驼背　　③ 桌椅高差太大易形成脊柱侧弯

图7-1　桌椅高差与坐姿

桌下净空:就座幼儿放置下肢的空间。足够大的空间可以使幼儿小腿和脚前后移动自如,不受阻碍。桌面下不宜设置隔板、抽屉等,桌下净空区也不设踏板及其他构件。

桌面宽度和深度:桌面宽度指桌面左右方向的尺寸,弧形桌缘的桌面宽度按弦长计算。桌面深度是垂直于坐人侧桌缘、桌面前后方向的尺寸。桌面宽度不宜小于幼儿书写时的两肘间距;桌面深度约等于前臂加手长。托幼园所常采用的多人用桌的桌面宽度和深度应根据具体需要有所调整,应能保证多名幼儿共同使用。

椅面宽度和有效深度:椅面宽度指椅面前缘左右方向的尺寸,应约等于臀宽。椅面有效深度指椅面前后方向的有效尺寸;适宜的椅深能使幼儿就座时大腿的后2/3—3/4置于椅面上,小腿后方留有空隙。

表7-1　儿童桌椅各型号的主要功能尺寸、标准身高和适宜身高范围(厘米)[①]

桌椅型号	标准身高	身高范围	桌面高	座面高	桌下净空高
幼1号	120.0	113—	52	29	≥45
幼2号	112.5	105—119	49	27	≥42
幼3号	105.0	98—112	46	25	≥39
幼4号	97.5	90—104	43	23	≥36
幼5号	90.0	83—97	40	21	≥33
幼6号	82.5	75—89	37	19	≥30

注:(1) 标准身高指各型号课桌椅最具代表性的身高,常取各身高段的中值。
　　(2) 儿童身高范围,厘米以下四舍五入。

补充资料7-2

桌椅配备的其他要求

托幼园所的桌椅,主要是以幼儿的身高(而非年龄)来进行配备的,身高相差10厘米以内的幼儿,可以使用同一尺寸的桌椅。除此以外,配备桌椅还要考虑以下几个方面:

材质:托幼园所儿童桌椅的材质主要有木质和塑料两种,不宜采用钢木结构桌椅,也不采用折叠式或翻板式桌椅。桌椅的色调宜浅淡柔和,椅座面和靠背面不加装软垫。

安全:桌椅的外表和内表以及儿童手指可触及的隐蔽处,均不应有锐利的棱角、毛刺以及小五金部件露出的锐利尖端。桌椅着地平衡,其最大偏差不应超过2毫米;零部件不允许出现劈裂,结合部位不允许出现松动。要求通过国家强制安全认证(3C认证)。

环保:桌椅的涂层、漆膜,不含有过量的有毒物质。要求通过环保认证(ISO 14001—2004)。

---

2. 床

全日制和寄宿制托幼机构应为幼儿提供午睡和休息的幼儿用床。床的大小应适合幼儿身材,四周应有栏杆,不应太高,以便培养幼儿收拾床铺的习惯。不宜使用高低铺或双人铺,避免幼儿上下床时摔伤。幼儿用床必须坚固稳定,便于清洁,同时还要注意床的通气性及软硬度,不宜使用弹簧床。床铺摆放应方便幼儿在室内的基本走动,床头之间及床与床之间应留有一定距离,方便保教人员及时观察照顾幼儿。

3. 柜橱

幼儿活动室应设置玩具柜和教具柜,寝室应设置被褥柜。玩具柜和教具柜宜设置于方便幼儿取放材料的地方,可设于墙内或靠墙安置,尽可能不要占用过多室内空间,也不要占用门厅、过道或楼道的标准宽度。柜橱不宜太高,一般以100—115厘米为宜,柜内搁板的宽度一般为20—50厘米。被褥柜宜设置在寝室,不要占用寝室内采光采暖较好的区域,要方便取放,不影响幼儿基本活动。各种柜橱在设计和制作时注意避免可能伤害幼儿的棱角,柜橱门上的拉手也应注意安全性。各橱柜的外形及尺寸图见

---

① 资料来源:《学校课桌椅功能尺寸标准》(GB/T 3976—2002)。

图 7 - 2、3、4。

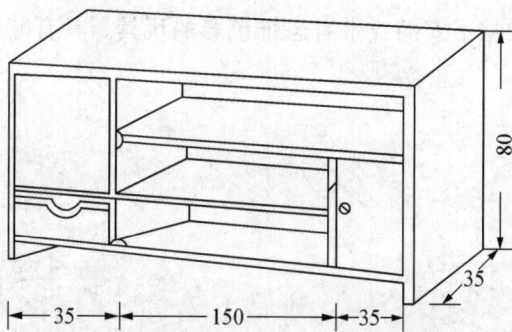

图 7‑2 玩具柜(图书柜)外形及尺寸图(厘米)

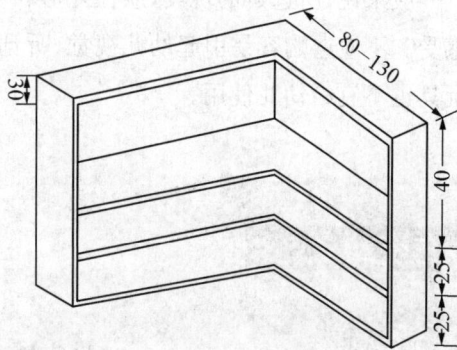

图 7‑3 角柜外形及尺寸图(厘米)

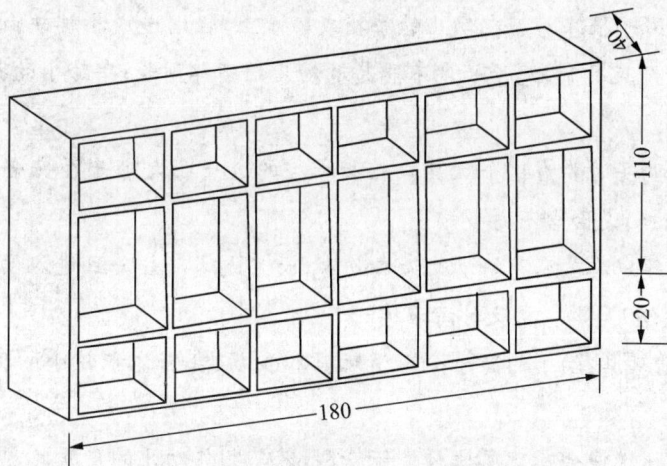

图 7‑4 衣帽鞋柜外形及尺寸图(厘米)

(二)玩教具和文体用具卫生

1. 玩具

托幼机构的玩具是指幼儿进行游戏和学习活动时所使用的各种材料,包括购买的成品玩具和自制玩具。玩具是正常教育教学活动顺利进行的物质保证,为幼儿提供健康、安全、适合年龄特点的玩具是促进幼儿身体、智力、情绪情感健康发展的重要保证。玩具为集体幼儿所使用,在选购和管理时必须符合卫生要求。

玩具应无毒。玩具表面涂料含有的砷、铅、汞或其他有毒物质必须低于卫生标准,在有颜色的外层上应刷透明漆,以形成较安全的牢固保护膜。颜料和透明漆应无毒、无味、不溶于水和唾液。保教人员要注意指导幼儿正确使用玩具,并培养幼儿爱护玩具、保持玩具清洁、整理玩具、玩完玩具及时洗手的良好习惯。

玩具要安全。玩具表面应光滑,无锐利的棱角或锯齿。玩具不宜过小,以免误吞或放入耳道、鼻孔中;也不宜过大过重,以免造成砸伤或在取放过程中由于太重伤害幼儿手腕。带子弹的玩具枪极易造成身体伤害,不能选购。保教人员应定期及时发现损坏、残缺或需要修补的玩具,及时处理隐患;对过分陈旧、无法修补的玩具,应报废处理。

玩具要便于保洁和消毒。一般宜选购塑料、橡胶、木材和金属制成的玩具,不易污染且便于清洗消毒。用布料和人造毛皮制作的玩具最容易污染,不易消毒清洗,不适合选用。陶瓷、玻璃制作的玩具容易破碎,只适合观赏或装饰,不宜放在幼儿活动室里。吹响玩具如口哨、口琴、喇叭等,易传播疾病,需专人专用。新玩具在使用前要根据材质经过严格的消毒处理。玩具在使用过程中要建立定期消毒制度,如根据玩具的材料采用温水肥皂清洗、消毒液清洗、蒸煮或日光暴晒等。

玩具应具有教育价值。不同年龄的幼儿对玩具有不同的需求,选择玩具时要以幼儿的需求为主要出发点。一般来说,所选购的玩具,应在外形和功能上能促进幼儿的认知体验,能引起幼儿良好的情绪与情感感受。不应选购容易引起幼儿视觉、听觉、触觉不安的或带有恐怖色彩的玩具。具有赌博、迷信色彩的玩具也不宜给幼儿使用。

补充资料 7-3

哪些玩具不适合给幼儿玩?[①]

1. 弹射玩具:各种玩具手枪、水枪、弹弓等弹射玩具杀伤力较大,易造成幼儿伤害。

2. 带绳玩具:绳子很容易缠在幼儿的手指或脖子上,轻则造成指端缺血坏死,重则能让幼儿窒息。在选择带绳玩具时,绳子长度不能超过幼儿的颈部周长;年龄小的孩子最好不要玩这类带绳玩具。

3. 面具玩具:购买时要看这个玩具口腔和鼻腔的进气孔大小是否安全,再看这个面具玩具的原材料是否合格,是否含有毒物质。

4. 气球玩具:气球爆破容易给幼儿造成伤害,而且气球碎片一旦进入幼儿的呼吸道,非常危险。如果气球被幼儿抓破,要及时清理掉。

5. 体积较小的玩具:幼小的孩子分不清玩具和食物,会将体积较小的玩具整件或小零件塞进嘴里。

6. 金属制玩具:很多金属玩具比较尖锐锋利,容易割伤幼儿的皮肤。

7. 儿童玩具车:很多玩具车的链条没有完全密封,容易绞到幼儿的头发、鞋带等,造成安全隐患。

8. 毛绒玩具:毛绒玩具的填充物是一个安全隐患。孩子们经常会抱着毛绒玩具睡觉、与玩具近距离接触,这样就容易产生诸如呼吸道感染、咳嗽等疾病。

2. 文教具和图书

托幼机构的文教具主要是指在教育教学过程中使用的图书、图片、直观教具、笔和颜料、纸张、橡皮泥、胶水、剪刀、黑板等。这些基本的文教具应适合幼儿身心发育特点,使用方便,材质和品质符合相关的卫生标准和要求。

各种笔、绘画颜料、橡皮泥等不应含有毒物质,笔杆外的涂料应具有不宜脱落、不溶于水和唾液的特点,笔杆的粗细应适中,过粗或过细的笔杆易引起幼儿手腕部疲劳。绘画或书写用的纸张宜选用白色或浅色,质地应结实、坚韧。最好使用可移动的磁性黑板,要平整、无裂缝、不反光,方便使用并坚持每天清洁。书写时尽量少用彩色粉笔;擦黑板宜用湿布或吸尘黑板擦。应合理有效地利用电视、电脑等多媒体教学资源的教育价值,控制其使用的时间和频率。

图书是托幼机构使用的主要教具,图书的纸质、印刷、装订及内容要充分考虑幼儿的身心特点。图书的图形、文字和符号印刷应清晰,字体大小适宜,色彩协调柔和,不过分刺激视觉,不易引起视觉疲劳;

---

① 资料来源:http://www.zzxxwj.com/news/1/621.html 鑫兴玩具。

图书的大小要适宜,厚薄和重量适中,纸张结实,纸面光滑、不反光。图书的装订要整齐,避免订书钉等刺伤幼儿。图书要经常消毒,可以使用紫外线消毒,也可以在日光下进行翻晒。若有破损,要及时修补。残破严重和脏污的图书应及时废弃。

3. 体育用具

体育用具按运动的性能可分为摆动类、攀登类、旋转类、滑引类和颠簸类五类。其中有大、小型体育器械,如平衡板、攀登架、荡船、转椅、滑梯、秋千等(如图7-5、6);也有小型体育用具,如木马、手推车、大小皮球、沙包、藤圈、哑铃、体操棒等。

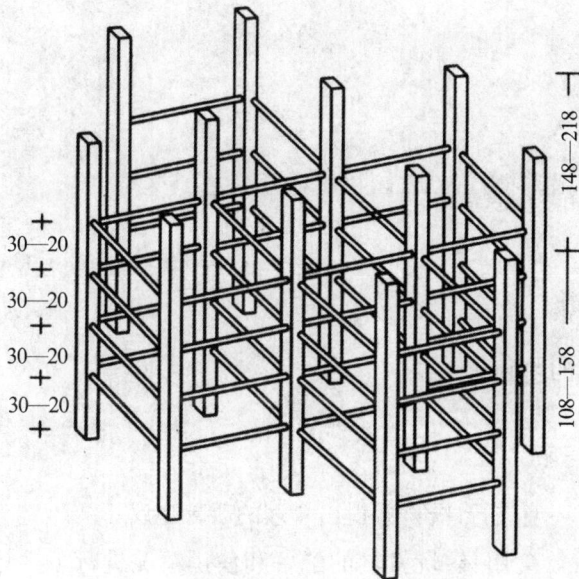

图7-5 攀登架外形及尺寸图(厘米)   图7-6 固定式压板外形及尺寸图(厘米)

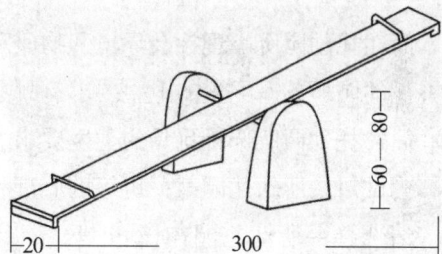

体育用具应符合学前幼儿身心发展特点,促进幼儿动作的平衡性、协调性及灵敏性发展。各种体育器械应坚固、耐用、平滑、安全,并容易修理和保养。当发现运动器械有破损、脱落、生锈等现象时,应立即停止使用,并及时处理。大型体育器械的下面应设有沙坑或软垫,以防幼儿摔伤。体育用具的设置以草地或泥地为宜,必须清洁、平坦,不得留有任何会给幼儿带来损伤的异物,如玻璃、石块、碎砖、木桩等,场地内也不得留有积水。

(三) 生活卫生用品卫生

1. 饮食用具

常用的饮食用具有碗、碟、匙、筷子、饮水杯等,其材料应坚固、光滑、无毒、易于清洗与消毒、不起化学反应、防烫嘴和手,其大小、重量以及结构等应适合于幼儿手部发育的特点,便于幼儿用手操作。餐具可以选用耐高温的塑料餐具、铁制餐具、瓷器或钢化玻璃食具;筷子宜选用圆柱体的竹制筷子或木制筷子,长度约20厘米左右,外表不要涂漆。饮食用具要及时清洗、消毒。饮水杯要放在幼儿取放方便的地方。

2. 洗漱用具

常用的盥洗用具有肥皂、毛巾、牙刷、牙膏、盆、护肤品、手纸等。除肥皂以外,其他的盥洗用具都应该专人专用。

肥皂或洗手液应选用刺激性较小的,要放在方便幼儿洗手时取放的地方。毛巾应选用质地较柔软的棉织品,不宜太厚太大,每天清洗消毒,有专门的毛巾架悬挂、晾晒,保持干燥。使用儿童型牙刷和牙膏。刷牙杯应定期进行清洗和消毒,牙刷应定期进行更换。选用卫生、柔软的手纸,教会幼儿便后正确使用手纸的方法。

本章小结

建立符合学前儿童身心成长特点以及具有幼教特色的心理社会环境和物质环境是非常重要的。本章从三个方面阐述了良好心理社会环境的创设：良好师幼关系和同伴关系的建立，家园和谐关系的建立和周边社会文化环境的创设。从两个方面分析了物质环境的卫生要求：一是室外场地和各建筑房舍的卫生要求，二是基本设备和用具的卫生要求，包括家具卫生、玩教具卫生、生活用具卫生、体育用具的卫生要求等。

关键术语

幼儿园环境　师幼关系　幼儿同伴关系　家园共育　幼儿园物质环境卫生

讨论与研究

1. 简述托幼园所心理社会环境和物质环境的内涵和内容。

2. 托幼园所各室配置的卫生要求有哪些？

3. 简述托幼园所选择玩具的卫生要求。

4. 尝试对一所幼儿园某一班级的心理社会环境进行评价，并提出合理的改善建议。

5. 请选择一所幼儿园，对幼儿桌椅、床具、饮食用具、玩教具的配备和使用情况进行卫生评价和分析。

进一步阅读的文献/网站

1. 金晓梅. 美国幼儿园安全评估标准[J]. 幼儿教育,2003,1:12.

2. 张颖. 幼儿园如何创设良好的心理环境[J]. 当代教育,2009,3:72.

3. 万永欣. 关于幼儿园教育与幼儿家庭教育的思考[J]. 新校园:中旬刊,2012,9:204.

4. 黄萍. 促进幼儿心理健康发展的幼儿园环境[J]. 双语学习,2007,3:127—128.

5. 王华武. 教师应为幼儿创设良好的心理环境[J]. 云南教育,2004,25:12—14.

6. 朱婷婷. 论幼儿园的师幼关系[D]. 呼和浩特:内蒙古师范大学,2013.

7. 胡伊淇. 幼儿园良好心理环境的创设[J]. 教育导刊(幼儿教育),2009,10.

8. 黑龙江省建筑设计院. 托儿所、幼儿园建筑设计规范(试行)[M]. 北京:中国建筑工业出版社,1988.

9. 网站

http://www.cnsece.com/中国学前教育研究会

http://web.preschool.net.cn/index.html 中国学前教育网

http://www.edu.cn/中国教育和科研计算机网

http://www.06edu.net/学前网

http://ping.ci123.com/育儿网

附录

1. 常用食物营养成分表[①]

常用食物成分表(部分)(每 100 克可食部分的营养成分)

类别	食物名称	可食部分	水分	能量		蛋白质(克)	脂肪(克)	碳水化合物(克)	钙(毫克)	磷(毫克)	铁(毫克)	维生素 A(微克)	胡萝卜素(微克)	维生素 B1(毫克)	维生素 B2(毫克)	维生素 PP(毫克)	维生素 C(毫克)
				(千卡)	(千焦)												
谷类及制品	稻米	100	13.3	346	1 448	7.4	0.8	77.9	13	110	2.3	—	—	0.11	0.05	1.9	—
	小麦粉（标粉）	100	12.7	344	1 439	11.2	1.5	73.6	31	188	3.5	—	—	0.28	0.08	2.0	—
	小麦粉（富强粉）	100	12.7	350	1 464	10.3	1.1	75.2	27	114	2.7	—	—	0.17	0.06	2.0	—
	面条（标粉切面）	100	29.7	280	1 172	8.5	1.6	59.5	13	142	2.6	—	—	0.35	0.10	3.1	—
	挂面	100	12.3	346	1 448	10.3	0.6	75.6	17	134	3.0	—	—	0.19	0.04	2.5	—
	小米	100	11.6	358	1 498	9.0	3.1	75.1	41	229	5.1	17	100	0.33	0.10	1.5	—
	玉米面（黄）	100	12.1	341	1 427	8.1	3.3	75.2	22	196	3.2	7	40	0.26	0.09	2.3	—
	玉米面（白）	100	13.4	340	1 423	8.0	4.5	73.1	12	187	1.3	—	—	0.34	0.06	3.0	—
干豆类及制品	黄豆	100	10.2	359	1 502	35.0	16.0	34.2	191	465	8.2	37	220	0.41	0.20	2.1	—
	黄豆粉	100	6.7	418	1 749	32.7	18.3	37.6	207	395	8.1	63	380	0.31	0.22	2.5	—
	小豆(赤)	100	12.6	309	1 293	20.2	0.6	63.4	74	305	7.4	13	80	0.16	0.11	2.0	—
	绿豆	100	12.3	316	1 322	21.6	0.8	62.0	81	337	6.5	22	130	0.25	0.11	2.0	—
	蚕豆	100	13.2	335	1 402	21.6	1.0	61.5	31	418	8.2	—	—	0.09	0.13	1.9	2
	豌豆	100	10.4	313	1 310	20.3	1.1	65.8	97	259	4.9	42	250	0.49	0.14	2.4	—
	豆浆	100	96.4	14	59	1.8	0.7	1.1	10	30	0.5	15	90	0.02	0.02	0.1	—
	豆腐（北）	100	80.0	98	410	12.2	4.8	2.0	138	158	2.5	5	30	0.05	0.03	0.3	—
	豆腐（南）	100	87.9	57	238	6.2	2.5	2.6	116	90	1.5	—	—	0.02	0.04	1.0	—
	豆腐（内酯）	100	89.2	49	205	5.0	1.9	3.3	17	57	0.8	—	—	0.06	0.03	0.3	—
	油豆腐	100	58.8	244	1 021	17.0	17.6	4.9	147	238	5.2	5	30	0.05	0.04	0.3	—
	豆腐干	100	65.2	140	586	16.2	3.6	11.5	308	273	4.9	—	—	0.03	0.07	0.3	—
	豆腐丝	100	58.4	201	841	21.5	10.5	6.2	204	220	9.1	5	30	0.04	0.12	0.5	—

① 资料来源:中国疾病预防控制中心营养与食品安全所. 中国食物成分表 2002[M]. 北京:北京大学医学出版社,2002.

类别	食物名称	可食部分	水分	能量		蛋白质（克）	脂肪（克）	碳水化合物（克）	钙（毫克）	磷（毫克）	铁（毫克）	维生素A（微克）	胡萝卜素（微克）	维生素B1（毫克）	维生素B2（毫克）	维生素PP（毫克）	维生素C（毫克）
				（千卡）	（千焦）												
蔬菜、薯类	黄豆芽	100	88.8	44	184	4.5	1.6	4.5	21	74	0.9	5	30	0.04	0.07	0.6	8
	绿豆芽	100	94.6	18	75	2.1	0.1	2.9	9	37	0.6	3	20	0.05	0.06	0.5	6
	毛豆	53	69.6	123	515	13.1	5.0	10.5	135	188	3.5	22	130	0.15	0.07	1.4	27
	菜豆	96	91.3	28	117	2.0	0.4	5.7	42	51	1.5	35	210	0.04	0.07	0.4	6
	豇豆	97	90.3	29	121	2.9	0.3	5.9	27	63	0.5	42	250	0.07	0.09	1.4	19
	豌豆	42	70.2	105	439	7.4	0.3	21.2	21	127	1.7	37	220	0.43	0.09	2.3	14
	马铃薯	94	79.8	76	318	2.0	0.2	17.2	8	40	0.8	5	30	0.08	0.04	1.1	27
	红薯	90	73.4	99	414	1.1	0.2	24.7	23	39	0.5	125	750	0.04	0.04	0.6	26
	胡萝卜（黄）	97	87.4	43	180	1.4	0.2	10.2	32	16	0.5	668	4 010	0.04	0.04	0.2	16
	胡萝卜（红）	96	89.2	37	155	1.0	0.2	8.8	32	27	1.0	688	4 130	0.04	0.03	0.6	13
	白萝卜	95	93.4	21	88	0.9	0.1	5.0	36	26	0.5	3	20	0.02	0.03	0.3	21
	水萝卜	93	92.9	20	84	0.8	…	5.5	—	—	—	42	250	0.03	0.05	—	45
	红萝卜	97	93.8	20	84	1.0	0.1	4.6	11	26	2.8	Tr	Tr	0.05	0.02	0.1	3
	球茎甘蓝	78	90.8	30	126	1.3	0.2	7.0	25	46	0.3	Tr	20	0.04	0.02	0.5	41
	大白菜	87	94.6	17	71	1.5	0.1	3.2	50	31	0.7	20	120	0.04	0.05	0.6	31
	小白菜	81	94.5	15	63	1.5	0.3	2.7	90	36	1.9	280	1 680	0.02	0.09	0.7	28
	瓢儿菜	79	94.1	15	63	1.7	0.2	3.2	59	36	1.8	200	1 200	…	0.03	0.5	10
	油菜	87	92.9	23	96	1.8	0.5	3.8	108	39	1.2	103	620	0.04	0.11	0.7	36
	圆白菜	86	93.2	22	92	1.5	0.2	4.6	49	26	0.6	12	70	0.03	0.03	0.4	40
	菠菜	89	91.2	24	100	2.6	0.3	4.5	66	47	2.9	487	2 920	0.04	0.11	0.6	32
	莴笋	62	95.5	14	59	1.0	0.1	2.8	23	48	0.9	25	150	0.02	0.02	0.5	4
	芹菜	66	94.2	14	59	0.8	0.1	3.9	48	50	0.8	10	60	0.01	0.08	0.4	12
	菜花	82	92.4	24	100	2.1	0.2	4.6	23	47	1.1	5	30	0.03	0.08	0.6	61
	蒜苗	82	88.9	37	155	2.1	0.4	8.0	29	44	1.4	47	280	0.11	0.08	0.5	35
	大葱	82	91.0	30	126	1.7	0.3	6.5	29	38	0.7	10	60	0.03	0.05	0.5	17
	鲜蚕豆	31	70.2	104	435	8.8	0.4	19.5	16	200	3.5	52	310	0.37	0.10	1.5	16
	小葱	73	92.7	24	100	1.6	0.4	4.9	72	26	1.3	140	840	0.05	0.06	0.4	21
	冬瓜	80	96.6	11	46	0.4	0.2	2.6	19	12	0.2	13	80	0.01	0.01	0.3	18
	南瓜	85	93.5	22	92	0.7	0.1	5.3	16	24	0.4	148	890	0.03	0.04	0.4	8
	黄瓜	92	95.8	15	63	0.8	0.2	2.9	24	24	0.5	15	90	0.02	0.03	0.2	9
	苦瓜	81	93.4	19	79	1.0	0.1	4.9	14	35	0.7	17	100	0.03	0.03	0.4	56
	丝瓜	83	94.3	20	84	1.0	0.2	4.2	14	29	0.4	15	90	0.02	0.04	0.4	5
	茄子	93	93.4	21	88	1.1	0.2	4.9	24	23	0.5	8	50	0.02	0.04	0.6	5
	番茄	97	94.4	19	79	0.9	0.2	4.0	10	23	0.4	92	550	0.03	0.03	0.6	19
	柿子椒	82	93.0	22	92	1.0	0.2	5.4	14	20	0.8	57	340	0.03	0.03	0.9	72

类别	食物名称	可食部分	水分	能量(千卡)	能量(千焦)	蛋白质(克)	脂肪(克)	碳水化合物(克)	钙(毫克)	磷(毫克)	铁(毫克)	维生素A(微克)	胡萝卜素(微克)	维生素B1(毫克)	维生素B2(毫克)	维生素PP(毫克)	维生素C(毫克)
菌藻类	黑木耳(干)	100	15.5	205	858	12.1	1.5	65.6	247	292	97.4	17	100	0.17	0.44	2.5	—
	海带	100	94.4	12	50	1.2	0.1	2.1	46	22	0.9	—	—	0.02	0.15	1.3	…
	紫菜(干)	100	12.7	207	866	26.7	1.1	44.1	264	350	54.9	228	1 370	0.27	1.02	7.3	2
水果类及制品	葡萄	86	88.7	43	180	0.5	0.2	10.3	5	13	0.4	8	50	0.04	0.02	0.2	25
	柑橘	77	86.9	51	213	0.7	0.2	11.9	35	18	0.2	148	890	0.08	0.04	0.4	28
	苹果	76	85.9	52	218	0.2	0.2	13.5	4	12	0.6	3	20	0.06	0.02	0.2	4
	鸭梨	82	88.3	43	180	0.2	0.2	11.1	4	14	0.9	3	10	0.03	0.03	0.2	4
	京白梨	79	85.3	55	230	0.2	0.5	13.7	7	6	0.3	—	20	0.02	0.02	0.2	3
	桃	86	86.4	48	201	0.9	0.1	12.2	6	20	0.8	3	20	0.01	0.03	0.7	7
	杏	91	89.4	36	151	0.9	0.1	9.1	14	15	0.6	75	450	0.02	0.03	0.6	4
	草莓	97	91.3	30	126	1.0	0.2	7.1	18	27	1.8	5	30	0.02	0.03	0.3	47
	樱桃	80	88.0	46	192	1.1	0.2	10.2	11	27	0.4	35	210	0.02	0.02	0.6	10
	柿	87	80.6	71	297	0.4	0.1	18.5	9	23	0.2	20	120	0.02	0.02	0.3	30
	枣(鲜)	87	67.4	122	510	1.1	0.3	30.5	22	23	1.2	40	240	0.06	0.09	0.9	243
	荔枝	73	81.9	70	293	0.9	0.2	16.6	2	24	0.4	2	10	0.10	0.04	1.1	41
	桂圆	50	81.4	71	297	1.2	0.1	16.6	6	30	0.2	3	20	0.01	0.14	1.3	43
	红果	76	73.0	95	397	0.5	0.6	25.1	52	24	0.9	17	100	0.02	0.02	0.4	53
	枇杷	62	89.3	39	163	0.8	0.2	9.3	17	8	1.1	—	—	0.01	0.03	0.3	8
	香蕉	59	75.8	91	381	1.4	0.2	22.0	7	28	0.4	10	60	0.02	0.04	0.7	8
	菠萝	68	88.4	41	172	0.5	0.1	10.8	12	9	0.6	3	20	0.04	0.02	0.2	18
	西瓜	56	93.3	25	105	0.6	0.1	5.8	8	9	0.3	75	450	0.02	0.03	0.2	6
坚果、种子类	核桃(干)	43	5.2	627	2 623	14.9	58.8	19.1	56	29.4	2.7	5	30	0.15	0.14	0.9	1
	栗子(熟)	78	46.6	212	887	4.8	1.5	46.0	15	91	1.7	40	240	0.19	0.13	1.2	36
	松子(炒)	31	3.6	619	2 590	14.1	58.5	21.4	161	227	5.2	5	30		0.11	3.8	…
	杏仁(炒)	91	2.1	600	2 510	25.7	51.0	18.7	141	202	3.9	17	100	0.15	0.71	2.5	
	花生(炒)	71	4.1	589	2 464	21.7	48.0	23.8	47	326	1.5	10	6.	0.13	0.12	18.9	…
	花生仁(炒)	100	1.8	581	2 431	23.9	44.4	25.7	284	315	6.9	—		0.12	0.10	18.9	…
	葵瓜子(炒)	50	2.0	616	2 577	22.6	52.8	17.3	72	564	6.1	5	3.	0.43	0.26	4.8	…
禽肉类及制品	猪肉(肥瘦)	100	46.8	395	1 653	13.2	37.0	2.4		162	1.6	18	—	0.22	0.16	3.5	—
	猪肉(肥)	100	8.8	807	3 376	2.4	88.6	0	3	18	1.0	29	—	0.08	0.05	0.9	—
	猪肉(瘦)	100	71.0	143	598	20.3	6.2	1.5	6	189	3.0	44	—	0.54	0.10	5.3	—
	猪肉松	100	9.4	396	1 657	23.4	11.6	49.7	41	162	6.4	44	—	0.04	0.13	3.3	
	猪心	97	76.0	119	498	16.6	5.3	1.1	12	189	4.3	13	—	0.19	0.48	6.8	4
	猪肝	99	70.7	129	540	19.3	3.5	5.0	6	310	22.6	4 972	—	0.21	2.08	15.0	20
	牛肉(肥瘦)	99	72.8	125	523	19.9	4.2	2.0	23	168	3.3	7	—	0.04	0.14	5.6	—
	牛心	100	77.2	106	444	15.4	3.5	3.1	4	178	5.9	17	—	0.26	0.39	6.8	5

类别	食物名称	可食部分	水分	能量(千卡)	能量(千焦)	蛋白质(克)	脂肪(克)	碳水化合物(克)	钙(毫克)	磷(毫克)	铁(毫克)	维生素A(微克)	胡萝卜素(微克)	维生素B1(毫克)	维生素B2(毫克)	维生素PP(毫克)	维生素C(毫克)
	牛肝	100	68.7	139	582	19.8	3.9	6.2	4	252	6.6	20 220	—	0.16	1.30	11.9	9
	羊肉(肥瘦)	90	65.7	203	849	19.0	14.1	0	6	146	2.3	22	—	0.05	0.14	4.5	—
	羊肝	100	69.7	134	561	17.9	3.6	7.4	8	299	7.5	20 972	—	0.21	1.75	22.1	
	鸡	66	69.0	167	699	19.3	9.4	1.3	9	156	1.4	48	—	0.05	0.09	5.6	
	鸭	68	63.9	240	1 004	15.3	19.7	0.2	6	122	2.2	52	—	0.08	0.22	4.2	
蛋类	鸡蛋	88	74.1	144	602	13.3	8.8	2.8	56	130	2.0	234	—	0.11	0.27	0.2	
	鸭蛋	87	70.3	180	753	12.6	13.0	3.1	62	226	2.9	261	—	0.17	0.35	0.2	
	松花蛋	90	68.4	171	715	14.2	10.7	4.5	63	165	3.3	215	—	0.06	0.18	0.1	
	咸鸭蛋	88	61.3	190	795	12.7	12.7	6.3	118	231	3.6	134	—	0.16	0.33	0.1	
乳类及制品	人乳	100	87.6	65	272	1.3	3.4	7.4	30	13	0.1	11	—	0.01	0.05	0.2	5
	牛乳	100	89.8	54	226	3.0	3.2	3.4	104	73	0.3	24	—	0.03	0.14	0.1	1
	鲜羊乳	100	88.9	59	247	1.5	3.5	5.4	82	98	0.5	84	—	0.04	0.12	2.1	—
	牛乳粉	100	2.8	484	2 025	19.9	22.7	49.9	1 797	324	1.4	77	—	0.28	6.68	0.5	9
	奶油	100	0.7	879	3 678	0.7	97.0	0.9	14	11	1.0	297	⋯	⋯	0.01	0	⋯
	炼乳	100	26.2	332	1 389	8.0	8.7	55.4	242	200	0.4	41	—	0.03	0.16	0.3	2
	酸奶	100	84.7	72	301	2.5	2.7	9.3	118	85	0.4	26	—	0.03	0.15	0.2	1
鱼虾蟹贝类	大黄鱼	66	77.7	97	406	17.7	2.5	0.8	53	174	0.7	10	—	0.03	0.10	1.9	—
	小黄鱼	63	77.9	99	414	17.9	3.0	0.1	78	188	0.9		—	0.04	0.04	2.3	—
	带鱼	76	73.3	127	531	17.7	4.9	3.1	28	191	1.2	29	—	0.02	0.06	2.8	—
	鲳鱼	70	72.8	140	586	18.5	7.3	0	46	155	1.1	24	—	0.04	0.07	2.1	—
	青鱼	63	73.9	118	494	20.1	4.2	0	31	184	0.9	42	—	0.03	0.07	2.9	—
	鲤鱼	54	76.7	109	456	17.6	4.1	0.5	50	204	1.0	25	—	0.03	0.09	2.7	—
	海虾	51	79.3	79	331	16.8	0.6	1.5	146	196	3.0		—	0.01	0.05	1.9	—
	虾米	100	37.4	198	828	43.7	2.6	0	555	666	11.0	21	—	0.01	0.12	5.0	—
油及调味品	猪油(炼)	100	0.2	897	3 753	⋯	99.6	0.2	—	—	—	27	—	0.02	0.03	⋯	—
	菜籽油	100	0.1	899	3 761	⋯	99.9	0	9	9	3.7	—	—	⋯	⋯	Tr	—
	酱油	100	67.3	63	264	5.6	0.1	10.1	66	204	8.6		—	0.05	0.13	1.7	
	醋	100	90.6	31	130	2.1	0.3	4.9	17	96	6.0		—	0.03	0.05	1.4	
	甜面酱	100	53.9	136	569	5.5	0.6	28.5	29	76	3.6	5	30	0.03	0.14	2.0	
	芝麻酱	100	0.3	618	2 586	19.2	52.7	22.7	1 170	626	50.3	17	100	0.16	0.22	5.8	
	辣椒酱	100	71.2	31	130	0.8	2.8	3.2	117	30	3.8	132	790	0.01	0.09	1.1	
	白砂糖	100	Tr	400	1 674	⋯	⋯	99.9	20	8	0.6	—		⋯	⋯	⋯	⋯
小吃及其他	蛋糕	100	18.6	347	1 452	8.6	5.1	67.1	39	130	2.5	86	190	0.09	0.09	0.8	
	江米条	100	4.0	439	1 837	5.7	11.7	78.1	33	56	2.5	⋯	—	0.18	0.03	2.5	—
	金糕条	100	22.6	300	1 255	0.6	0.6	74.6	42	18	6.3	10	60	0.02	0.08	0.3	10
	山楂果丹皮	100	16.7	321	1 343	1.0	0.8	80.0	52	41	11.6	25	150	0.02	0.03	0.7	3

类别	食物名称	可食部分	水分	能量		蛋白质（克）	脂肪（克）	碳水化合物（克）	钙（毫克）	磷（毫克）	铁（毫克）	维生素A（微克）	胡萝卜素（微克）	维生素B1（毫克）	维生素B2（毫克）	维生素PP（毫克）	维生素C（毫克）
				（千卡）	（千焦）												
	桃酥	100	5.4	481	2 013	7.1	21.8	65.1	48	87	3.1	—	—	0.02	0.05	2.3	—
	冰激凌	100	74.4	127	531	2.4	5.3	17.3	126	67	0.5	48	—	0.01	0.03	0.2	—
	冰棍	100	88.3	47	197	0.8	0.2	10.5	31	13	0.9	…	—	0.01	0.01	0.2	—

（符号说明：—未测定；…未检出；Tr微量）

2. 0—6岁儿童身高、体重参考值[①]

附表(1)　0—36个月男童的年龄身高表(卧位)　　　　　　　　　　（厘米）

年龄（月）	−2S	−1S	X̄	+1S	+2S
0	45.9	48.2	50.5	52.8	55.1
1	49.7	52.1	54.6	57.0	59.5
2	52.9	55.5	58.1	60.7	63.2
3	55.8	58.5	61.1	63.7	66.4
4	58.3	61.0	63.7	66.4	69.1
5	60.5	63.2	65.9	68.6	71.3
6	62.4	65.1	67.8	70.5	73.2
7	64.1	66.8	69.5	72.2	74.8
8	65.7	68.3	71.0	73.6	76.3
9	67.0	69.7	72.3	75.0	77.6
10	68.3	71.0	73.6	78.3	78.9
11	69.6	72.2	74.9	77.5	80.2
12	70.7	73.4	76.1	78.8	81.5
13	71.8	74.5	77.2	80.0	82.7
14	72.8	75.6	78.3	81.1	83.9
15	73.7	76.6	79.4	82.3	85.1
16	74.6	77.5	80.4	83.4	86.3
17	75.5	78.5	81.4	84.4	87.4
18	76.3	79.4	82.4	85.4	88.5
19	77.1	80.2	83.3	86.4	89.5
20	77.9	81.1	84.2	87.4	90.6
21	78.7	81.9	85.1	88.4	91.6
22	79.4	82.7	86.0	89.3	92.5
23	80.2	83.5	86.8	90.2	93.5
24	80.9	84.3	87.6	91.0	94.4
25	81.7	85.1	88.5	91.8	95.2

[①]　表中数据来源：石淑华.儿童保健学(2版)[M].北京：人民卫生出版社,2005,342—366.

年龄(月)	−2S	−1S	$\overline{X}$	+1S	+2S
26	82.4	85.8	89.2	92.7	96.1
27	83.2	86.6	90.0	93.4	96.9
28	83.9	87.4	90.8	94.2	97.6
29	84.7	88.1	91.6	95.0	98.4
30	85.4	88.9	92.3	95.7	99.2
31	86.2	89.6	93.0	96.5	99.9
32	86.9	90.3	93.7	97.2	100.6
33	87.6	91.0	94.5	97.9	101.4
34	88.2	91.7	95.2	98.6	102.1
35	88.8	92.3	95.8	99.3	102.8
36	89.4	93.0	96.5	100.1	103.6

附表(2)　3—6 岁男童的年龄身高表(立位)　　　　　　　　(厘米)

年龄(岁)	月	−2S	−1S	$\overline{X}$	+1S	+2S
3	0	87.3	91.1	94.9	98.7	102.5
3	1	87.9	91.8	95.6	99.5	103.3
3	2	88.6	92.4	96.3	100.2	104.1
3	3	89.2	93.1	97.0	101.0	104.9
3	4	89.8	93.8	97.7	101.7	105.7
3	5	90.4	94.4	98.4	102.4	106.4
3	6	91.0	95.0	99.1	103.1	107.2
3	7	91.6	95.7	99.7	103.8	107.9
3	8	92.1	96.3	100.4	104.5	108.7
3	9	92.7	96.9	101.0	105.2	109.4
3	10	93.3	97.5	101.7	105.9	110.1
3	11	93.9	98.1	102.3	106.6	110.8
4	0	94.4	98.7	102.9	107.2	111.5
4	1	95.0	99.3	103.6	107.9	112.2
4	2	95.5	99.9	104.5	108.5	112.8
4	3	96.1	100.4	104.8	109.1	113.5
4	4	96.6	101.0	105.4	109.8	114.2
4	5	97.1	101.6	106.0	110.4	114.8
4	6	97.7	102.1	106.6	111.0	115.4
4	7	98.2	102.7	107.1	111.6	116.1
4	8	98.7	103.2	107.7	112.2	116.7
4	9	99.2	103.7	108.3	112.8	117.3
4	10	99.7	104.3	108.8	113.4	117.9
4	11	100.2	104.8	109.4	114.0	118.5

年龄(岁)	月	−2S	−1S	$\overline{X}$	+1S	+2S
5	0	100.7	105.3	109.9	114.5	119.1
5	1	101.2	105.8	110.5	115.1	119.7
5	2	101.7	106.4	111.0	115.6	120.3
5	3	102.2	106.9	111.5	116.2	120.9
5	4	102.7	107.4	112.1	116.8	121.4
5	5	103.2	107.9	112.6	117.3	122.0
5	6	103.6	108.4	113.1	117.8	122.6
5	7	104.1	108.9	113.6	118.4	123.1
5	8	104.6	109.3	114.1	118.9	123.7
5	9	105.0	109.8	114.6	119.4	124.2
5	10	105.5	110.3	115.1	119.9	124.7
5	11	105.9	110.8	115.6	120.4	125.3
6	0	106.4	111.2	116.1	121.0	125.8
6	1	106.8	111.7	116.6	121.5	126.3
6	2	107.3	112.2	117.1	122.0	126.9
6	3	107.7	112.6	117.5	122.5	127.4
6	4	108.1	113.1	118.0	123.0	127.9
6	5	108.6	113.5	118.5	123.4	128.4
6	6	109.0	114.0	119.0	123.9	128.9
6	7	109.4	114.4	119.4	124.4	129.4
6	8	109.8	114.9	119.9	124.9	129.9
6	9	110.3	115.3	120.3	125.4	130.4
6	10	110.7	115.7	120.8	125.8	130.9
6	11	111.1	116.2	121.2	126.3	131.4

附表(3)　0—36个月女童的年龄身高表(卧位)　　　　　　　　(厘米)

年龄(月)	−2S	−1S	$\overline{X}$	+1S	+2S
0	45.5	47.4	49.9	52.0	54.2
1	49.0	51.2	53.3	55.8	58.1
2	52.0	54.4	56.8	59.2	61.6
3	54.6	57.1	59.5	62.0	64.5
4	56.9	59.4	62.0	64.5	67.1
5	58.9	61.5	64.1	66.7	69.3
6	60.6	63.3	65.9	68.6	71.2
7	62.2	64.9	67.6	70.2	72.9
8	63.7	66.4	69.1	71.8	74.5
9	65.0	67.7	70.4	73.2	75.9
10	66.2	69.0	71.8	74.5	77.3

年龄(月)	-2S	-1S	X̄	+1S	+2S
11	67.5	70.3	73.1	75.9	78.7
12	68.6	71.5	74.3	77.1	80.0
13	69.8	72.6	75.5	78.4	81.2
14	70.8	73.7	76.7	79.6	82.5
15	71.9	74.8	77.8	80.7	83.7
16	72.9	75.9	78.9	81.8	84.8
17	73.8	76.9	79.9	82.9	86.0
18	74.8	77.9	80.9	84.0	87.1
19	75.7	78.8	81.9	85.0	88.1
20	76.6	79.7	82.9	86.0	89.2
21	77.4	80.6	83.8	87.0	90.2
22	78.3	81.5	84.7	87.9	91.1
23	79.1	82.4	85.6	88.9	92.1
24	79.9	83.2	85.5	89.8	93.0
25	80.7	84.0	87.3	90.6	93.9
26	81.5	84.8	88.2	91.5	94.8
27	82.3	85.6	89.0	92.3	95.7
28	83.0	86.4	89.8	93.1	96.5
29	83.8	87.2	90.6	93.9	97.3
30	84.5	87.9	91.3	94.7	98.1
31	85.2	88.6	92.1	95.5	98.9
32	85.9	89.3	92.8	96.3	99.7
33	86.6	90.0	93.5	97.0	100.5
34	87.2	90.7	94.2	97.7	101.2
35	87.8	91.4	94.9	98.4	102.0
36	88.4	92.0	95.6	99.1	102.7

附表(4) 3—6岁女童的年龄身高表(立位) (厘米)

年龄(岁)	月	-2S	-1S	X̄	+1S	+2S
3	0	86.5	90.2	93.9	97.6	101.4
3	1	87.1	90.9	94.6	98.4	102.1
3	2	87.7	91.5	95.3	99.1	102.9
3	3	88.4	92.2	96.0	99.8	103.6
3	4	89.0	92.8	96.6	100.5	104.3
3	5	89.6	93.4	97.3	101.2	105.0
3	6	90.2	94.0	97.9	101.8	105.7
3	7	90.7	94.7	98.6	102.5	106.4
3	8	91.3	95.3	99.2	103.1	107.1

年龄(岁)	月	−2S	−1S	x̄	+1S	+2S
3	9	91.9	95.8	99.8	103.8	107.8
3	10	92.4	96.4	100.4	104.4	108.4
3	11	93.0	97.0	101.0	105.1	109.1
4	0	93.5	97.6	101.6	105.7	109.7
4	1	94.1	98.1	102.2	106.3	110.4
4	2	94.6	98.7	102.8	106.9	111.0
4	3	95.1	99.3	103.4	107.5	111.6
4	4	95.6	99.8	104.0	108.1	112.3
4	5	96.1	100.3	104.5	108.7	112.9
4	6	96.7	100.9	105.1	109.3	113.5
4	7	97.1	101.4	105.6	109.9	114.1
4	8	97.6	101.9	106.2	110.5	114.8
4	9	98.1	102.4	106.7	111.1	115.4
4	10	98.6	102.9	107.3	111.6	116.0
4	11	99.1	103.5	107.8	112.2	116.6
5	0	99.5	104.0	108.4	112.8	117.2
5	1	100.0	104.5	108.9	113.4	117.8
5	2	100.5	105.0	109.5	113.9	118.4
5	3	100.9	105.4	110.0	114.5	119.1
5	4	101.4	105.9	110.5	115.1	119.7
5	5	101.8	106.4	111.0	115.7	120.3
5	6	102.2	106.9	111.6	116.2	120.9
5	7	102.7	107.4	112.1	116.8	121.5
5	8	103.1	107.9	112.6	117.3	122.1
5	9	103.5	108.3	113.1	117.9	122.7
5	10	104.0	108.8	113.6	118.4	123.3
5	11	104.4	109.3	114.1	119.0	123.9
6	0	104.8	109.7	114.6	119.6	124.5
6	1	105.2	110.2	115.1	120.1	125.1
6	2	105.6	110.6	115.6	120.6	125.7
6	3	106.0	111.1	116.1	121.2	126.3
6	4	106.4	111.5	116.6	121.7	126.8
6	5	106.8	112.0	117.1	122.3	127.4
6	6	107.2	112.4	117.6	122.8	128.0
6	7	107.6	112.9	118.1	123.4	128.6
6	8	108.0	113.3	118.6	123.9	129.2
6	9	108.4	113.8	119.1	124.4	129.8
6	10	108.8	114.2	119.6	125.0	130.4
6	11	109.2	114.7	120.1	125.5	131.0

附表(5)　0—36个月男童的年龄体重表 （千克）

年龄(月)	-2S	-1S	X̄	+1S	+2S
0	2.4	2.9	3.3	3.8	4.3
1	2.9	3.6	4.3	5.0	5.6
2	3.5	4.3	5.2	6.0	6.8
3	4.1	5.0	6.0	6.9	7.7
4	4.7	5.7	6.7	7.6	8.5
5	5.3	6.3	7.3	8.2	9.2
6	5.9	6.9	7.8	8.8	9.8
7	6.4	7.4	8.3	9.3	10.3
8	6.9	7.8	8.8	9.8	10.8
9	7.2	8.2	9.2	10.2	11.3
10	7.6	8.6	9.5	10.6	11.7
11	7.9	8.9	9.9	10.9	12.0
12	8.1	9.1	10.2	11.3	12.4
13	8.3	9.4	10.4	11.5	12.7
14	8.5	9.6	10.7	11.8	13.0
15	8.7	9.8	10.9	12.0	13.2
16	8.8	10.0	11.1	12.3	13.5
17	9.0	10.1	11.3	12.5	13.7
18	9.1	10.3	11.5	12.7	13.9
19	9.2	10.5	11.7	12.9	14.1
20	9.4	10.6	11.8	13.1	14.4
21	9.5	10.8	12.0	13.3	14.6
22	9.7	10.9	12.2	13.5	14.8
23	9.8	11.1	12.4	13.7	15.0
24	9.9	11.3	12.6	13.9	15.2
25	10.1	11.4	12.8	14.1	15.4
26	10.2	11.6	13.0	14.3	15.6
27	10.3	11.7	13.1	14.5	15.8
28	10.5	11.9	13.1	14.6	16.0
29	10.6	12.1	13.5	14.8	16.2
30	10.8	12.2	13.7	15.0	16.4
31	10.9	12.4	13.8	15.2	16.6
32	11.0	12.5	14.0	15.4	16.8
33	11.2	12.7	14.2	15.6	17.0
34	11.3	12.8	14.4	15.8	17.2
35	11.4	13.0	14.5	16.0	17.4
36	11.6	13.1	14.7	16.2	17.7

年龄(岁)	月	−2S	−1S	X̄	+1S	+2S
3	0	11.4	13.0	14.6	16.4	18.3
3	1	11.5	13.2	14.8	16.6	18.5
3	2	11.7	13.3	15.0	16.8	18.7
3	3	11.8	13.5	15.2	17.0	18.9
3	4	11.9	13.6	15.3	17.2	19.1
3	5	12.0	13.8	15.5	17.4	19.3
3	6	12.1	13.9	15.7	17.6	19.5
3	7	12.3	14.1	15.8	17.8	19.7
3	8	12.4	14.2	16.0	18.0	19.9
3	9	12.5	14.4	16.2	18.2	20.1
3	10	12.6	14.5	16.4	18.4	20.4
3	11	12.8	14.6	16.5	18.6	20.6
4	0	12.9	14.8	16.7	18.7	20.8
4	1	13.0	14.9	16.9	18.9	21.0
4	2	13.1	15.1	17.0	19.1	21.2
4	3	13.3	15.2	17.2	19.3	21.4
4	4	13.4	15.4	17.4	19.5	21.7
4	5	13.5	15.5	17.5	19.7	21.9
4	6	13.7	15.7	17.7	19.9	22.1
4	7	13.8	15.8	17.9	20.1	22.3
4	8	13.9	16.0	18.0	20.3	22.6
4	9	14.0	16.1	18.2	20.5	22.8
4	10	14.2	16.3	18.3	20.7	23.0
4	11	14.3	16.4	18.5	20.9	23.3
5	0	14.4	16.6	18.7	21.1	23.5
5	1	14.6	16.7	18.8	21.3	23.7
5	2	14.7	16.9	19.0	21.5	24.0
5	3	14.8	17.0	19.2	21.7	24.2
5	4	15.0	17.1	19.3	21.9	24.5
5	5	15.1	17.3	19.5	22.1	24.7
5	6	15.2	17.4	19.7	22.3	25.0
5	7	15.4	17.6	19.8	22.5	25.2
5	8	15.5	17.7	20.0	22.7	25.5
5	9	15.6	17.9	20.2	23.0	25.7
5	10	15.8	18.0	20.3	23.2	26.0
5	11	15.9	18.2	20.5	23.4	26.3
6	0	16.0	18.4	20.7	23.6	26.6
6	1	16.2	18.5	20.9	23.8	26.8

年龄(岁)	月	−2S	−1S	$\overline{X}$	＋1S	＋2S
6	2	16.3	18.7	21.0	24.1	27.1
6	3	16.4	18.8	21.1	24.3	27.4
6	4	16.5	19.0	21.4	24.5	27.7
6	5	16.7	19.1	21.6	24.8	28.0
6	6	16.8	19.3	21.7	25.0	28.3
6	7	16.9	19.4	21.9	25.3	28.6
6	8	17.1	19.6	22.1	25.5	28.9
6	9	17.2	19.7	22.3	25.8	29.2
6	10	17.3	19.9	22.5	26.0	29.5
6	11	17.5	20.1	22.7	26.3	29.9

附表(7)　0—36个月女童的年龄体重表　　　　　　　　　　(千克)

年龄(月)	−2S	−1S	$\overline{X}$	＋1S	＋2S
0	2.2	2.7	3.2	3.6	4.0
1	2.8	3.4	4.0	4.5	5.1
2	3.3	4.0	4.7	5.4	6.1
3	3.9	4.7	5.4	6.2	7.0
4	4.5	5.3	6.0	6.9	7.7
5	5.0	5.8	6.7	7.5	8.4
6	5.5	6.3	7.2	8.1	9.0
7	5.9	6.8	7.7	8.7	9.6
8	6.3	7.2	7.2	9.1	10.1
9	6.6	7.6	8.6	9.6	10.5
10	6.9	7.9	8.9	9.9	10.9
11	7.2	8.2	9.2	10.3	11.3
12	7.4	8.5	9.5	10.6	11.6
13	7.6	8.7	9.8	10.8	11.9
14	7.8	8.9	10.0	11.1	12.2
15	8.0	9.1	10.2	11.3	12.4
16	8.2	9.3	10.4	11.5	12.6
17	8.3	9.5	10.6	11.8	12.9
18	8.5	9.7	10.8	12.0	13.1
19	8.6	9.8	11.0	12.2	13.3
20	8.8	10.0	11.2	12.4	13.5
21	9.0	10.2	11.4	12.6	13.8
22	9.1	10.3	11.5	12.8	14.0
23	9.3	10.5	11.7	13.0	14.2
24	9.4	10.7	11.9	13.2	14.5

年龄(月)	−2S	−1S	$\overline{X}$	+1S	+2S
25	9.6	10.8	12.1	13.4	14.7
26	9.7	11.0	12.3	13.6	14.9
27	9.9	11.2	12.4	13.8	15.2
28	10.1	11.3	12.6	14.0	15.4
29	10.2	11.5	12.8	14.2	15.6
30	10.3	11.6	12.9	14.4	15.9
31	10.5	11.8	13.1	14.6	16.1
32	10.6	11.9	13.3	14.8	16.3
33	10.7	12.1	13.4	15.0	16.5
34	10.9	12.2	13.6	15.2	16.7
35	11.0	12.4	13.8	15.4	16.9
36	11.1	12.5	13.9	15.5	17.1

附表(8)　3—6岁女童的年龄体重表　　　　　　　　　　　　　　(千克)

年龄(岁)	月	−2S	−1S	$\overline{X}$	+1S	+2S
3	0	11.2	12.6	14.1	16.1	18.0
3	1	11.3	12.8	14.3	16.3	18.3
3	2	11.4	12.9	14.4	16.5	18.5
3	3	11.5	13.1	14.6	16.7	18.7
3	4	11.6	13.2	14.8	16.9	19.0
3	5	11.8	13.3	14.9	17.0	19.2
3	6	11.9	13.5	15.1	17.2	19.4
3	7	12.0	13.6	15.2	17.4	19.6
3	8	12.1	13.7	15.4	17.6	19.8
3	9	12.2	13.9	15.5	17.8	20.1
3	10	12.3	14.0	15.7	18.0	20.3
3	11	12.4	14.1	15.8	18.1	20.5
4	0	12.6	14.3	16.0	18.3	20.7
4	1	12.7	14.4	16.1	18.5	20.9
4	2	12.8	14.5	16.2	18.7	21.1
4	3	12.9	14.6	16.4	18.9	21.3
4	4	13.0	14.8	16.5	19.0	21.5
4	5	13.1	14.9	16.7	19.2	21.7
4	6	13.2	15.0	16.8	19.4	21.9
4	7	13.3	15.1	17.0	19.6	22.2
4	8	13.4	15.2	17.1	19.7	22.4
4	9	13.5	15.4	17.2	19.9	22.6
4	10	13.6	15.5	17.4	20.1	22.8

年龄(岁)	月	−2S	−1S	$\overline{X}$	+1S	+2S
4	11	13.7	15.6	17.5	20.3	23.0
5	0	13.8	15.7	17.7	20.4	23.2
5	1	13.9	15.9	17.8	20.6	23.5
5	2	14.0	16.0	18.0	20.0*	23.7
5	3	14.1	16.1	18.1	21.0	23.9
5	4	14.2	16.2	18.3	21.2	24.1
5	5	14.3	16.4	18.4	21.4	24.4
5	6	14.4	16.5	18.6	21.6	24.6
5	7	14.5	16.6	18.7	21.8	24.9
5	8	14.6	16.7	18.9	22.0	25.1
5	9	14.7	16.9	19.0	22.2	25.4
5	10	14.8	17.0	19.2	22.4	25.7
5	11	14.9	17.1	19.4	22.6	25.9
6	0	15.0	17.3	19.5	22.9	26.2
6	1	15.1	17.4	19.7	23.1	26.5
6	2	15.2	17.5	19.9	23.3	26.8
6	3	15.3	17.7	20.0	23.6	27.1
6	4	15.4	17.8	20.2	23.8	27.4
6	5	15.5	18.0	20.4	24.1	27.7
6	6	15.7	18.1	20.6	24.3	28.0
6	7	15.8	18.3	20.8	24.6	28.4
6	8	15.9	18.4	21.0	24.9	28.7
6	9	16.0	18.6	21.2	25.1	29.1
6	10	16.1	18.8	21.4	25.4	29.4
6	11	16.2	18.9	21.6	25.7	29.8

注:带＊的数据为估计值。

3. 托儿所、幼儿园卫生保健管理办法

《托儿所幼儿园卫生保健管理办法》已于 2010 年 3 月 1 日经卫生部部务会议审议通过,并经教育部同意,自 2010 年 11 月 1 日起施行(中华人民共和国卫生部中华人民共和国教育部第 76 号令)。

第一条　为提高托儿所、幼儿园卫生保健工作水平,预防和减少疾病发生,保障儿童身心健康,制定本办法。

第二条　本办法适用于招收 0—6 岁儿童的各级各类托儿所、幼儿园(以下简称托幼机构)。

第三条　托幼机构应当贯彻保教结合、预防为主的方针,认真做好卫生保健工作。

第四条　县级以上各级人民政府卫生行政部门应当将托幼机构的卫生保健工作作为公共卫生服务的重要内容,加强监督和指导。

县级以上各级人民政府教育行政部门协助卫生行政部门检查指导托幼机构的卫生保健工作。

第五条　县级以上妇幼保健机构负责对辖区内托幼机构卫生保健工作进行业务指导。业务指导的内容包括:膳食营养、体格锻炼、健康检查、卫生消毒、疾病预防等。

疾病预防控制机构应当定期为托幼机构提供疾病预防控制咨询服务和指导。

卫生监督执法机构应当依法对托幼机构的饮用水卫生、传染病预防和控制等工作进行监督检查。

第六条 托幼机构设有食堂提供餐饮服务的,应当按照《食品安全法》、《食品安全法实施条例》以及有关规章的要求,认真落实各项食品安全要求。

食品药品监督管理部门等负责餐饮服务监督管理的部门应当依法加强对托幼机构食品安全的指导与监督检查。

第七条 托幼机构的建筑、设施、设备、环境及提供的食品、饮用水等应当符合国家有关卫生标准、规范的要求。

第八条 新设立的托幼机构,招生前应当取得县级以上地方人民政府卫生行政部门指定的医疗卫生机构出具的符合《托儿所幼儿园卫生保健工作规范》的卫生评价报告。

各级教育行政部门应当将卫生保健工作质量纳入托幼机构的分级定类管理。

第九条 托幼机构的法定代表人或者负责人是本机构卫生保健工作的第一责任人。

第十条 托幼机构应当根据规模、接收儿童数量等设立相应的卫生室或者保健室,具体负责卫生保健工作。

卫生室应当符合医疗机构基本标准,取得卫生行政部门颁发的《医疗机构执业许可证》。

保健室不得开展诊疗活动,其配置应当符合保健室设置基本要求。

第十一条 托幼机构应当聘用符合国家规定的卫生保健人员。卫生保健人员包括医师、护士和保健员。

在卫生室工作的医师应当取得卫生行政部门颁发的《医师执业证书》,护士应当取得《护士执业证书》。

在保健室工作的保健员应当具有高中以上学历,经过卫生保健专业知识培训,具有托幼机构卫生保健基础知识,掌握卫生消毒、传染病管理和营养膳食管理等技能。

第十二条 托幼机构聘用卫生保健人员应当按照收托 150 名儿童至少设 1 名专职卫生保健人员的比例配备卫生保健人员。收托 150 名以下儿童的,应当配备专职或者兼职卫生保健人员。

第十三条 托幼机构卫生保健人员应当定期接受当地妇幼保健机构组织的卫生保健专业知识培训。

托幼机构卫生保健人员应当对机构内的工作人员进行卫生知识宣传教育、疾病预防、卫生消毒、膳食营养、食品卫生、饮用水卫生等方面的具体指导。

第十四条 托幼机构工作人员上岗前必须经县级以上人民政府卫生行政部门指定的医疗卫生机构进行健康检查,取得《托幼机构工作人员健康合格证》后方可上岗。

托幼机构应当组织在岗工作人员每年进行 1 次健康检查;在岗人员患有传染性疾病的,应当立即离岗治疗,治愈后方可上岗工作。

精神病患者、有精神病史者不得在托幼机构工作。

第十五条 托幼机构应当严格按照《托儿所幼儿园卫生保健工作规范》开展卫生保健工作。

托幼机构卫生保健工作包括以下内容:

(一)根据儿童不同年龄特点,建立科学、合理的一日生活制度,培养儿童良好的卫生习惯;

(二)为儿童提供合理的营养膳食,科学制订食谱,保证膳食平衡;

(三)制订与儿童生理特点相适应的体格锻炼计划,根据儿童年龄特点开展游戏及体育活动,并保证儿童户外活动时间,增进儿童身心健康;

(四)建立健康检查制度,开展儿童定期健康检查工作,建立健康档案。坚持晨检及全日健康观察,

做好常见病的预防,发现问题及时处理;

(五)严格执行卫生消毒制度,做好室内外环境及个人卫生。加强饮食卫生管理,保证食品安全;

(六)协助落实国家免疫规划,在儿童入托时应当查验其预防接种证,未按规定接种的儿童要告知其监护人,督促监护人带儿童到当地规定的接种单位补种;

(七)加强日常保育护理工作,对体弱儿进行专案管理。配合妇幼保健机构定期开展儿童眼、耳、口腔保健,开展儿童心理卫生保健;

(八)建立卫生安全管理制度,落实各项卫生安全防护工作,预防伤害事故的发生;

(九)制订健康教育计划,对儿童及其家长开展多种形式的健康教育活动;

(十)做好各项卫生保健工作信息的收集、汇总和报告工作。

第十六条　托幼机构应当在疾病预防控制机构指导下,做好传染病预防和控制管理工作。

托幼机构发现传染病患儿应当及时按照法律、法规和卫生部的规定进行报告,在疾病预防控制机构的指导下,对环境进行严格消毒处理。

在传染病流行期间,托幼机构应当加强预防控制措施。

第十七条　疾病预防控制机构应当收集、分析、调查、核实托幼机构的传染病疫情,发现问题及时通报托幼机构,并向卫生行政部门和教育行政部门报告。

第十八条　儿童入托幼机构前应当经医疗卫生机构进行健康检查,合格后方可进入托幼机构。

托幼机构发现在园(所)的儿童患疑似传染病时应当及时通知其监护人离园(所)诊治。患传染病的患儿治愈后,凭医疗卫生机构出具的健康证明方可入园(所)。

儿童离开托幼机构3个月以上应当进行健康检查后方可再次入托幼机构。

医疗卫生机构应当按照规定的体检项目开展健康检查,不得违反规定擅自改变。

第十九条　托幼机构有下列情形之一的,由卫生行政部门责令限期改正,通报批评;逾期不改的,给予警告;情节严重的,由教育行政部门依法给予行政处罚:

(一)未按要求设立保健室、卫生室或者配备卫生保健人员的;

(二)聘用未进行健康检查或者健康检查不合格的工作人员的;

(三)未定期组织工作人员健康检查的;

(四)招收未经健康检查或健康检查不合格的儿童入托幼机构的;

(五)未严格按照《托儿所幼儿园卫生保健工作规范》开展卫生保健工作的。

卫生行政部门应当及时将处理结果通报教育行政部门,教育行政部门将其作为托幼机构分级定类管理和质量评估的依据。

第二十条　托幼机构未取得《医疗机构执业许可证》擅自设立卫生室,进行诊疗活动的,按照《医疗机构管理条例》的有关规定进行处罚。

第二十一条　托幼机构未按照规定履行卫生保健工作职责,造成传染病流行、食物中毒等突发公共卫生事件的,卫生行政部门、教育行政部门依据相关法律法规给予处罚。

县级以上医疗卫生机构未按照本办法规定履行职责,导致托幼机构发生突发公共卫生事件的,卫生行政部门依据相关法律法规给予处罚。

第二十二条　小学附设学前班、单独设立的学前班参照本办法执行。

第二十三条　各省、自治区、直辖市可以结合当地实际,根据本办法制定实施细则。

第二十四条　对认真执行本办法,在托幼机构卫生保健工作中做出显著成绩的单位和个人,由各级人民政府卫生行政部门和教育行政部门给予表彰和奖励。

第二十五条　《托儿所幼儿园卫生保健工作规范》由卫生部负责制定。

第二十六条　本办法自 2010 年 11 月 1 日起施行。1994 年 12 月 1 日由卫生部、原国家教委联合发布的《托儿所、幼儿园卫生保健管理办法》同时废止。

4. 托儿所、幼儿园卫生保健工作规范(摘录)

为贯彻落实《托儿所幼儿园卫生保健管理办法》(卫生部、教育部令第 76 号),加强托儿所、幼儿园卫生保健工作,切实提高托幼机构卫生保健工作质量,2012 年 5 月 9 日,卫生部以卫妇社发〔2012〕35 号印发《托儿所幼儿园卫生保健工作规范》。

第二部分　卫生保健工作内容与要求

一、一日生活安排

(一)托幼机构应当根据各年龄段儿童的生理、心理特点,结合本地区的季节变化和本托幼机构的实际情况,制订合理的生活制度。

(二)合理安排儿童作息时间和睡眠、进餐、大小便、活动、游戏等各个生活环节的时间、顺序和次数,注意动静结合、集体活动与自由活动结合、室内活动与室外活动结合,不同形式的活动交替进行。

(三)保证儿童每日充足的户外活动时间。全日制儿童每日不少于 2 小时,寄宿制儿童不少于 3 小时,寒冷、炎热季节可酌情调整。

(四)根据儿童年龄特点和托幼机构服务形式合理安排每日进餐和睡眠时间。制订餐、点数,儿童正餐间隔时间 3.5—4 小时,进餐时间 20—30 分钟/餐,餐后安静活动或散步时间 10—15 分钟。3—6 岁儿童午睡时间根据季节以 2—2.5 小时/日为宜,3 岁以下儿童日间睡眠时间可适当延长。

(五)严格执行一日生活制度,卫生保健人员应当每日巡视,观察班级执行情况,发现问题及时予以纠正,以保证儿童在托幼机构内生活的规律性和稳定性。

二、儿童膳食

(一)膳食管理

1. 托幼机构食堂应当按照《食品安全法》、《食品安全法实施条例》以及《餐饮服务许可管理办法》、《餐饮服务食品安全监督管理办法》、《学校食堂与学生集体用餐卫生管理规定》等有关法律法规和规章的要求,取得《餐饮服务许可证》,建立健全各项食品安全管理制度。

2. 托幼机构应当为儿童提供符合国家《生活饮用水卫生标准》的生活饮用水。保证儿童按需饮水。每日上、下午各 1—2 次集中饮水,1—3 岁儿童饮水量 50—100 毫升/次,3—6 岁儿童饮水量 100—150 毫升/次,并根据季节变化酌情调整饮水量。

3. 儿童膳食应当专人负责,建立有家长代表参加的膳食委员会并定期召开会议,进行民主管理。工作人员与儿童膳食要严格分开,儿童膳食费专款专用,账目每月公布,每学期膳食收支盈亏不超过 2%。

4. 儿童食品应当在具有《食品生产许可证》或《食品流通许可证》的单位采购。食品进货前必须采购查验及索票索证,托幼机构应建立食品采购和验收记录。

5. 儿童食堂应当每日清扫、消毒,保持内外环境整洁。食品加工用具必须生熟标识明确、分开使用、定位存放。餐饮具、熟食盛器应在食堂或清洗消毒间集中清洗消毒,消毒后保洁存放。库存食品应当分类、注有标识、注明保质日期、定位储藏。

6. 禁止加工变质、有毒、不洁、超过保质期的食物,不得制作和提供冷荤凉菜。留样食品应当按品种分别盛放于清洗消毒后的密闭专用容器内,在冷藏条件下存放 48 小时以上;每样品种不少于 100 克以满足检验需要,并作好记录。

7. 进餐环境应当卫生、整洁、舒适。餐前做好充分准备,按时进餐,保证儿童情绪愉快,培养儿童良好的饮食行为和卫生习惯。

(二)膳食营养

1. 托幼机构应当根据儿童生理需求,以《中国居民膳食指南》为指导,参考"中国居民膳食营养素参考摄入量(DRIs)"和各类食物每日参考摄入量(见表),制订儿童膳食计划。

2. 根据膳食计划制订带量食谱,1—2周更换1次。食物品种要多样化且合理搭配。

3. 在主副食的选料、洗涤、切配、烹调的过程中,方法应当科学合理,减少营养素的损失,符合儿童清淡口味,达到营养膳食的要求。烹调食物注意色、香、味、形,提高儿童的进食兴趣。

4. 托幼机构至少每季度进行1次膳食调查和营养评估。儿童热量和蛋白质平均摄入量全日制托幼机构应当达到"DRIs"的80%以上,寄宿制托幼机构应当达到"DRIs"的90%以上。维生素 A、B_1、B_2、C 及矿物质钙、铁、锌等应当达到"DRIs"的80%以上。三大营养素热量占总热量的百分比是蛋白质12%—15%,脂肪 30%—35%,碳水化合物 50%—60%。每日早餐、午餐、晚餐热量分配比例为 30%、40%和 30%。优质蛋白质占蛋白质总量的 50%以上。

5. 有条件的托幼机构可为贫血、营养不良、食物过敏等儿童提供特殊膳食。不提供正餐的托幼机构,每日至少提供1次点心。

表　儿童各类食物每日参考摄入量

食物种类	1—3 岁	3—6 岁
谷类	100—150 克	180—260 克
蔬菜类	150—200 克	200—250 克
水果类	150—200 克	150—300 克
鱼虾类		40—50 克
禽畜肉类	100 克	30—40 克
蛋类		60 克
液态奶	350—500 毫升	300—400 毫升
大豆及豆制品	—	25 克
烹调油	20—25 克	25—30 克

注:表中数据来源:《中国孕期、哺乳期妇女和0—6岁儿童膳食指南》(中国营养学会妇幼分会,2010 年)。

三、体格锻炼

(一)托幼机构应当根据儿童的年龄及生理特点,每日有组织地开展各种形式的体格锻炼,掌握适宜的运动强度,保证运动量,提高儿童身体素质。

(二)保证儿童室内外运动场地和运动器械的清洁、卫生、安全,做好场地布置和运动器械的准备。定期进行室内外安全隐患排查。

(三)利用日光、空气、水和器械,有计划地进行儿童体格锻炼。做好运动前的准备工作。运动中注意观察儿童面色、精神状态、呼吸、出汗量和儿童对锻炼的反应,若有不良反应要及时采取措施或停止锻炼;加强运动中的保护,避免运动伤害。运动后注意观察儿童的精神、食欲、睡眠等状况。

(四)全面了解儿童健康状况,患病儿童停止锻炼;病愈恢复期的儿童运动量要根据身体状况予以调整;体弱儿童的体格锻炼进程应当较健康儿童缓慢,时间缩短,并要对儿童运动反应进行仔细的观察。

四、健康检查

(一)儿童健康检查

1. 入园(所)健康检查

（1）儿童入托幼机构前应当经医疗卫生机构进行健康检查，合格后方可入园（所）。

（2）承担儿童入园（所）体检的医疗卫生机构及人员应当取得相应的资格，并接受相关专业技术培训。应当按照《管理办法》规定的项目开展健康检查，规范填写"儿童入园（所）健康检查表"，不得违反规定擅自改变健康检查项目。

（3）儿童入园（所）体检中发现疑似传染病者应当"暂缓入园（所）"，及时确诊治疗。

（4）儿童入园（所）时，托幼机构应当查验"儿童入园（所）健康检查表"、"0—6岁儿童保健手册"、"预防接种证"。

发现没有预防接种证或未依照国家免疫规划受种的儿童，应当在30日内向托幼机构所在地的接种单位或县级疾病预防控制机构报告，督促监护人带儿童到当地规定的接种单位补证或补种。托幼机构应当在儿童补证或补种后复验预防接种证。

2. 定期健康检查

（1）承担儿童定期健康检查的医疗卫生机构及人员应当取得相应的资格。儿童定期健康检查项目包括：测量身长（身高）、体重，检查口腔、皮肤、心肺、肝脾、脊柱、四肢等，测查视力、听力，检测血红蛋白或血常规。

（2）1—3岁儿童每年健康检查2次，每次间隔6个月；3岁以上儿童每年健康检查1次。所有儿童每年进行1次血红蛋白或血常规检测。1—3岁儿童每年进行1次听力筛查；4岁以上儿童每年检查1次视力。体检后应当及时向家长反馈健康检查结果。

（3）儿童离开园（所）3个月以上需重新按照入园（所）检查项目进行健康检查。

（4）转园（所）儿童持原托幼机构提供的"儿童转园（所）健康证明"、"0—6岁儿童保健手册"可直接转园（所）。"儿童转园（所）健康证明"有效期3个月。

3. 晨午检及全日健康观察

（1）做好每日晨间或午间入园（所）检查。检查内容包括询问儿童在家有无异常情况，观察精神状况、有无发热和皮肤异常，检查有无携带不安全物品等，发现问题及时处理。

（2）应当对儿童进行全日健康观察，内容包括饮食、睡眠、大小便、精神状况、情绪、行为等，并作好观察及处理记录。

（3）卫生保健人员每日深入班级巡视2次，发现患病、疑似传染病儿童应当尽快隔离并与家长联系，及时到医院诊治，并追访诊治结果。

（4）患病儿童应当离园（所）休息治疗。如果接受家长委托喂药时，应当做好药品交接和登记，并请家长签字确认。

（二）工作人员健康检查

1. 上岗前健康检查

（1）托幼机构工作人员上岗前必须按照《管理办法》的规定，经县级以上人民政府卫生行政部门指定的医疗卫生机构进行健康检查，取得《托幼机构工作人员健康合格证》后方可上岗。

（2）精神病患者或者有精神病史者不得在托幼机构工作。

2. 定期健康检查

（1）托幼机构在岗工作人员必须按照《管理办法》规定的项目每年进行1次健康检查。

（2）在岗工作人员患有精神病者，应当立即调离托幼机构。

（3）凡患有下列症状或疾病者须离岗，治愈后须持县级以上人民政府卫生行政部门指定的医疗卫生机构出具的诊断证明，并取得"托幼机构工作人员健康合格证"后，方可回园（所）工作。

① 发热、腹泻等症状；

②流感、活动性肺结核等呼吸道传染性疾病；

③痢疾、伤寒、甲型病毒性肝炎、戊型病毒性肝炎等消化道传染性疾病；

④淋病、梅毒、滴虫性阴道炎、化脓性或者渗出性皮肤病等。

（4）体检过程中发现异常者，由体检的医疗卫生机构通知托幼机构的患病工作人员到相关专科进行复查和确诊，并追访诊治结果。

五、卫生与消毒

（一）环境卫生

1. 托幼机构应当建立室内外环境卫生清扫和检查制度，每周全面检查 1 次并记录，为儿童提供整洁、安全、舒适的环境。

2. 室内应当有防蚊、蝇、鼠、虫及防暑和防寒设备，并放置在儿童接触不到的地方。集中消毒应在儿童离园（所）后进行。

3. 保持室内空气清新、阳光充足。采取湿式清扫方式清洁地面。厕所做到清洁通风、无异味，每日定时打扫，保持地面干燥。便器每次用后及时清洗干净。

4. 卫生洁具各班专用专放并有标记。抹布用后及时清洗干净，晾晒、干燥后存放；拖布清洗后应当晾晒或控干后存放。

5. 枕席、凉席每日用温水擦拭，被褥每月曝晒 1—2 次，床上用品每月清洗 1—2 次。

6. 保持玩具、图书表面的清洁卫生，每周至少进行 1 次玩具清洗，每 2 周图书翻晒 1 次。

（二）个人卫生

1. 儿童日常生活用品专人专用，保持清洁。要求每人每日 1 巾 1 杯专用，每人 1 床位 1 被。

2. 培养儿童良好卫生习惯。饭前便后应当用肥皂、流动水洗手，早晚洗脸、刷牙，饭后漱口，做到勤洗头洗澡换衣、勤剪指（趾）甲，保持服装整洁。

3. 工作人员应当保持仪表整洁，注意个人卫生。饭前便后和护理儿童前应用肥皂、流动水洗手；上班时不戴戒指，不留长指甲；不在园（所）内吸烟。

（三）预防性消毒

1. 儿童活动室、卧室应当经常开窗通风，保持室内空气清新。每日至少开窗通风 2 次，每次至少10—15 分钟。在不适宜开窗通风时，每日应当采取其他方法对室内空气消毒 2 次。

2. 餐桌每餐使用前消毒。水杯每日清洗消毒，用水杯喝豆浆、牛奶等易附着于杯壁的饮品后，应当及时清洗消毒。反复使用的餐巾每次使用后消毒。擦手毛巾每日消毒 1 次。

3. 门把手、水龙头、床围栏等儿童易触摸的物体表面每日消毒 1 次。坐便器每次使用后及时冲洗，接触皮肤部位及时消毒。

4. 使用符合国家标准或规定的消毒器械和消毒剂。环境和物品的预防性消毒方法应当符合要求。

六、传染病预防与控制

（一）督促家长按免疫程序和要求完成儿童预防接种。配合疾病预防控制机构做好托幼机构儿童常规接种、群体性接种或应急接种工作。

（二）托幼机构应当建立传染病管理制度。托幼机构内发现传染病疫情或疑似病例后，应当立即向属地疾病预防控制机构（农村乡镇卫生院防保组）报告。

（三）班级老师每日登记本班儿童的出勤情况。对因病缺勤的儿童，应当了解儿童的患病情况和可能的原因，对疑似患传染病的，要及时报告给园（所）疫情报告人。园（所）疫情报告人接到报告后应当及时追查儿童的患病情况和可能的病因，以做到对传染病人的早发现。

（四）托幼机构内发现疑似传染病例时，应当及时设立临时隔离室，对患儿采取有效的隔离控制措施。临时隔离室内环境、物品应当便于实施随时性消毒与终末消毒,控制传染病在园(所)内爆发和续发。

(五)托幼机构应当配合当地疾病预防控制机构对被传染病病原体污染(或可疑污染)的物品和环境实施随时性消毒与终末消毒。

(六)发生传染病期间,托幼机构应当加强晨午检和全日健康观察,并采取必要的预防措施,保护易感儿童。对发生传染病的班级按要求进行医学观察,医学观察期间该班与其他班相对隔离,不办理入托和转园(所)手续。

(七)卫生保健人员应当定期对儿童及其家长开展预防接种和传染病防治知识的健康教育,提高其防护能力和意识。传染病流行期间,加强对家长的宣传工作。

(八)患传染病的儿童隔离期满后,凭医疗卫生机构出具的痊愈证明方可返回园(所)。根据需要,来自疫区或有传染病接触史的儿童,检疫期过后方可入园(所)。

七、常见病预防与管理

(一)托幼机构应当通过健康教育普及卫生知识,培养儿童良好的卫生习惯;提供合理平衡膳食;加强体格锻炼,增强儿童体质,提高对疾病的抵抗能力。

(二)定期开展儿童眼、耳、口腔保健,发现视力低常、听力异常、龋齿等问题进行登记管理,督促家长及时带患病儿童到医疗卫生机构进行诊断及矫治。

(三)对贫血、营养不良、肥胖等营养性疾病儿童进行登记管理,对中重度贫血和营养不良儿童进行专案管理,督促家长及时带患病儿童进行治疗和复诊。

(四)对先心病、哮喘、癫痫等疾病儿童,及对有药物过敏史或食物过敏史的儿童进行登记,加强日常健康观察和保育护理工作。

(五)重视儿童心理行为保健,开展儿童心理卫生知识的宣传教育,发现心理行为问题的儿童及时告知家长到医疗保健机构进行诊疗。

八、伤害预防

(一)托幼机构的各项活动应当以儿童安全为前提,建立定期全园(所)安全排查制度,落实预防儿童伤害的各项措施。

(二)托幼机构的房屋、场地、家具、玩教具、生活设施等应当符合国家相关安全标准和规定。

(三)托幼机构应当建立重大自然灾害、食物中毒、踩踏、火灾、暴力等突发事件的应急预案,如果发生重大伤害时应当立即采取有效措施,并及时向上级有关部门报告。

(四)托幼机构应当加强对工作人员、儿童及监护人的安全教育和突发事件应急处理能力的培训,定期进行安全演练,普及安全知识,提高自我保护和自救的能力。

(五)保教人员应当定期接受预防儿童伤害相关知识和急救技能的培训,做好儿童安全工作,消除安全隐患,预防跌落、溺水、交通事故、烧(烫)伤、中毒、动物致伤等伤害的发生。

九、健康教育

(一)托幼机构应当根据不同季节、疾病流行等情况制订全年健康教育工作计划,并组织实施。

(二)健康教育的内容包括膳食营养、心理卫生、疾病预防、儿童安全以及良好行为习惯的培养等。健康教育的形式包括举办健康教育课堂、发放健康教育资料、宣传专栏、咨询指导、家长开放日等。

(三)采取多种途径开展健康教育宣传。每季度对保教人员开展1次健康讲座,每学期至少举办1次家长讲座。每班有健康教育图书,并组织儿童开展健康教育活动。

(四)做好健康教育记录,定期评估相关知识知晓率、良好生活卫生习惯养成、儿童健康状况等健康教育效果。

图书在版编目(CIP)数据

学前儿童卫生与保育/康松玲主编. —上海:华东师范大学出版社,2015.4

高职高专学前教育专业系列教材

ISBN 978 - 7 - 5675 - 3328 - 8

Ⅰ.①学… Ⅱ.①康… Ⅲ.①学前儿童-卫生保健-高等职业教育-教材 Ⅳ.①R179

中国版本图书馆 CIP 数据核字(2015)第 071673 号

学前儿童卫生与保育

主　　编　康松玲
责任编辑　李恒平　王瑞安
审读编辑　姬　妤
责任校对　赖芳斌
封面设计　陆　弦
封面作品　钟　阳

出版发行　华东师范大学出版社
社　　址　上海市中山北路 3663 号　邮编 200062
网　　址　www.ecnupress.com.cn
电　　话　021 - 60821666　行政传真 021 - 62572105
客服电话　021 - 62865537　门市(邮购) 电话 021 - 62869887
地　　址　上海市中山北路 3663 号华东师范大学校内先锋路口
网　　店　http://hdsdcbs.tmall.com

印 刷 者　昆山市亭林彩印厂有限公司
开　　本　890×1240　16 开
印　　张　15.75
字　　数　445 千字
版　　次　2015 年 7 月第 1 版
印　　次　2018 年 8 月第 5 次
书　　号　ISBN 978 - 7 - 5675 - 3328 - 8/G·8129
定　　价　37.00 元

出 版 人　王　焰